Thérapeutique

des

Maladies

de

l'Oreille

PAR

Victor HAMMERSCHLAG

Docent d'Otologie à l'Université de Vienne

Traduction et Annotations par
C. CHAUVEAU et M. MENIER

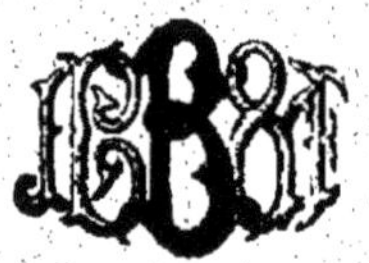

PARIS
LIBRAIRIE J.-B. BAILLIÈRE et FILS
19, RUE HAUTEFEUILLE, 19
—
1906

THÉRAPEUTIQUE

DES

MALADIES DE L'OREILLE

OUVRAGES DÉJA PARUS

L'Hygiène de l'oreille, par le professeur HAUG, traduction et annotations par C. CHAUVEAU et M. MENIER.

L'Hygiène du nez, de la gorge et du larynx à l'état de santé et de maladie, par H. NEUMAYER, traduction et annotation par C. CHAUVEAU et M. MENIER.

Origine naso-pharyngée de la tuberculose pulmonaire humaine, par M. BOULAY et F. HECKEL. Ext. des *Archives internationales de Laryngologie.*

Thérapeutique
des
Maladies
de
l'Oreille

PAR

Victor HAMMERSCHLAG

DOCENT D'OTOLOGIE À L'UNIVERSITÉ DE VIENNE

Traduction et Annotations par

C. CHAUVEAU et M. MENIER

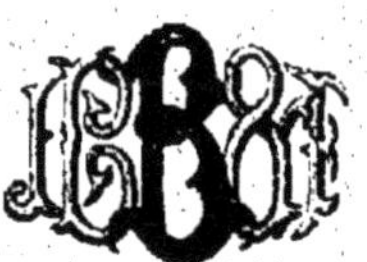

PARIS

LIBRAIRIE J.-B. BAILLIÈRE et FILS

19, RUE HAUTEFEUILLE, 19

—

1900

MACON, PROTAT FRÈRES, IMPRIMEURS

PRÉFACE DES TRADUCTEURS

Nous tenons à dire pourquoi nous avons choisi un ouvrage de thérapeutique auriculaire, ne décrivant en somme que les interventions que beaucoup appellent la petite chirurgie otique. Nous n'avons pas voulu méconnaître les progrès les plus certains accomplis dans notre spécialité durant ces dernières années.

En y réfléchissant, on se convaincra aisément que notre choix ne manque pas de motifs valables. Il est bon qu'à côté des monographies consacrées aux grandes interventions (évidement pétro-mastoïdien, mise à nu et ouverture du sinus latéral ou du golfe jugulaire, évacuation des abcès dure-mériens, cérébraux ou cérébelleux...) et des traités classiques qui fixent l'état de la science sur ces questions, il y ait des précis dont le but plus modeste se limite à décrire les procédés de pratique courante, journaliers, d'une utilité de tous les instants. Or, malgré sa modestie apparente, cette technique n'est pas toujours des plus aisées et nécessite même un assez long apprentissage.

Il faut agir en effet dans une région profonde, étroite, sinueuse, et par conséquent difficilement accessible, d'une grande délicatesse, d'une importance primordiale. Les manœuvres sont souvent assez compliquées, et il faut ajouter à cela la minutie extrême qu'il est nécessaire d'apporter aux soins consécutifs.

Il nous a semblé que le Traité d'Hammerschlag, le distingué privat-docent de l'Université de Vienne, si avantageusement connu par ses travaux antérieurs, serait, à ce point de vue, un excellent guide. D'une érudition extrême, il ne néglige rien ; et, si on regrette parfois qu'il ne nous fasse grâce d'aucune des ressources thérapeutiques, qu'il accumule pour ainsi dire devant nos yeux, si on est même parfois tant soit peu effrayé par l'abondance de sa documentation, on se rassure en voyant avec quelle bonne foi et quelle franchise il expose les imperfections des méthodes décrites. D'ailleurs, n'est-il pas loyal de signaler même les méthodes qu'on aime moins, lorsque celles-ci peuvent être de quelque utilité dans certaines circonstances exceptionnelles, ou bien quand il faut céder à la pusillanimité des malades.

La petite chirurgie n'est pas seule ici de mise : il est nécessaire de tenir compte des ressources parfois précieuses que nous offrent l'hygiène et la médication. Certes, nous n'en sommes plus heureusement à l'époque où l'on se bornait, pour traiter les affections otiques, à prescrire des remèdes plus ou moins bizarres. Mais la réaction accomplie, à côté de ses effets salutaires, n'a-t-elle pas conduit parfois à une exagération regrettable. Lorsque beaucoup de nos illustres prédécesseurs observaient une otorrhée chez un jeune sujet au nez épaté, aux grosses lèvres, aux traits grossiers et bouffis, ils murmuraient le mot de scrofule, et, attribuant à cette diathèse une bonne partie des accidents, ils s'efforçaient de modifier cet organisme délabré. A l'heure actuelle, les diathèses ne sont guère en honneur, surtout à l'étranger ; mais si l'explication théorique admise par nos devanciers était nuageuse et problématique, le fait qu'elle était destinée à élucider n'est encore que trop réel. La misère, le surmenage, le manque d'air et de lumière, une mauvaise hérédité, sont toujours là pour tarer le terrain et fournir aux microbes envahisseurs un milieu des plus propices, sur lequel la phagocytose ou les antitoxines solubles n'agiront guère pour s'opposer à la pullulation néfaste des germes pathogènes. Leur action en sera ainsi favorisée et tendra non seulement à grandir, mais encore à s'éterniser. Des moyens diététiques assez simples, tels que suralimentation, séjour à la campagne, médications martiales, arsenicales, iodées, permettent de réussir là où on avait, sans eux, précédemment échoué. Cela prouve qu'on ne peut se cantonner dans sa spécialité, parce que l'oreille est soumise aux mêmes grandes lois de pathologie générale que le reste du corps, et que l'auriste doit toujours être doublé d'un praticien connaissant toutes les branches de la médecine.

Il y a plus ; les dernières recherches bactériologiques prouvent qu'on doit se préoccuper des moindres infections à distance. Celles-ci ont pour l'organe de l'ouïe, comme pour d'autres points de l'économie, une importance primordiale. Observons en effet ce qui se passe quand il s'établit dans l'organisme un foyer de tuberculose. Le bacille de Koch envoie dans le torrent circulatoire ses redoutables toxines, qui tarent certains viscères parfois très éloignés du foyer primitif et les rend éminemment aptes à se laisser infecter par le microbe quand celui-ci s'y déplace. La streptococcie et la staphylococcie semblent s'accompagner, au moins dans certaines circonstances, de phénomènes identiques. Or, il nous a semblé que les enfants atteints d'affections gastro-intestinales chroniques, par exemple, présentaient, plus fréquemment que les autres, une tendance véritable à l'otite, lorsque leurs voies aériennes sont envahies par les microbes pyogènes. Dans ces cas, la caisse se laisse envahir plus aisément parce qu'elle ne peut pas se défendre, parce qu'elle a été empoisonnée à distance par les toxines des streptocoques ou des staphylocoques intestinaux.

D'ailleurs, quelles que soient les causes de leur victoire, leurs lésions seront-elles indéfiniment justiciables des interventions chirurgicales proprement dites? N'arrivera-t-il pas un jour où un sérum immunisateur, analogue à celui de la diphtérie, les arrêtera brusquement dans leur évolution et agira même sur les complications les plus redoutables quand on interviendra à temps. Les progrès sont si rapides qu'on ne pourrait le nier à priori. L'otologie est déjà passée par *bien des phases. Limitée à la pathologie de l'oreille externe au début, puis à celle de l'oreille moyenne, elle est maintenant franchement mastoïdienne et cranienne, depuis qu'elle peut combattre efficacement les complications les plus graves des otites moyennes purulentes. Toutefois, ne pourrait-elle pas redevenir en grande partie médicale, dans la bonne signification du mot, si certains antidotes réussissaient là où ont échoué les médications de nos devanciers. Certes, nous ne verrions pas sans regret devenir inutiles ces interventions si audacieuses, mais si bien réglées dans leur technique, et dont les résultats inespérés autrefois ont fait accomplir à notre spécialité des progrès si éclatants. Mais le médecin doit se préoccuper avant tout de l'intérêt des malades et délaisser ses conquêtes, même les plus brillantes, quand celles-ci ne sont plus nécessaires. Il doit sacrifier toute vaine gloriole à ce qui est réellement profitable à son client ; là est son utilité véritable et aussi sa dignité.*

C. CHAUVEAU et M. MENIER.

THÉRAPEUTIQUE GÉNÉRALE

Instruments. —(Nous n'énumérons guère ici que les instruments indispensables pour le diagnostic et pour le traitement conservateur ; ceux qui sont nécessaires à la chirurgie endotympanique seront surtout indiqués et décrits dans les chapitres correspondants).

Un miroir réflecteur perforé à son centre, maintenu par un bandeau frontal ou un ressort d'acier [1].

Douze spéculums auris (de Politzer) en caoutchouc durci, ou maillechort (alliage de cuivre, zinc et nickel) à ouverture ronde ; on aura le jeu suivant : n° I, un ; n° II, trois ; n° III, quatre ; n° IV, quatre [2].

Douze sondes pour oreille, en caoutchouc durci ou en maillechort (ces dernières ne seront employées que par les personnes exercées) : n° I, une ; n° II, cinq ; n° III, cinq ; n° IV, une.

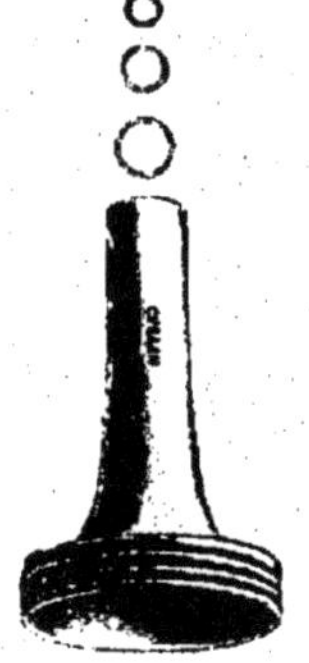

Fig. 1.
Spéculum de
Politzer.

Deux poires pour la douche d'air (n° X) avec double ajutage (une des poires est réservée aux malades syphilitiques [3]).

Deux pinces, une grande et une petite, à branches croisées (Politzer [4]).

Deux stylets en maillechort [5].

1. Le modèle de Zarniko se fixe bien ; de plus, toutes ses parties se prêtent à une désinfection complète.

2. On abandonne de plus en plus les spéculums bivalves, à cause de leurs inconvénients. En ce qui nous concerne, nous préférons des spéculums à pavillon très réduit, qui ont l'avantage de supprimer la réflexion qui devient à la longue fatigante.

3. Pour le cathétérisme, nous employons volontiers, au lieu de la poire, une soufflerie à long tube, qui évite tout ébranlement au cathéter.

4. Les pinces croisées nous ont toujours paru d'un maniement incommode, leur prise se faisant en raison inverse de l'effort. En France, on emploie les pinces de Lucæ, de Politzer, de Conétoux.

5. Le prix de l'argent ayant beaucoup baissé, il devient facile de le substituer au maillechort plus altérable.

Deux canules de Hartmann, en caoutchouc durci, pourvues d'un tube de caoutchouc de 6 centimètres de long (pour le lavage de la partie supérieure de la caisse).

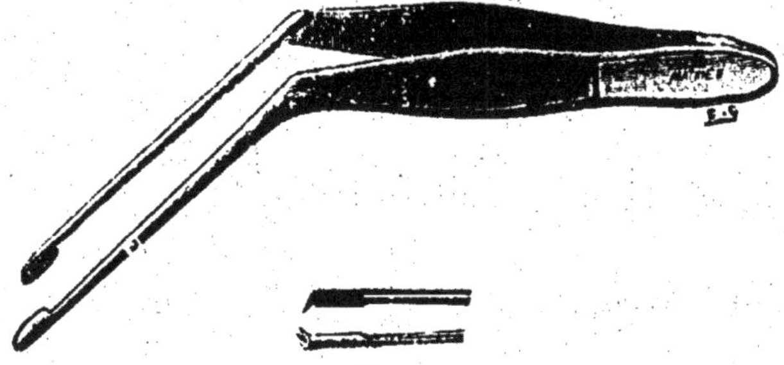

Fig. 2.
Pince de Politzer.

Une canule droite de Politzer, pourvue d'un tube de caoutchouc de 6 centimètres de long pour laver la caisse, quand le conduit est rétréci et pour évacuer les masses de pus caséifié.

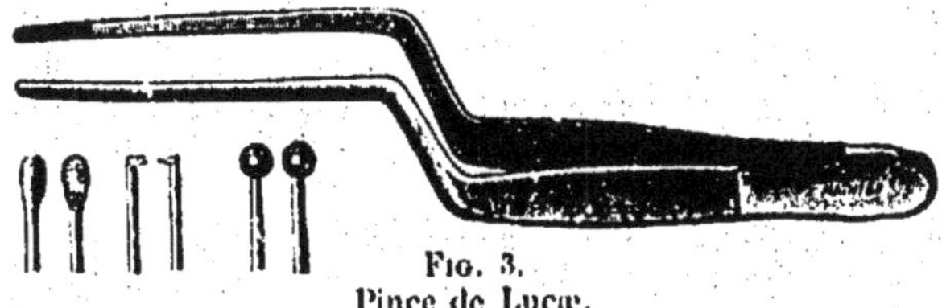

Fig. 3.
Pince de Lucæ.

Une poire (n° III) pour les canules destinées à la caisse. Deux à trois canules souples, pouvant s'adapter à la seringue à oreille.

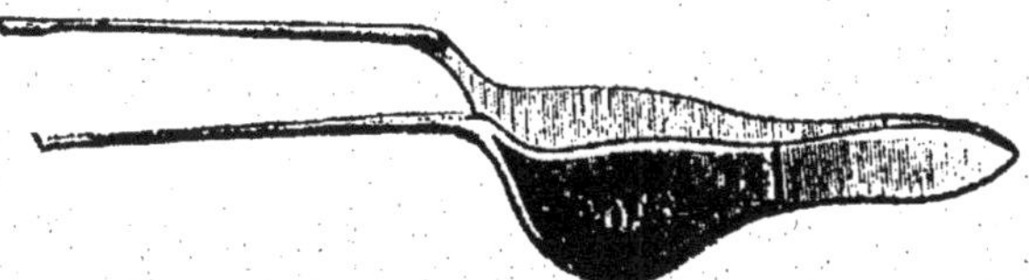

Fig. 4.
Pince de Couëtoux.

Douze bougies flexibles (d'Urbantschich) en celluloïd [1] pour le cathétérisme dilatateur de la trompe ; ces bougies sont fabriquées en six grosseurs différentes ; en prendre deux de chaque numéro.
Deux bougies en corde à boyau n° II et III.

1. Nous préférons les bougies en baleine, moins fragiles.

Un spéculum pneumatique de Siegle avec trois embouts, un tube de 30 centimètres de long. et une poire n° III.

Un diapason de cent vingt-huit vibrations (avec clamps pour assourdir les sons élevés).

Un acoumètre de Politzer.

Deux otoscopes (dont un pour les malades syphilitiques).

Deux à trois insufflateurs de poudres de Gersuny, avec diverses canules.

Une ou deux seringues, entièrement métalliques, ou avec piston en métal, ou en caout

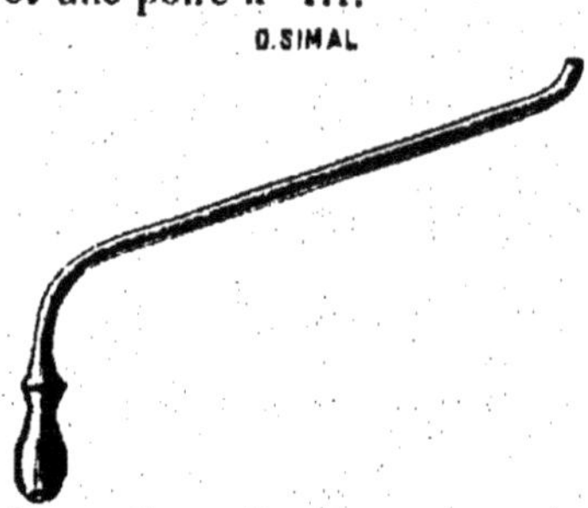

Fig. 5.
Canule de Hartmann.

chouc durci ; nous recommandons beaucoup la seringue de Jacobson à poire, avec embouts de verre mobiles, stérilisables par l'ébullition.

Deux bassins pour le pus, dont un grand et un petit [1].

Otoscopie. — La meilleure source de lumière pour l'otoscopie est le bec Auer. L'éclairage électrique est moins favorable [2] : La lumière diffuse du jour est aussi très bonne, tandis que celle du soleil est trop forte. Chez les sujets couchés, on sera parfois obligé de se servir de la flamme d'une bougie. En règle générale, pour l'examen otoscopique, le malade sera assis. Au cas où l'on emploie la lumière artificielle, celle-ci sera placée de préférence au-dessus de la tête du patient, qu'on fixera dans une position inclinée.

Pour l'examen ordinaire, il n'est pas utile [3] que la tête soit maintenue d'une manière spéciale ; mais, souvent l'inspection des enfants exige le concours de nombreux aides. On a aussi presque toujours besoin d'un auxiliaire dans les interventions auriculaires, comme dans la paracentèse, dans l'ablation de

1. La plupart des fabricants d'instruments de chirurgie livrent, dans des boîtes de métal, les séries les plus connues d'instruments pour otologie, en particulier celle de Politzer. (Voir fig. 6, page 12).

2. Aussi étonnant que cela puisse paraître, la pratique confirme cette opinion. Ceci provient du volume du foyer et aussi de la richesse en rayons lumineux des terres rares qui forment le manchon. Ajoutons que les divers appareils électriques portatifs réservent toujours des surprises et qu'il est bon d'apporter avec soi le simple miroir frontal qui permettra d'utiliser une source de lumière quelconque.

3. On a inventé une série de chaises qui tendent à ce but : mais, leur efficacité est peut-être illusoire, si l'on songe que l'immobilité doit être absolue.

granulations et des polypes et en particulier dans toutes les opérations endotympaniques, qui demandent une pénétration répétée de l'instrument.

Dans la pratique infantile, il faut, autant que possible, ne pas recourir aux parents [1].

Le réflecteur peut être tenu dans la main droite au moyen d'un manche [2]; il est plus avantageux de savoir se servir du miroir frontal à bandeau, car on a ainsi les deux mains libres pour les interventions.

Moins recommandables sont les instruments qu'on maintient entre les dents [3] au moyen d'un manche de forme spéciale ; leur emploi prolongé et ininterrompu fatigue beaucoup les muscles des mâchoires. Il est aussi de règle, même quand le malade ne se plaint que d'une oreille, d'examiner aussi celle du côté opposé.

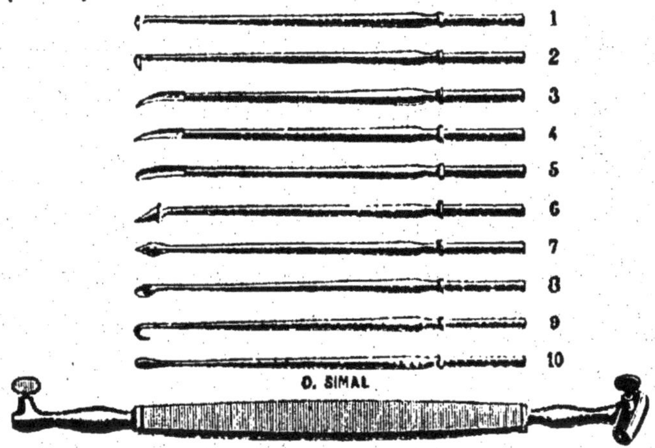

Fig. 6.
Série d'instruments de Politzer.

regardée comme saine. Parfois l'état de cette dernière donnera des renseignements précieux sur l'autre [4]. Il vaut mieux que, pour l'examen otoscopique, le médecin soit assis, et surtout qu'il exécute dans cette position toute intervention quelle qu'en soit la nature.

L'introduction du spéculum s'exécute au moyen d'un léger

1. Qui sont en général fort troublés et sans grande influence sur l'enfant.
2. C'était la disposition adoptée par Troeltsch.
3. Lucae se sert d'un modèle actuellement en aluminium, par conséquent très léger.
4. Cet examen est indispensable, quand il s'agit d'un diagnostic sérieux.

mouvement de rotation [1]. On saisit le pavillon entre l'index et le médius de la main gauche, tout en exerçant, pour faire disparaître la courbure naturelle du conduit, une légère traction sur le pavillon en haut et en arrière. On enfoncera l'instrument seulement autant que cela sera nécessaire pour avoir une vue complète du tympan. Dès que le malade manifeste des douleurs, si le revêtement du conduit est normal, c'est un signe que l'extrémité antérieure de l'instrument est arrivée à cet endroit particulièrement impressionnable de la paroi où la portion membrano-cartilagineuse vient s'insérer sur la partie osseuse. Cette région est très sensible aux traumatismes à cause de la minceur des parties molles. On n'essaiera donc pas de franchir cet obstacle, en continuant à propulser l'instrument : mais, arrivé là, on cessera de pousser plus avant, quand bien même une petite partie de la paroi antérieure du conduit serait encore visible. Pour un observateur exercé, ceci n'empêchera ni de voir le tympan, ni de pratiquer une intervention quelconque, bien que cette paroi antérieure, faisant saillie, cache parfois un petit segment de la moitié antérieure de la membrane. S'il y a des petites écailles cérumineuses tapissant le conduit et gênant la vue, on les enlèvera avec précaution au moyen de la pince coudée. Parfois, les poils, surtout abondants chez les vieillards, seront aussi une gêne ; mais, on réussira, le plus souvent, à les faire disparaître du champ visuel en enfonçant assez profondément le spéculum. C'est aussi une règle de commencer toujours l'examen par le modèle le plus large ; si l'introduction de ce dernier est impossible, on passera aux numéros plus petits. L'emploi de ceux de faible calibre ne sera, habituellement, indiqué que chez les nourrissons [2] ou dans le cas de vastes gonflements diffus, ou de rétrécissements du conduit.

La fig. 1 représente un spéculum auris de Politzer avec la graduation en quatre numéros.

On s'imposera ensuite l'habitude de ne jamais examiner les deux oreilles du malade avec le même instrument. On pourrait ainsi infecter par le pus de l'oreille malade, le revêtement du conduit de l'oreille saine. Il ne faut jamais négliger de désinfecter ceux qui ont servi. Les spéculums métalliques seront, après usage, plongés dans une solution alcaline et on les y laissera bouillir pendant un quart d'heure ; ceux en caoutchouc

1. C'est pour cela que nous préférons les spéculums à lumière ronde.
2. Chez le nouveau-né si la membrane du tympan a sensiblement les mêmes dimensions que chez l'adulte, et si le conduit est plus court, la portion cartilagineuse est plus étroite.

durci, séjourneront pendant un à deux jours dans une solution de sublimé à 1 pour 500. On les lavera ensuite à l'eau froide ordinaire ; on les essuiera soigneusement avec une serviette aseptique et on nettoiera à fond leur intérieur au moyen d'un tampon d'ouate.

Injections dans l'oreille. — Pour nettoyer l'oreille on se sert soit des seringues ordinaires d'une contenance de 8 à 10 centimètres cubes, soit de seringues à poire.

Si l'on a recours à des seringues métalliques, on choisira celles qui sont munies de pistons en métal ; car, seules, elles peuvent être stérilisées par l'ébullition. Il faut au contraire rejeter celles à pistons de cuir ; on ne peut les désinfecter ni en les faisant bouillir, ni en les conservant dans le sublimé.

Fig. 7.
Seringue de Mathieu.

Si l'on fait usage d'appareils en caoutchouc durci, on les nettoiera en les laissant de temps en temps séjourner pendant vingt-quatre heures dans une solution de sublimé à 1 pour 500, après les avoir remplies par aspiration. Pour se mettre davantage encore à l'abri de la contamination du revêtement du conduit, et pour éviter aussi les petites éraflures involontaires, on emploiera de petits drains de caoutchouc minces, de 2 centimètres de long, qui seront fixés à l'embout, et qui ne serviront qu'une fois. Parmi les seringues à poire, la meilleure est celle de Jacobson [1] pourvue d'embouts de verre mobiles, stérilisables par la chaleur ; elle est surtout destinée aux malades obligés de nettoyer eux-mêmes leurs oreilles.

Quand on pratique une injection, il faut toujours que le malade soit assis, l'entrée du liquide pouvant déterminer du vertige. On sera, quelquefois, mais rarement cependant, obligé de faire l'injection, le sujet étant en position horizontale.

Pour recevoir l'eau qui s'écoule, on se sert d'un bassin réniforme tenu par le malade ou par un aide [2].

1. Ajoutons qu'en France, la plupart de nos fabricants d'instruments ont des modèles entièrement ou partiellement métalliques, parfaitement stérilisables.
2. La gouttière auriculaire évite les éclaboussures.

Le médecin qui pousse le liquide dans l'oreille tire légèrement, de la main gauche, le pavillon en haut et en arrière et fait fonctionner la seringue de la main droite.

Quel que soit le but, il faut toujours se souvenir qu'un liquide insuffisamment aseptique peut amener des contaminations microbiennes. L'eau sera donc toujours stérilisée par l'ébullition. Comme il serait trop ennuyeux, sans compter la perte de temps, à chaque intervention, de faire bouillir la quantité d'eau nécessaire, qui est parfois très considérable, par exemple pour chasser un corps étranger ou détacher un bouchon de cérumen, on conservera de l'eau bouillie et stérilisée dans un récipient d'une contenance de 5 à 6 litres, et muni d'un robinet d'écoulement. Il suffit alors de faire bouillir une petite quantité d'eau et de préparer, par mélange, une quantité de liquide suffisante portée à la température convenable. Celle-ci sera de 37° à 38°; mais il faut remarquer qu'une oreille enflammée tolère et même nécessite une température plus élevée qu'une oreille saine.

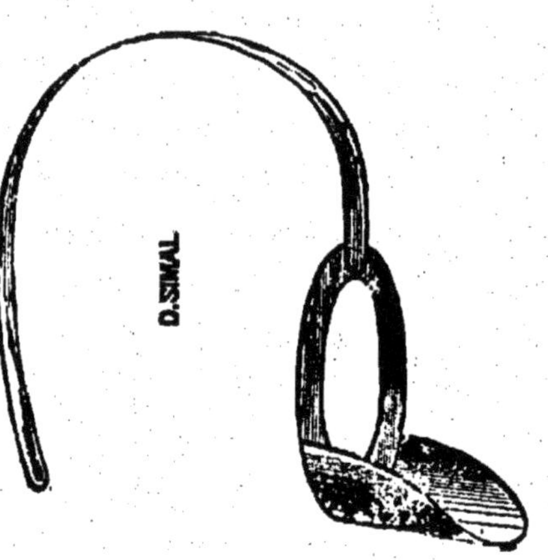

FIG. 8.

Gouttière pour lavage de l'oreille.

La façon d'injecter, ainsi que la force à employer, varieront avec le but que l'on poursuit. L'extraction de corps étrangers et de bouchons de cérumen devra être exécutée avec assez de force et par saccades[1], tandis que le nettoyage de l'oreille dans la suppuration aiguë et chronique se fera par jet continu et sous une pression légère. Les corps étrangers et les bouchons ne pourront souvent être extraits qu'avec la seringue ordinaire, parce que celle à poire n'est pas assez puissante. Celle-ci servira dans les cas de suppuration; pour ces derniers, on emploiera aussi avec avantage un irrigateur[2].

---

1. Nous pensons qu'il faut toujours, avant l'enlèvement du cérumen, s'informer si l'oreille a suppuré antérieurement; auquel cas, il serait préférable de s'abstenir d'injection et de pratiquer l'extraction directement. Sans cela, on courrait le risque d'infecter des cavités ouvertes.

2. Pour notre part, nous préférons les seringues en métal aux diverses

Même si l'oreille est saine, le vertige survenant parfois durant l'injection forcée, il faudra, pour enlever les corps étrangers et les bouchons de cérumen, commencer par des faibles pressions et ne passer à de plus fortes qu'après s'être assuré que le malade supporte bien ce genre d'intervention.

Dans les suppurations de l'oreille moyenne, il faut avant tout demander au malade s'il a été déjà traité et s'il n'avait pas eu de vertige pendant la pénétration du liquide, précaution qui évitera bien des incidents pénibles.

Au cas où le patient ne peut supporter l'injection [1], et si elle provoque des nausées, du vertige ou même des vomissements, on tentera de nettoyer l'oreille au moyen d'un pulvérisateur. Si cette dernière intervention n'est pas non plus bien tolérée, on pourra renoncer complètement à ces modes de désinfection, pendant quelque temps. On nettoiera l'oreille à sec par un tampon d'ouate stérilisée.

Après l'injection, on fera couler le liquide en excès en inclinant la tête du côté traité et on enlèvera les petites quantités de liquide qui restent, en introduisant de petites boulettes d'ouate stérilisée qui l'aspirent [2]. On ne renoncera à l'enlèvement du liquide au moyen d'ouate que dans les affections très douloureuses : furoncles du conduit auditif externe ou suppurations aiguës de l'oreille moyenne.

Insufflation d'air par le procédé de Politzer. — Ce procédé consiste à introduire de l'air dans la caisse, sous une pression déterminée, au moyen de la poire en caoutchouc, sans avoir recours à d'autre instrument [3]. Voici comment on opère : le malade assis garde. une petite quantité d'eau dans la bouche, le médecin debout

poires, irrigateurs, etc...., parce qu'elles sont plus en main et qu'on peut leur donner la pression qu'il plaît.

1. Il semble que, chez certains malades, ce soit la seule présence du liquide, et non sa quantité qui entraîne ce réflexe.

2. J'ai fait construire par M. Castagna, fabricant à Vienne, Währingerstrasse 13, un appareil destiné à faire et à conserver les tampons de ouate stérilisée employés en pareil cas (Hammerschlag). Ajoutons qu'en l'absence de stylets porte-tampons, on peut enrouler le coton hydrophile, soit autour d'un stylet ordinaire, soit autour d'une pince à oreille dont on ferme les mors.

3. Le procédé de Politzer, d'une exécution aisée, applicable à tous les âges, même chez les jeunes enfants, n'amenant pas de blessures de la trompe, offre bien des avantages ; mais sa facilité même d'exécution porte parfois à en abuser. Or, la douche d'air est parfois mal tolérée. D'autre part, comme le Valsalva, il expose à refouler dans la caisse des germes pathogènes et à contaminer par exemple l'oreille saine, inconvénients que ne présente pas le cathétérisme.

devant lui, ou mieux à sa droite, tenant de sa main droite la
poire (fig. 9), introduit l'embout d'un centimètre dans la fosse
nasale [1]. Celui-ci ferme complètement et hermétiquement avec le
pouce et l'index de la main gauche les narines, en rapprochant
les ailes du nez contre la cloison, mais en veillant cependant
à ce que l'embout ne soit pas comprimé à ce moment. Sur un
signe, le plus souvent au commandement « allez », le malade
avale l'eau, tandis que le médecin presse sur la poire. Pendant
la déglutition, le voile du palais se rapproche de la paroi
postérieure du pharynx, ce qui amène une séparation entre
les cavités nasale et buccale, et, l'ouverture externe du nez étant également
fermée, l'air comprimé dans la cavité
nasale ne peut s'échapper autrement que
par les trompes et se rend dans les deux
caisses. Cette pénétration de l'air est
encore facilitée par ce fait que l'ouverture pharyngienne de la trompe s'ouvre
au moment de la déglutition. La réussite
de l'insufflation se décèle habituellement
par un bruit de roucoulement provoqué
par le flottement du voile. La plupart
des sujets perçoivent eux-mêmes l'arrivée de l'air et souvent les enfants,
effrayés, portent leurs mains aux oreilles.
L'insufflation est facile quand la résistance qui existe dans les trompes est
faible ; aussi, dans les affections auriculaires, siégeant d'un seul côté, l'air péné-

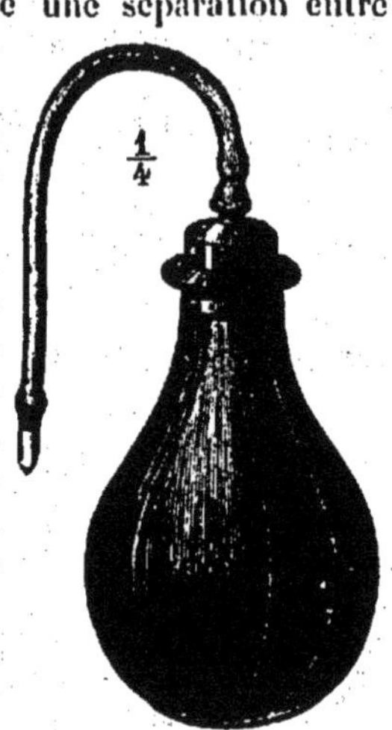

Fig. 9.
Poire de Politzer.

trera mieux dans l'oreille saine que dans l'oreille malade. Il est
bon, pour ce motif, dans les cas d'affections unilatérales, de fermer
hermétiquement avec l'index le conduit auditif de l'oreille saine.
Grâce à cette occlusion, faite par le patient lui-même, il ne se
produit pas de voussure du tympan sain ; l'oreille en bon état
est ainsi en partie préservée de l'influence nuisible de l'insufflation. Le procédé peut être modifié en ordonnant au malade d'aspirer fortement l'air, les lèvres étant projetées en avant, au lieu
de lui faire avaler de l'eau. On peut aussi produire l'occlusion

1. Avant de pratiquer l'insufflation, il faut examiner la direction antérieure de la cloison, qui, si elle est déviée, peut s'opposer à l'introduction
de l'embout. En ce cas, placer l'embout du côté de la concavité.

Il est commode d'employer des embouts en forme de demi-olive, dont le
plat est glissé horizontalement le long de la cloison.

du cavum par l'application du voile du palais contre la paroi
postérieure du pharynx, en faisant émettre des sons gut-
turaux (houck, hack, hick). Dans d'autres cas, surtout chez
les enfants, il suffit de faire prononcer la voyelle A [1]. Cependant
l'expérience a démontré que l'action thérapeutique de l'insufflation est bien meilleure quand on a recours à la déglutition. Chez
les tout petits sujets, il suffit de pratiquer l'insufflation pendant
qu'ils crient ; il se produit en effet aussi une occlusion assez hermétique du nasopharynx ; de plus, chez les enfants, la trompe
étant plus courte et relativement plus large que chez l'adulte,
oppose moins de résistance au passage du courant d'air.

Parmi les accidents possibles, nous n'avons à citer que des cas
légers de vertige, assez rares. C'est pourquoi on ne fera jamais
la manœuvre, le malade debout. Dans le cas de tympan atrophié,

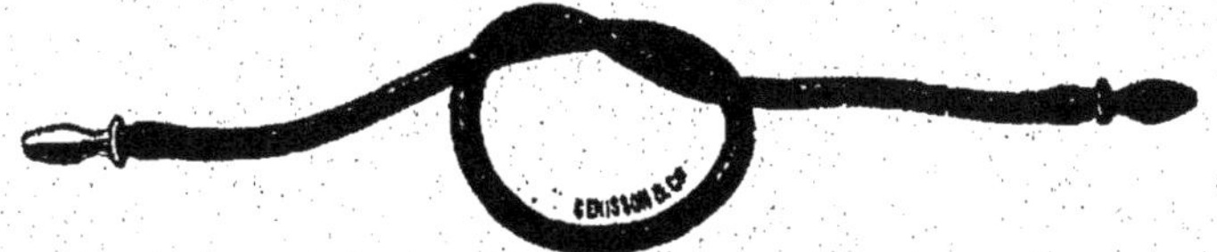

Fig. 10. — Otoscope.

cicatriciel, une insufflation trop énergique peut amener la rupture de cette membrane, accident qui, bien traité, n'a aucune
conséquence fâcheuse et guérit très bien.

La pression que l'on doit employer varie avec la nature du
mal. Quand il y a eu otite moyenne, on peut insuffler avec un
tube court, qui sera introduit comme nous l'avons dit, d'une
façon hermétique dans l'angle du nez, tandis que le médecin fera
passer de l'air avec sa bouche, sous une pression bien graduée.

On peut aussi doser la quantité d'air en comprimant la poire
avec deux, trois ou quatre doigts au lieu de la saisir à pleine
main. Si cette manœuvre est pratiquée pour arriver au diagnostic,
le médecin fait communiquer son oreille avec celle du malade au
moyen d'un otoscope, tube en caoutchouc de 40 centimètres de long, pourvu à ses deux extrémités d'embouts olivaires
perforés (fig. 10) ; les diverses sensations acoustiques qui accompagnent le passage de l'air à travers la trompe, la façon dont il
vient frapper le tympan, ou sa sortie à travers une perforation,
s'il y en a une, et les nuances de ces phénomènes seront inter-
prétées de diverses façons pour le diagnostic. Même si l'on pro-

1. C'est la méthode de Lucæ.

cède dans un but thérapeutique, on aura avantage à se servir de l'otoscope ; car une modification progressive des phénomènes acoustiques permettra de reconnaître par induction les résultats curatifs déjà obtenus.

Le procédé de Politzer [1] s'emploie pour le traitement de toutes les maladies de l'appareil conducteur, surtout dans les catarrhes récents avec sécrétion et dans les processus scléreux chroniques. Après les otites moyennes aiguës, il sert à accélérer la résorption des exsudats séro-muqueux ou muco-purulents. De plus, la manœuvre suffit souvent à faire disparaître des rétrécissements catarrhaux peu graves de la trompe, dus au gonflement. Dans les suppurations subaiguës et chroniques de l'oreille moyenne, nous employons avec succès l'insufflation pour chasser le pus de la caisse dans le conduit; dans les affections catarrhales chroniques, on peut par ce procédé, faire arriver dans la cavité tympanique des médicaments à l'état gazeux. Il suffit de comprimer à fond la poire avant l'insufflation, de maintenir l'embout dans le flacon contenant le médicament et d'aspirer ainsi les vapeurs. Dans les affections labyrinthiques, l'introduction d'air dans la caisse produit souvent une amélioration passagère de l'audition ainsi qu'un léger soulagement subjectif, dûs à des modifications dans la pression de l'oreille interne; en effet, on déplace ainsi vers l'extérieur, c'est à dire vers le conduit, le tympan et avec lui la chaîne des osselets et on écarte de la fenêtre ovale la base de l'étrier. Cependant, l'insufflation n'a pas d'application dans les affections primitives de l'appareil récepteur. On l'emploiera, à l'exclusion de toute autre méthode, dans les maladies de l'oreille moyenne chez les jeunes sujets, où on ne peut pratiquer le cathétérisme et chez les adultes en cas de rétrécissements du nez, de déviations de la cloison ou d'hypertrophie du cornet inférieur gênant l'introduction du cathéter [2]. Par contre, le procédé de Politzer fera place au cathétérisme, quand nous voudrons introduire dans la caisse des médicaments liquides et quand des rétrécissements de la trompe exigent un traitement par la sonde. Dans des paragraphes particuliers, nous indiquerons les diverses modifications de l'insufflation, son

1. En France le procédé de Politzer est un peu moins généralisé, et on lui substitue souvent le cathétérisme.

D'autre part, beaucoup pensent qu'il peut y avoir inconvénient à l'employer dans les suppurations de la caisse avec perforation tympanique à cause des reflux possibles dans les cellules voisines.

2. Ajoutons cependant qu'avec l'habitude, on vient en général à bout de ces difficultés.

emploi pour évacuer les exsudats très liquides de la caisse et pour les lavages de cette cavité dans les suppurations chroniques.

Pour éviter toute contamination, on réservera à un seul et même malade le morceau de tube de caoutchouc qui est ajusté sur la poire et qui est mis en contact très intime avec la muqueuse nasale du patient. On peut même confier au sujet cet embout pour qu'il le conserve et le rapporte à chaque visite.

Insufflation d'air au moyen de la sonde. — On trouve indiqués dans les livres quantité de procédés de cathétérisme, destinés à permettre au débutant, sans blesser le patient, cette intervention qui n'est pas d'une exécution très aisée. Faisons remarquer tout d'abord qu'aucune de ces méthodes ne s'adapte à chaque cas particulier et qu'ici plus qu'ailleurs l'habitude et la dextérité sont plus importantes qu'une connaissance théorique parfaite de la méthode.

Description des procédés. (fig. 11). — Il est entendu d'avance que, pour le cathétérisme, le malade doit toujours être assis, parce qu'à la suite de l'irritation de la muqueuse nasale, il pourrait être pris de malaise ou de vertige. Le médecin sera également assis, pour ne pas peser sur la sonde. Au préalable, le médecin se met en communication avec le patient par le moyen de l'otoscope. Il saisit le cathéter [1] à la manière d'une plume à écrire avec le pouce, l'index et le médius de la main droite : pendant toute la manœuvre il tiendra légèrement l'instrument ; jamais il ne le maniera avec force. A l'aide du pouce de la main gauche, il relève un peu l'extrémité nasale, les quatre autres doigts de cette main reposant sur le front et sur le dos du nez. Puis le bec de la sonde est poussé dans la narine ; il dirige l'instrument tout entier dans le sens horizontal en relevant le pavillon. Il faut remarquer ici que l'entrée du nez est l'endroit le plus élevé de tout le plancher de cet organe ; c'est pourquoi, en poussant le cathéter en avant, il faut veiller à ce que le bec soit ramené en bas de façon à ne pas perdre le contact avec le plancher des fosses nasales. Après avoir franchi la narine, l'instrument glisse en dedans et en bas à travers le méat inférieur et est poussé avec précaution jusqu'à ce qu'il touche la paroi postérieure du pharynx. C'est alors que le méde-

---

1. Les modèles de cet instrument sont assez nombreux. Le bec a 1 cent. et demi à 2 cent. et demi de long, et son angle varie entre 110 et 150°. Les dimensions totales oscillent entre 12 et 14 centimètres. Quand on veut injecter des liquides dans la caisse, ou que la trompe offre une certaine résistance, on choisit un cathéter dont le bec a 3 centimètres.

cin doit décider d'après quelle méthode il continuera son inter-
vention. Une des plus anciennes et des plus fréquemment employées prend comme point de repère le bourrelet de la trompe (Kramer, Bonnafont). Voici en quoi elle consiste : la sonde, dès que son bec a touché la paroi postérieure du pharynx, est tournée un peu en dehors et en bas dans la direction de l'oreille malade, de telle sorte que l'anneau fixé au pavillon et qui indique le plan de l'instrument subit sur la verticale une rotation d'un angle de 50° à 60°. Dans cette position, on retire le cathéter de deux à trois centimètres environ. L'extrémité du bec glisse, avec une secousse sensible, de la fossette de Rosenmüller par-dessus le bourrelet de la trompe qui fait quelque peu saillie et arrive ainsi dans l'ouverture pha-

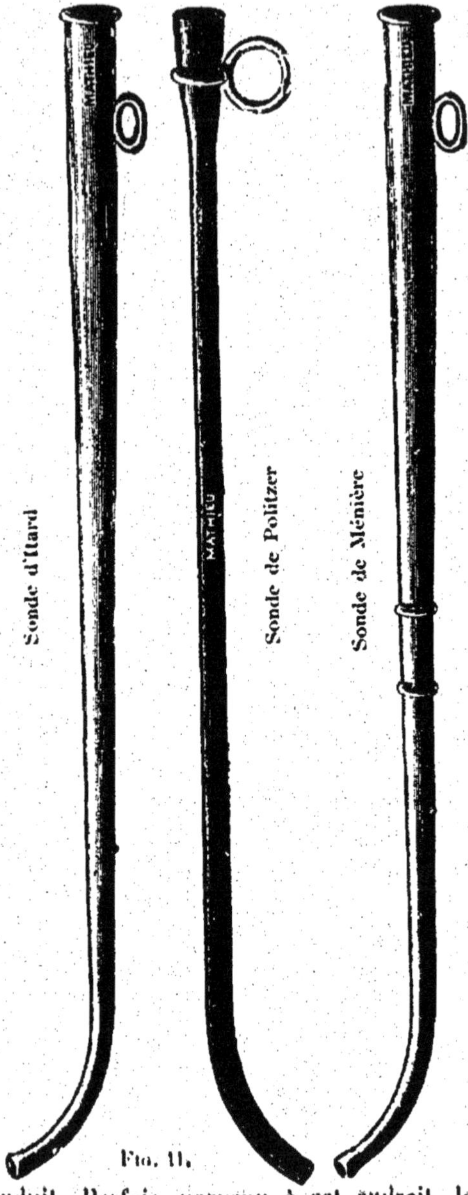

Fig. 11.

ryngienne de ce conduit. Parfois, parvenu à cet endroit, le

cathéter est soulevé et placé automatiquement dans l'ouverture cherchée par l'action des muscles du voile du palais ; mais, habituellement, c'est le médecin qui doit lui-même faire ce mouvement en plaçant d'abord la sonde dans le plan horizontal et en la tournant ensuite un peu en haut, de telle manière que le plan de l'anneau soit dirigé à peu près vers l'angle externe de l'œil du malade [1].

Un deuxième procédé souvent employé, est celui dit *de la cloison nasale*, décrit par FRANK et LÖWENBERG [2]. Voici comment on l'exécute : dès que la sonde est arrivée à la paroi postérieure du pharynx, comme nous l'avons dit précédemment, on la fait virer du côté opposé. Si, par exemple, on veut cathétériser l'oreille gauche, on tourne le bec de la sonde à droite, jusque dans le plan horizontal [3], puis on la ramène au dehors, jusqu'à ce qu'une résistance assez forte empêche de la retirer davantage. C'est un indice que le bec a accroché le bord postérieur de la cloison nasale ; il est à peu près dans le même plan transversal que l'ouverture pharyngienne de la trompe. On fait alors tourner le bec en dessous et dans le sens inverse, à 180° et un peu au delà [4], de sorte que le plan de l'anneau de la sonde est dirigé cette fois encore vers l'angle externe de l'œil du malade ; le bec arrive alors exactement le plus souvent dans l'ouverture pharyngienne de la trompe.

Une autre méthode, celle dite du voile du palais (Wolff [5]), utilise comme point de repère le rebord inférieur des choanes de la manière suivante : le cathéter poussé jusqu'à la paroi postérieure du pharynx est retiré dans le plan vertical jusqu'à ce que le bec accroche le rebord inférieur des choanes. Pour éviter qu'il ne glisse sur ce point de repère peu marqué, on relève un peu le pavillon de la sonde pendant ce mouvement. (Gruber). Le bec qui se trouve dans la cavité naso-pharyngienne s'abaisse et on sent mieux l'accrochement au rebord inférieur de la choane. Dès que la sonde s'y est fixée, on la tourne en dehors vers l'oreille, de 90° environ et plus [6], et on la place ainsi dans l'ou-

---

1. Rappelons que l'orifice pharyngien de la trompe est à sept centimètres et demi en arrière de la partie profonde de la narine, à un demi centimètre de l'extrémité postérieure du cornet inférieur, à un centimètre et demi en avant de la paroi postérieure du pharynx, à un centimètre au-dessus du plan du plancher des fosses nasales. D'autre part, l'inclinaison de la trompe est de 40° environ.

2. Politzer le cite avec éloge.

3. De 90° environ.

4. On tourne en moyenne de 225° environ.

5. Elle a été préconisée aussi par Lincke, Kramer, etc.

6. En général, on tourne de 135°, soit d'un angle droit et demi.

verture pharyngienne de la trompe. Cette méthode est moins certaine que les deux précédentes; car, comme nous l'avons dit, le voile du palais ne fait pas un relief très saillant.

Ainsi que nous l'avons mentionné au début, ces trois méthodes sont de bons guides pour le débutant; le médecin plus exercé arrivera le plus souvent au but en employant le procédé de Triquet. Il consiste à diriger la sonde, au moment où on l'introduit, un peu en dehors et en bas, vers l'oreille à traiter, de telle sorte que le bec, après avoir glissé sur le rebord inférieur de la choane, est soulevé le plus souvent dans l'ouverture pharyngienne de la trompe par l'action des muscles du voile. Dès que le débutant aura réussi à introduire convenablement le cathéter, il fera bien de faire sur celui-ci une marque au ras de l'entrée du nez, laquelle déterminera la portion qui doit faire saillie au dehors, quand l'instrument est bien placé. Il le mettra de côté et le réservera pour ce malade pendant toute la durée du traitement; il saura ainsi exactement que le bec est dans le plan de l'ouverture de la trompe quand le cathéter aura été poussé dans le nez jusqu'à la marque faite.

Une indication que celui-ci est bien dans la trompe nous est fournie par l'état du malade; ce dernier ne supporte pas sans réagir les diverses manœuvres de l'introduction, il ressent des douleurs et des nausées; si l'instrument est bien placé, il n'y aura aucune réaction. Néanmoins, lors des insufflations qui suivront, on agira avec précaution; on fera la première sous une faible pression, tout en auscultant le bruit produit par le passage de l'air. Quand on se sera ainsi convaincu que la sonde est bien située, on pourra, mais alors seulement, exécuter les suivantes avec la force voulue. Dès que l'instrument est en bonne position [1], on le saisit au ras de l'entrée du nez avec le pouce et l'index de la main gauche, les trois autres doigts reposant sur le dos du nez. Il est immobilisé dans cette situation; on veillera surtout qu'au cours des nouvelles manœuvres, il ne subisse de rotation ni d'un côté ni de l'autre.

Pour une seule séance, huit à dix insufflations suffisent; on les pratique habituellement avec la poire décrite à propos du procédé de Politzer (fig. 9). Mais, pour ne pas être obligé chaque fois de la retirer pour la remplir, il est bon de remplacer l'embout simple, par un embout à double courant tel qu'on le trouve chez tous les fabricants. Les manœuvres sont moins douloureuses pour le malade; car chaque mise en place de la poire et chaque

1. Quand le cathéter est bien placé, il tient pour ainsi dire de lui-même.

sortie sont accompagnées d'un petit déplacement de la sonde très désagréable pour le patient. Les débutants surtout doivent faire attention de ne pas, à chaque pression exercée, pousser la sonde en avant, faute qui sera facilement évitée, en fixant bien le cathéter au moyen de la main gauche qui s'appuiera sur le dos du nez du patient.

Les méthodes décrites subissent diverses modifications quand on a affaire à des malades dont les fosses nasales sont rétrécies par des processus pathologiques : déviation de la cloison et hypertrophie de la muqueuse. Comme ces rétrécissements du méat inférieur existent dans la majorité des cas, d'un côté tout au moins, on devra, avant de pratiquer le cathétérisme, examiner le nez avec le spéculum pour se rendre compte de l'état des parties. Les légères hypertrophies diffuses du cornet inférieur seront supprimées par cocaïnisation. Dans ce but, on badigeonne vigoureusement, avec le porte-coton, le cornet inférieur dans toute son étendue, pendant deux ou trois minutes, au moyen d'une solution de cocaïne à 5 %. L'anémie passagère consécutive à ce traitement amène un agrandissement du méat; en outre, l'intervention est plus supportable pour le sujet, grâce à l'anesthésie locale. Naturellement on choisira la sonde de manière à ce qu'elle corresponde à la largeur du méat. Tandis qu'on emploiera la sonde n° 4, la plus large, dans les rares cas où il s'agit de fosses nasales absolument normales et larges, on arrivera avec le n° 3 à se tirer d'affaire dans la majorité des cas. Pour les fosses nasales très étroites, surtout chez les femmes et les malades très nerveux, à muqueuse très sensible, l'introduction de la sonde n° 2 sera précédée de cocaïnisation. Enfin, dans des cas exceptionnels, on aura recours au n° 1, en se souvenant que l'action de la douche est beaucoup diminuée de par la résistance due au frottement que l'air éprouve en passant à travers un tube à lumière si faible.

Dès qu'on a terminé, on saisit la sonde de la main droite, on la met dans le plan vertical et on la retire du nez; cette dernière manœuvre s'exécute en faisant décrire à l'extrémité du pavillon un arc à concavité inférieure.

Le plus important, quand tout est terminé, c'est de désinfecter le cathéter. Voici les règles qu'on peut suivre dans les cliniques très fréquentées. Les sondes en métal doivent être immédiatement aseptisées dans une solution alcaline bouillante. Ensuite, on insuffle de l'air dans l'instrument au moyen d'une poire et on écouvillonne le bec avec un fin tampon d'ouate stérilisée. Les sondes en caoutchouc durci séjourneront pendant vingt-quatre à quarante-huit heures dans une solution de sublimé (1 pour 500); avant de s'en servir, on fera passer à travers un courant d'eau pure aseptique pour enlever le reste du liquide : puis, pour terminer, on écouvillonnera le bec comme précédemment; cette dernière manœuvre doit être l'objet de soins particuliers, car c'est à cette extrémité surtout que séjournent les parties de mucus capables d'infecter. Ces deux méthodes sont bonnes, nous l'avons dit, pour les cliniques très fréquentées, où, à cause du grand nombre de malades, il est impossible que chaque patient ait une sonde particulière. Mais, quand on le peut, il est bon, dès que l'on commence le traitement, de choisir l'instrument convenable et de le réserver à ce sujet pour toute la durée du traitement; c'est encore la meilleure façon d'éviter une contagion. Quand on a affaire à un malade timoré (syphilophobe), il vaudra mieux, après lui avoir prescrit le numéro approprié, le laisser se le procurer lui-même.

Difficultés du cathétérisme. — Nous avons déjà parlé des obstacles constitués par l'hypertrophie diffuse de la muqueuse nasale; nous avons indiqué comme moyen de la supprimer la cocaïnisation. Une autre difficulté qu'on rencontre fréquemment est l'hyperesthésie de la muqueuse, état qui rend souvent impossible l'introduction de la sonde.

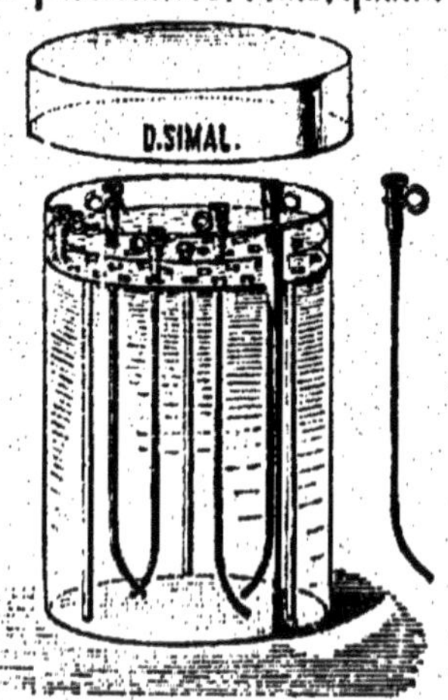

Fig. 12.
Bocal en verre pour tenir les sondes dans un liquide aseptique, modèle du Dʳ Lubet-Barbon.

Dans ces cas, on pourra parvenir au but grâce encore à la cocaïnisation; mais, quand il s'agira d'individus neurasthéniques ou hystériques, on ne devra jamais essayer d'y arriver de vive force, car ce procédé pourrait provoquer des syncopes ou des vomissements et même des convulsions hystériques et épileptiformes. La déviation marquée de la cloison, compliquée quelquefois d'un éperon saillant, constitue une gêne mécanique que la cocaïne ne supprime pas. Si, dans ce cas, il existe de plus un cornet inférieur très hypertrophié ou présentant un grand rayon de courbure, la manœuvre sera inexécutable même avec le cathéter le plus fin. Il est vrai que parfois une sonde mince peut se frayer une voie à travers un nez qui semble imperméable, si on a soin de la pousser en avant en tâtonnant et de lui laisser, pour ainsi dire, chercher elle-même sa route. On voit quelquefois l'instrument accomplir une rotation de 360°; mais, dans ce cas, son extraction présente peut-être plus de difficultés que son introduction. Comme cette imperméabilité du nez est en même temps un empêchement très sérieux pour la respiration, on devra conseiller au malade l'ablation de son cornet hypertrophié ou de la crête de la cloison. Si cette proposition n'agrée pas à la pusillanimité du sujet, on pourra essayer de cathétériser l'oreille par l'autre fosse nasale. Il faut pour cela donner à la sonde en caoutchouc durci une plus grande courbure.

Celles-ci ont l'avantage de se ramollir et de s'infléchir de toutes façons, quand on les plonge dans l'eau bouillante ou qu'on les chauffe au-dessus d'une flamme ; de plus, grâce à leur élasticité, elles peuvent s'accommoder à des déviations même considérables de la cloison; c'est pourquoi elles sont pour le débutant préférables à celles en métal.

Si par exemple l'entrée de la trompe gauche ne peut pas être atteinte par suite de l'obstruction de la fosse nasale de ce côté, l'instrument ainsi recourbé sera poussé par la droite jusqu'à la paroi postérieure du pharynx [1]; puis, on le fera tourner dans le plan horizontal de façon à ce que le bec regarde le côté gauche. Suivant alors la méthode de Löwenberg, on le retirera jusqu'à ce que l'extrémité qui se trouve dans le cavum vienne accrocher le bord postérieur de la cloison. On fait ensuite tourner un peu le cathéter dans le plan horizontal, en le poussant en même temps vers l'orifice où il doit pénétrer, le bec passera ainsi plus facilement dans l'ouverture pharyngienne de la trompe.

Accidents du cathétérisme. — Outre les accidents déjà mentionnés qui peuvent être provoqués par l'introduction de la sonde (nausées, vertiges, syncopes, vomissements, convulsions épileptiformes et hystériques), nous devons citer l'emphysème. Si le bec du cathéter placé dans le naso-pharynx vient à érailler la muqueuse en une région quelconque, l'air qui arrive peut se

1. Le cathéter doit être, dans cette méthode indiquée par Deleau, un peu plus long que d'habitude et son bec, plus recourbé. Suivant cet auteur, arrivé à la paroi postérieure du pharynx, on fait tourner ce dernier en dehors, du côté à sonder, de 90° et on écarte autant que possible le pavillon de la cloison, de façon à faire pénétrer le bec dans la fossette de Rosenmüller, du côté à cathétériser, puis on retire un peu pour accrocher la saillie du pli tubaire au delà duquel est l'orifice salpingien. Pour mettre la sonde dans une direction parallèle à celle de la trompe, on lui imprime en haut et en dehors une nouvelle rotation de 45° environ.

créer une fausse route dans la muqueuse, et il se produit de l'emphysème qui de la muqueuse du cavum peut se propager aussi bien en bas à la glotte que dans la région cervico-génienne. Dans de rares cas, il peut atteindre un développement considérable et s'étendre jusque sous la peau du thorax et du dos. Cet accident ne se produira que par défaut d'inattention de la part du médecin. Si l'on s'impose l'obligation de ne jamais pratiquer le cathétérisme sans se servir de l'otoscope, si surtout pendant les insufflations on fait bien attention au passage de l'air dans la trompe, on s'apercevra qu'il y a eu fausse route et on remarquera l'erreur immédiatement après la première évacuation de la poire. On peut recommander au débutant de palper, entre les insufflations, la région latérale et supérieure du cou, pour constater immédiatement, s'il y a lieu, la production de l'emphysème. Si celui-ci a fait son apparition [1], on enlèvera tout de suite la sonde, cela va sans dire, et l'on essaiera, par un massage de la région latérale du cou et par un massage interne de la paroi latérale du pharynx, de faire circuler et se résorber rapidement le gaz infiltré. On recommandera au malade un repos complet pendant les vingt-quatre heures suivantes, l'application d'une vessie de glace sur la région cervicale latérale et on lui interdira absolument de se moucher. Si l'emphysème descendu jusqu'à la glotte provoquait des troubles respiratoires, des scarifications de la muqueuse du pharynx pourraient devenir nécessaires.

Indications du cathétérisme. — Le cathétérisme est surtout indiqué dans les catarrhes chroniques de l'oreille moyenne. Cependant, on peut souvent, dans ces affections, le remplacer avec avantage par le procédé de Politzer. Mais il est indispensable dans la majorité des cas où il y a lésions unilatérales de la trompe et de la caisse, parce que, dans les otites moyennes et les salpingites, la trompe malade oppose à l'air envoyé une résistance plus grande que la trompe saine, et, dans le procédé de Politzer, l'air pénétrerait exclusivement ou du moins avec plus de force dans celle qui est en bon état. La méthode de Politzer devra encore être remplacée par la sonde, au début du traitement, dans les cas où l'extrémité tubaire pharyngée est si gonflée, que la déglutition ne parvient pas à en amener l'ouverture. Enfin, on

---

1. Le malade est averti de l'entrée de l'air dans le tissu cellulaire sous-muqueux par une douleur vive. Si l'on s'arrête à cet instant, le plus souvent l'emphysème reste cantonné au pharynx. Les parties sont très modérément tuméfiées et tendues ; mais, si on refoule par compression l'air des parties latérales du cou vers la branche montante du maxillaire inférieur, il se produit un craquement caractéristique.

recourra au cathéter quand il s'agira de faire pénétrer dans la trompe des médicaments gazeux ou liquides, quand on voudra laver la caisse ou pratiquer le bougirage. Cette manœuvre est contre-indiquée dans la plupart des cas de sclérose pure, dans les maladies primitives de l'appareil de perception, dans les états catarrhaux aigus du naso-pharynx et de la trompe (avec les restrictions faites précédemment : affection unilatérale ou gonflement marqué fermant l'ouverture pharyngienne) et enfin chez les enfants.

Introduction de vapeurs médicamenteuses dans la caisse à l'aide de la sonde. — Comme nous le dirons plus tard, le traitement par les vapeurs médicamenteuses a été considérablement restreint en otologie ; on n'emploie plus que les vapeurs d'ammoniaque, ou d'éther acétique [1]. Pour produire les vapeurs du premier, on se sert de l'appareil de Gomperz. C'est un flacon d'un quart de litre, à large goulot (fig. 13), fermé par un bouchon de caoutchouc à deux ouvertures. Par l'une des ouvertures passe un tube de verre assez large, allant presque jusqu'au fond et plongeant dans l'eau ; le tube dépasse le bouchon et, prenant la forme d'un U, se divise en deux branches ayant dix centimètres environ de longueur. Dans l'une de celles-ci se trouve une petite éponge

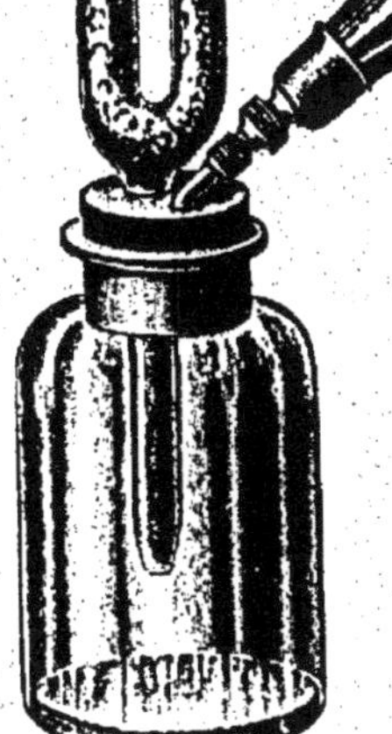

Fig. 13.
Appareil de Gomperz.

imbibée d'ammoniaque ; dans l'autre, un nouet d'amiante imprégné d'acide chlorhydrique. La deuxième ouverture du bouchon est fermée par un autre tube coudé à angle droit servant à aspirer les vapeurs de chlorhydrate d'ammoniaque. Si l'on adapte à ce tube coudé l'embout de la poire vide d'air et qu'on laisse cette dernière se dilater de nouveau, elle s'emplit de chlorhydrate d'ammoniaque produit dans le flacon ; car les vapeurs d'acide chlorhydrique et d'ammoniaque aspirées se combinent

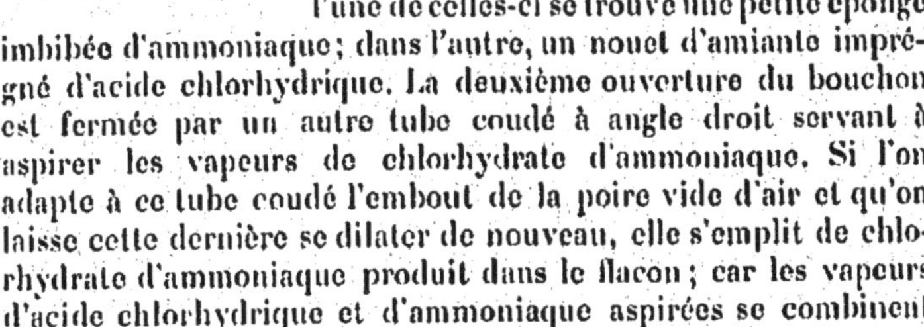

1. Cependant des auristes de valeur ont recommmandé de temps à autre des vapeurs térébenthinées, d'éther iodoformé, d'éther sulfurique, de menthol (Politzer), etc. Rappelons qu'actuellement on emploie fréquemment pour la désinfection des corps gazeux antiseptiques.

pour former du chlorhydrate d'ammoniaque à l'état naissant.
Si l'on veut se servir d'éther acétique ou d'un autre médicament
liquide, on mettra simplement le bec de la poire, vidée d'air,
dans le goulot du flacon contenant le médicament ; la cavité de
celle-ci en se dilatant s'emplira de vapeurs émises par ce liquide.
Avant d'injecter ces dernières, on s'assurera toujours d'abord
de la situation réelle de la sonde, en poussant simplement de
l'air dans la trompe et en écoutant, au moyen de l'otoscope, le
bruit déterminé. Il suf
fit d'évacuer trois ou
quatre fois dans la
trompe le contenu de
la poire.

**Injection de liquides
médicamenteux dans
la trompe au moyen de
la sonde.** — Des médi-
caments liquides,
assez nombreux, qui
étaient autrefois en
usage, on n'en emploie
plus aujourd'hui que
quelques-uns parmi
lesquels nous citerons
d'abord la vaseline
liquide et les solutions
de pilocarpine. Voici
comment on procède
à l'introduction de ces
substances : on exé-
cute d'abord le cathé-
térisme et, grâce à
l'insufflation avec aus-
cultation au moyen de

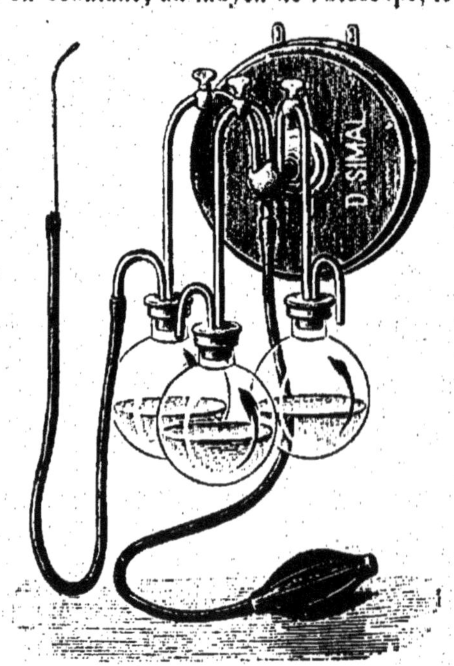

Fig. 11.
Appareil du Dr Ladreit de Lacharrière pour
insufflation médicamenteuse.

l'otoscope, on s'assure de la position réelle de la sonde. Auparavant on a aspiré dans une petite seringue de verre, d'une contenance de deux centimètres cubes, la quantité nécessaire du
liquide, portée à la température du sang ; au lieu de cette seringue
on peut employer celle de Pravaz ordinaire. On vide alors dans
le pavillon de la sonde son contenu et immédiatement après on
chasse de l'air dans le cathéter sous une forte pression [1]. Ainsi,

1. Pour empêcher, autant que possible, tout reflux, on fait suspendre

une partie du liquide qui est dans l'instrument est poussée dans la trompe ou dans la caisse. Si l'on ne veut pas faire arriver le liquide dans cette dernière, mais seulement dans la trompe, ce qui est parfois indiqué quand celle-ci est tuméfiée, il suffit de faire pénétrer le liquide dans le cathéter[1] de la façon décrite, tout en enjoignant au malade d'incliner la tête du côté traité et un peu en arrière. Le liquide s'écoule ainsi de la sonde dans l'ouverture pharyngienne de la trompe et de là, par l'action capillaire des parois accolées, il est aspiré tout le long de celle-ci. Quand on emploie les solutions de pilocarpine, il est bon de recommander au patient de ne pas faire de déglutition pendant la manœuvre, et, celle-ci terminée, on lui fera rincer la bouche avec de l'eau.

Autrefois, pour faire pénétrer des liquides dans la caisse, on se servait beaucoup de la canule de Weber-Liel pour la caisse. Ce petit tube élastique, long de dix-sept centimètres, épais d'un millimètre, était poussé jusque dans la caisse par la sonde ; grâce à une marque faite sur l'extrémité infundibuliforme de la canule, on reconnaissait le moment où elle était arrivée dans la caisse. Le liquide s'écoulait, versé, comme nous l'avons déjà dit, au moyen d'une petite seringue, dans la partie dilatée de la canule faisant saillie hors du pavillon de la sonde et on le poussait dans la caisse à l'aide de la poire. L'emploi de cette canule est tombé en désuétude ; car on peut s'en passer pour injecter un liquide dans la caisse. La nature et la posologie des médicaments à employer dans l'intérieur de cette caisse, ainsi que leurs indications, seront exposées dans des chapitres particuliers de thérapeutique spéciale.

Lavage de la caisse. — Le lavage de la caisse trouve son application dans de nombreux cas de suppuration chronique de l'oreille moyenne. Les indications sont exposées dans la partie de technique spéciale (chapitre : *Suppuration chronique de l'oreille moyenne*). Les conditions nécessaires à cette manœuvre sont : trompe de largeur à peu près normale et perforation rela-

---

les mouvements respiratoires pendant l'injection. Schwarze fait remarquer que, si les malades sont suffisamment exercés, ceci n'est point indispensable. Ils arrivent à fermer leur cavum, en relevant le voile ; ils parviennent à respirer doucement sans secousse, exclusivement par la bouche.

1. Politzer se sert d'une petite pipette avec laquelle il aspire quelques gouttes de liquide qu'il laisse tomber dans le cathéter. Quand le liquide est arrivé dans la caisse, on perçoit avec l'otoscope un bruit de gargouillement. En même temps, le malade a une sensation de plénitude, parfois de brûlure, rarement de douleur véritable.

tivement étendue du tympan. Si le conduit tubaire n'est pas assez large, on ne réussira pas à faire passer de grandes quantités de liquide ; si la perforation du tympan n'est pas assez étendue, le liquide stagne dans la caisse et la pression qu'il exerce peut provoquer du vertige et des syncopes. Ce procédé était autrefois plus en usage qu'aujourd'hui, et beaucoup d'auteurs l'ont abandonné ne le trouvant pas sans danger[1].

Pour faire pénétrer la solution antiseptique ou l'eau bouillie, on emploiera la sonde la plus large qui réussisse dans chaque cas à traverser le nez. On s'assure auparavant, d'une façon attentive, grâce à l'auscultation, que l'air passe librement et sans obstacle et que rien ne s'oppose à sa sortie par le conduit auditif externe. On dit alors au patient d'incliner la tête du côté malade et on lui enjoint de respirer fortement, en ronflant, ce qui rapproche le voile du palais de la paroi postérieure du pharynx. On place alors dans la sonde la seringue remplie d'avance d'un liquide stérilisé tiède et on pousse celui-ci avec une pression modérée, mais continue. En même temps, on contrôle attentivement l'oreille, sous laquelle on a placé un bassin, et on examine comment l'écoulement se fait au dehors. Si celui-ci a lieu à jet continu et si le malade supporte le lavage sans avoir ni nausées, ni vertige, on peut dans une séance faire passer deux à trois fois le contenu d'une seringue de 60 à 100 centimètres cubes. Si, au contraire, l'écoulement se fait seulement goutte à goutte et si le malade manifeste un malaise même peu accentué, il faut cesser immédiatement. On emploie dans le même but des liquides faiblement médicamenteux[2], mais, évidemment, on ne choisira que les produits qui n'ont aucune action toxique[3]; car, par le procédé décrit, une partie du liquide, passant à côté de l'ouverture de la trompe, s'écoule dans le pharynx et est avalée.

Bougirage de la trompe. — Pour le traitement des rétrécissements de la trompe, nous employons soit des bougies en celluloïd (URBANTSCHITSCH), soit en crin de Florence ou, rarement, en corde à boyau, ou en baleine. Les bougies de celluloïd, les plus fréquemment usitées (fig. 15)[1], excellentes à cause de leur longue

1. A cause du reflux possible du pus vers les cellules voisines.
2. L'antisepsie de la caisse, étant donné ses anfractuosités et les difficultés de lavage dans une région si profonde, semble un leurre à beaucoup de bons esprits.
3. La muqueuse de la caisse est de plus très absorbante ; de là des dangers d'empoisonnement, les substances toxiques passant dans le sang avec une rapidité notable.
1. Les bougies en celluloïd sont mieux faites mais plus fragiles. Celles

durée et de leur élasticité, sont faites en six diamètres différents,
de 0 millim 0.8 à 1 millimètre 8. En règle générale, on débute
par un faible numéro[1] pour passer peu à peu aux numéros plus
élevés. Voici les règles à suivre pour ce mode de traitement.
D'abord, par le cathétérisme, on s'assurera de la perméabilité du
nez, on choisira la sonde appropriée; puis, on gradue la bougie à
employer, en la faisant passer à travers le cathéter jusqu'à ce
que l'extrémité boutonnée apparaisse au bec. Sur l'extrémité de
la bougie sortant par le pavillon, on fait, au ras de celui-ci, une
marque au moyen d'un trait à l'encre; cette extrémité ainsi marquée est pourvue ensuite de trois ou quatre autres traits, à
1 centimètre de distance l'un de l'autre. De cette façon, on sait
plus tard, quand on fait le bougirage, quelle longueur est passée
dans la trompe. Avant l'introduction, la bougie est plongée dans

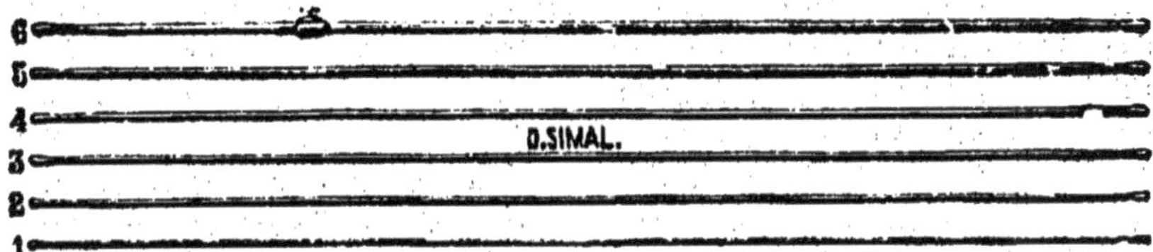

Fig. 15.
Bougies en celluloïd pour la dilatation de la trompe d'Eustache.

la vaseline liquide ou dans la glycérine pour diminuer la résistance due au frottement dans la trompe et rendre la manœuvre
moins douloureuse. On introduit le cathéter; on s'assure par
l'insufflation qu'il est bien placé; on le fixe solidement au nez
avec la main gauche, tout en poussant lentement avec la main
droite la bougie dans la trompe à travers le cathéter[2]. Dès que
celle-ci a été enfoncée jusqu'à la première marque, on sait que
son extrémité franchit l'entrée de la trompe. La longueur normale de celle-ci chez l'adulte variant entre 3 centimètres 1/2 et
4 centimètres 1/2, on doit pousser jusqu'au quatrième trait et un
peu au delà. On reconnaît que l'on est dans la trompe à ce que

en baleine, prudemment conduites, nous semblent préférables, à cause
même de leur solidité.
1. Normalement, une bougie de 4/3 à 5/3 de millimètres doit facilement
passer (Jacobson).
2. Quand on sent de la résistance pour éviter tout accident, on retire
d'abord un peu l'instrument pour se rendre compte si l'on est bien dans
l'axe de la trompe et on le pousse en avant, en tâtonnant, par des mouvements de rotation. C'est surtout par l'exercice que l'on apprendra cette
technique.

le cathéter reste immobile, comme fixé dans le nez, sans être maintenu, tout en ayant un léger mouvement de ressort ; on le devine aussi aux sensations subjectives du malade. Si la bougie est dans la fossette de Rosenmüller ouest descendue vers le pharynx, le patient éprouve un picotement désagréable en bas arrivant vers le larynx ; si c'est au contraire exactement dans la trompe, il n'éprouve qu'une très légère douleur qu'il localise au dehors, au tympan. L'instrument restera en place de une à cinq minutes. Dans les cas de rétrécissements organiques très marqués, on peut le laisser une demi-heure et même une heure.

Évidemment, si on rencontre un obstacle [1] infranchissable, on ne cherchera pas à forcer le passage ; après quelques essais prudents, on emploiera le numéro immédiatement inférieur. Quand on a enlevé la bougie de la trompe, on pratique deux à trois insufflations d'air avec précaution et en déployant très peu de force. Il peut en effet arriver facilement que l'extrémité de la bougie ait blessé la muqueuse de la trompe ; si alors on faisait une insufflation forcée et sans précautions, on risquerait d'amener de l'emphysème du pharynx et des parties voisines.

Le bougirage est indiqué dans les rétrécissements organiques de la trompe et dans ceux dus au gonflement ; ici, ce traitement mécanique peut être associé à l'application de médicaments liquides. Ces différents points seront exposés dans des chapitres spéciaux ; catarrhe récent exsudatif ou sécrétoire et catarrhe chronique de l'oreille moyenne ; on y trouvera aussi ce qu'il importe de connaître sur l'électrolyse des rétrécissements organiques des trompes. Dans le bougirage, l'asepsie joue un rôle plus important encore que dans le cathétérisme, parce que l'instrument est en contact plus intime avec la muqueuse et peut plus facilement produire des lésions de cette dernière. Donc, quand on le pourra, il faudra avoir une bougie réservée à chaque patient et la détruire quand le traitement sera fini. Pour tranquilliser le malade, il est préférable de lui laisser le soin de se la procurer. Dans les cliniques très fréquentées, les bougies après l'usage seront désinfectées par un séjour de plusieurs jours dans le sublimé (1 jour 500), ce qui cependant leur fait perdre de leur souplesse et de leur glissant.

1. On éprouve parfois de la difficulté, bien que l'on passe facilement. Cela pourrait tenir, suivant Jacobson, soit à un repli de la muqueuse, soit à un coude anormal de la trompe, soit à une saillie exagérée du canal carotidien.

Les bougies de celluloïd sont plus faciles à désinfecter que celles en crins de Florence ou en corde à boyau.

Méthode de Valsalva (avec un appendice : sur le Valsalva négatif). — Cette méthode, autrefois très en usage, nous occupera ici non pour recommander son emploi, mais plutôt pour attirer l'attention du médecin sur l'abus qu'en font souvent les malades. Ce procédé d'insufflation n'est plus que rarement utilisé par les otologistes. Voici comment on l'exécute : le malade ferme la bouche, obture ses deux narines avec les doigts et exécute une puissante expiration. Comme toutes les ouvertures de sortie de la cavité nasopharyngienne sont fermées, l'air ne peut plus que pénétrer dans la trompe par son orifice pharyngien.

Si ce conduit est normalement perméable, une pression modérée de l'air expiré suffira pour l'entrebâiller ; s'il est, au contraire, atrésié par la maladie, c'est-à-dire par un gonflement et un décollement de la muqueuse, il faudra une pression plus considérable ; ce n'est que par un effort marqué avec contraction maximum du côté des expirateurs que le patient pourra faire passer dans la caisse une petite quantité d'air [1] ; il se produit alors le plus souvent une forte hypérémie passive de la tête. Enfin, il y a des cas, dans lesquels le gonflement de la muqueuse du canal salpingien est si marqué ou son rétrécissement cicatriciel si grand, que le malade ne peut exécuter le procédé de Valsalva avec le résultat voulu. L'effort que celui-ci exige du malade nous permet déjà de conclure au degré de perméabilité de la trompe. On peut s'en rendre encore mieux compte en faisant communiquer l'oreille de l'observateur avec celle du malade, au moyen de l'otoscope, comme pour la douche d'air et le cathétérisme. On pourra ausculter le passage de l'air à travers la trompe, entendre, quand le tympan est intact, le bruit de bombement de ce dernier et, s'il présente des pertes de substance, percevoir, dans de nombreux cas, un sifflement à travers la perforation.

Cette manœuvre a disparu complètement de la thérapeutique et presque complètement du diagnostic. La méthode de Politzer et le cathétérisme sont des moyens thérapeutiques plus sûrs et plus inoffensifs ; l'expérience de Valsalva, souvent répétée, finit par provoquer chez le malade un certain trouble. Ce dernier

---

1. Quand l'air arrive dans la caisse, on entend un souffle bref, sans éclat, assez semblable par ses caractères à celui qui écarterait les deux lèvres de la bouche.

consiste en une hyperhémie congestive apparaissant chaque fois
et se propageant aux organes céphaliques ; elle sera d'autant
plus marquée que la trompe sera moins perméable. Ce mode
d'aération de la caisse sera donc le plus souvent nuisible dans
les cas où l'on pourrait peut-être y avoir recours, c'est-à-dire,
dans les catarrhes récents de l'oreille moyenne accompagnés de
gonflement de la muqueuse de la trompe. Par contre, quand on
examine un malade pour la première fois, on peut faire précéder l'insufflation ou le cathétérisme de l'épreuve de Valsalva, tout
en ne le faisant exécuter qu'une seule fois, afin de se former
une opinion approximative sur la perméabilité de la trompe.
Elle pourra trouver fréquemment son application dans le diagnostic des ruptures traumatiques du tympan ; car il est nécessaire dans ces cas, de constater si la trompe du blessé est ou
non parfaitement normale.

Au lieu de recommander cette méthode au malade, comme
on le faisait autrefois, pour remplacer la douche d'air, le médecin aura, au contraire, le devoir de se renseigner si le malade
n'emploie pas, de lui-même, ce procédé si en usage dans les
catarrhes récents de l'oreille moyenne ; en cas de réponse affir-
mative, il attirera l'attention de son client sur les dangers qu'entraîne l'abus de ce procédé.

Épreuve de Valsalva négative (expérience de Toynbee). —
Elle consiste à exécuter un mouvement de déglutition, les deux
narines étant fermées. Au début, il se produit une compression très légère et passagère de l'air de la caisse, suivie d'une
raréfaction plus considérable. Le procédé de Toynbee, autrefois employé pour le diagnostic, est aujourd'hui tombé en
désuétude.

Il serait indiqué en thérapeutique, quand on prescrit, dans
les suppurations chroniques ou aiguës de l'oreille moyenne,
des instillations de liquides antiseptiques ; dans ces cas,
ce dernier ne pénètre pas dans la caisse, si la perforation
du tympan est trop petite. Mais on peut, par le procédé de
Toynbee, arriver au but désiré ; car le liquide est aspiré
dans la trompe par la raréfaction de l'air produite dans cette
dernière.

Raréfaction de l'air dans le conduit auditif externe. — Pour
raréfier l'air dans le conduit auditif externe, on peut se servir du
speculum de Siegle[1] (fig. 18) ou du masseur de Delstanche (fig. 19).
On recourt aussi à un appareil très simple, dû à Gruber et qui

1. Au lieu de la plaque de verre servant à l'inspection, Lucæ emploie

se compose d'un tube de caoutchouc, à parois assez fortes, de

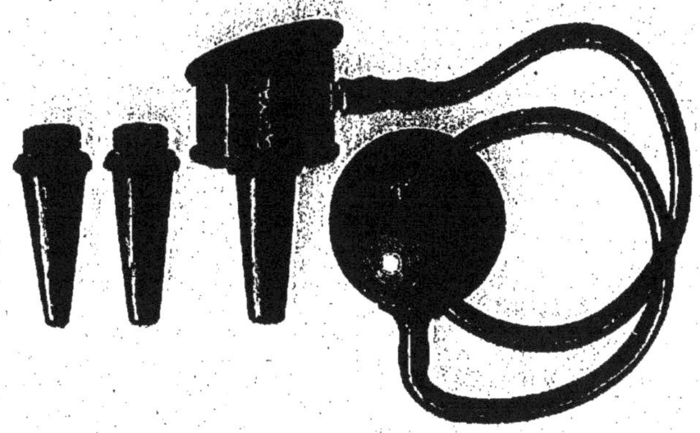

FIG. 16.
Speculum de Siegle.

30 centimètres de longueur. A l'une de ses extrémités, il est muni d'un embout en caoutchouc durci à olive perforée, s'adaptant hermétiquement au conduit; l'autre extrémité est unie à une poire (fig. 17). Le médecin peut aussi pratiquer avec la bouche la raréfaction, à l'aide d'un simple tube muni d'embouts à olive à ses deux extrémités (otoscope). Si l'on veut raréfier l'air au moyen du spéculum de Siegle ou de l'instrument de Gruber, on comprime la poire avec la main droite et on introduit, de façon hermétique, dans le conduit, l'embout qu'on aura lubréfié avec un peu de vaseline liquide. On laisse alors le ballon revenir peu à peu à ses dimensions normales, il se produit ainsi dans le conduit une raréfaction lente et progressive de l'air. Comme on ne peut jamais savoir

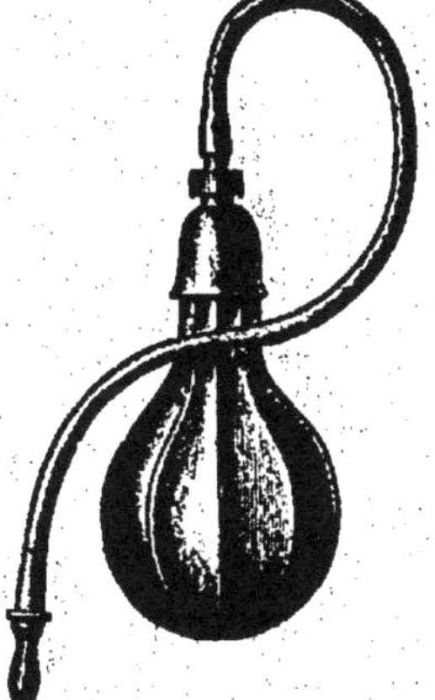

FIG. 17.
Appareil de Gruber.

à l'avance le degré de vide qu'un malade est capable de supporter, il est bon, au début, d'être prudent. Si l'on fait l'aspiration au moyen du masseur de Delstanche, on évacue

un verre convexe de dix dioptries; ce qui agrandit l'image des parties à examiner et rend plus perceptibles les phénomènes à observer.

le contenu de la pompe par une pression sur le piston ; on place hermétiquement l'embout dans le conduit et l'on fait remonter lentement et prudemment le piston de l'appareil. Le masseur de Delstanche, grâce à la graduation[1] dont il est pourvu, est excellent quand on veut agir à un degré déterminé, tandis que le spéculum de Siegle est indiqué lorsqu'on désire, pour le diagnostic, examiner le tympan pendant l'aspiration. Le simple appareil à poire ou l'otoscope peuvent, à cause de leur maniement facile, être employés par le malade quand il se traite lui-même[2].

Voici les indications de la raréfaction de l'air dans le conduit auditif externe : 1° D'abord, dans le cas de rétraction du tympan, comme on la rencontre dans les catarrhes récents et chroniques de l'oreille moyenne. La diminution de la pression atmosphérique aspire vers le conduit la membrane déprimée et la ramène ainsi, en quelque sorte, à sa position normale ; ce qui permet parfois d'obtenir une augmentation marquée de l'audition, plus souvent encore une atténuation des troubles subjectifs, du bourdonnement et de la sensation de plénitude qui existe dans l'oreille. Dans ces cas, la raréfaction doit toujours être précédée de la douche d'air, soit par le procédé de Politzer, soit par le cathétérisme. La production du vide est un moyen adjuvant de la douche. Ce procédé est encore indiqué dans le vertige, surtout celui qui survient au cours des affections de l'oreille moyenne et que nous croyons dû à une pression anormale sur la base de l'étrier. Il donne quelquefois aussi d'excellents résultats dans celui qui est provoqué par des affections primitives du labyrinthe. On confiera aux malades, atteints de vertiges, l'exécution de la manœuvre et on leur recommandera de prévenir, par trois ou quatre aspirations puissantes, l'accès menaçant qui annonce sa venue par une augmentation des bourdonnements. En troisième lieu, on a recours à la raréfaction pour attirer au dehors les sécrétions séreuses et muqueuses de la caisse après la paracentèse, dans le cas de catarrhe avec sécrétion.

---

1. On peut mesurer le degré de raréfaction avec les appareils manométriques de Warnecke et de Bordes ; mais, ceux-ci, à cause de leurs complications ne sont pas entrés dans la pratique courante.

2. Haug, Gellé, Kirschner font en effet aboutir à la bouche du malade l'extrémité d'un tube introduit dans le conduit. Le patient exécute une série de mouvements de succion au nombre de un à vingt ; chacune de ces aspirations est suivie d'une minute de repos.

Vulpius, au lieu du masseur de Delstanche, emploie simplement une seringue de verre, au piston de laquelle il imprime de rapides mouvements de va-et-vient.

Par contre, dans l'otite moyenne aiguë, il n'est pas bon de faire suivre la paracentèse de l'aspiration du liquide.

Nous recourons à la diminution de pression dans le conduit, quand il y a suppuration chronique de l'oreille moyenne, pour aspirer le pus de la caisse ou des cavités voisines (si la perforation n'est pas assez grande).

La raréfaction de l'air, quand on la pratique avec précaution et sans trop grand déploiement de force, est une méthode inoffensive. Elle peut provoquer parfois des hémorragies de la muqueuse, accident qui n'a aucune conséquence durable [1].

Compression de l'air dans le conduit auditif externe. — La compression s'exécute au moyen des mêmes instruments que la raréfaction ; elle consiste à placer l'embout dans l'oreille et à exercer une pression lentement progressive au moyen de la poire ou du piston, si l'on se sert du masseur de Delstanche. On a plus rarement recours à la compression qu'à la raréfaction ; elle est mal supportée dans beaucoup de cas, car certains malades réagissent par du vertige et des nausées. On l'emploie pour faire disparaître de la caisse les sécrétions purulentes, dans les cas où la trompe est perméable à l'insufflation. Ici, en effet, on peut quelquefois repousser par la trompe dans le naso-pharynx, au moyen de la compression, les liquides de la caisse. Elle est aussi indiquée, comme adjuvant des bains d'oreille antiseptiques, dans le traitement des otites moyennes chroniques suppurées. Quand on a rempli le conduit de la solution, en place l'embout du masseur hermétiquement dans l'oreille et on pratique la compression. On réussit souvent à faire passer le liquide dans la caisse à travers de petites perforations et même de grandes quantités dans le naso-pharynx à travers la caisse et la trompe. Ce procédé est rarement mis en usage ; car, comme nous l'avons dit, il est le plus souvent mal supporté et peut provoquer de graves complications quand on l'exécute sans précautions. La condition préalable est la perméabilité de la trompe dans la direction qui va de la caisse

---

1. Ostmann a démontré expérimentalement que l'aspiration, quel que soit son mécanisme, est nuisible quand elle dépasse certaines limites assez étroites. Il se produit alors, en outre des hémorragies du tympan et des caisses, des déchirures des membranes, des ruptures ligamenteuses de la chaîne des osselets, principalement du côté de l'étrier. D'autre part, cliniquement, Lucæ, Schwartze, etc. ont constaté des troubles subjectifs durables, des nausées, des vertiges etc. Brëitung a noté du malaise et des crampes épigastriques très violents. D'ailleurs, la susceptibilité est ici très variable.

au naso-pharynx ; il ne faut pas que pendant le traitement le malade ait à se plaindre du moindre vertige ou des moindres douleurs.

Compression et raréfaction alternative de l'air pour le lavage de la caisse et des cavités voisines (Politzer). — Pour cette manœuvre, on emploie l'appareil représenté fig. 18. Un tube à fortes parois, long de 30 centimètres environ, est fixé par une de ses extrémités, à une poire (n° 3) ; l'autre extrémité est pourvue d'un petit ballon de verre, lequel, à ses deux pôles opposés, se continue par deux ajustages tubulaires d'environ trois centi-mètres de longueur. L'un des deux est réuni au tube, l'autre est muni d'un petit morceau de tuyau de caout-chouc qui permettra de l'introduire hermétiquement dans le conduit. Le malade se couche sur le côté ou étant assis, il incline la tête du côté sain ; l'oreille à traiter, regardant ainsi en haut, est alors remplie de la solution antiseptique. On place l'appareil dans le conduit ; la main droite tient la poire. Il n'est pas nécessaire, dans ces cas, de clore hermétiquement le conduit ; nous déconseillons même de le faire chez les malades nerveux. On débute par une pression légère grâce à laquelle une partie du liquide est chassée dans les cavités voisines de la caisse, dans l'attique, dans l'antre et dans la trompe. Puis, on relâche la poire peu à peu pour la comprimer l'instant d'après ; le liquide pénètre

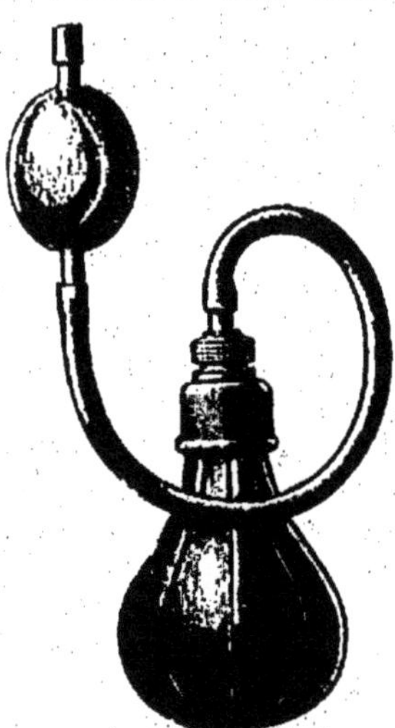

Fig. 18.
Appareil de Politzer pour la-vage de la caisse et des ca-vités accessoires.

dans tous les diverticules de la caisse et est ensuite aspiré, en entraînant hors des régions inaccessibles les masses de pus con-crété. Le ballon de verre sert de réservoir pour le liquide aspiré, mêlé au pus ; on peut le stériliser par l'ébullition après s'en être servi.

Massage pneumatique. — Pour le massage pneumatique on emploie le masseur de Delstanche (fig. 19). La manœuvre consiste en compression et raréfaction alternatives de la colonne d'air con-tenue dans le conduit ; on l'exécute de la manière suivante. On abaisse le piston jusqu'à environ la moitié de sa course ; on introduit ensuite l'embout dans le conduit, d'une manière hermétique ; on peut laisser exécuter par le malade cette dernière phase. On commence d'abord par raréfier l'air, en faisant monter puis descendre rapidement le piston. Ces raréfactions[1] et ces compressions qui se succèdent causent au tympan et à la chaîne des osselets un mouvement oscillatoire dont on réglera, de façon appropriée à chaque cas, l'accélération et l'amplitude. Autrefois, le massage pneumatique était employé principalement dans les processus chroniques d'adhérence de l'oreille moyenne accompagnés d'hyperplasie et de sclérose de la muqueuse et dans la sclé-

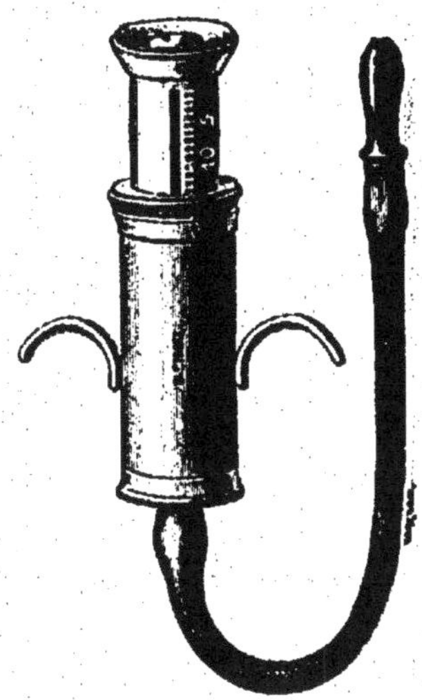

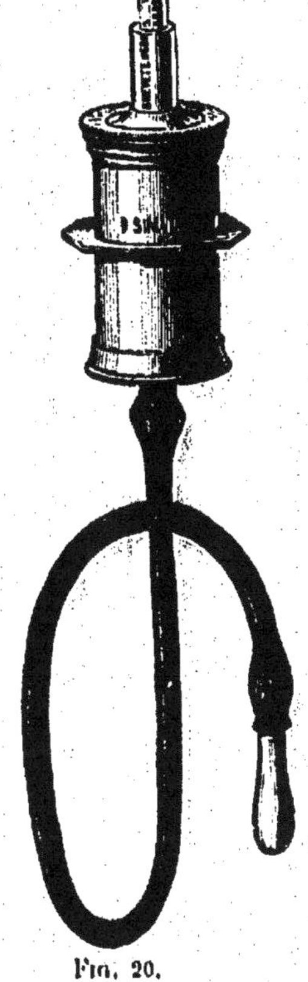

Fig. 19.
Masseur de Delstanche

Fig. 20.
Masseur du tympan, modèle Simal.

rose proprement dite. Aujourd'hui, l'application a été étendue aux catarrhes récents de l'oreille moyenne, aux reliquats des inflammations aiguës de cette région, des suppurations

1. Suivant Wegener, on peut imprimer au tympan et à la chaîne jusqu'à vingt-cinq et trente déplacements par minute; mais, alors, il ne faut pas prolonger la séance plus d'une minute.

chroniques de l'oreille moyenne complètement guéries (Ostmann). Dans tous ces cas, il distend et relâche les adhérences qui font obstacle aux vibrations de la chaîne des osselets. Souvent, il est suivi d'une amélioration de l'audition, de l'atténuation des troubles subjectifs et d'une diminution de la sensation de pression dans l'oreille. Alors, on peut faire le massage tous les deux ou trois jours ; en règle générale, sa durée n'excédera pas deux à trois minutes ; mais il y a cependant des circonstances dans lesquelles, prolongé pendant cinq à dix minutes, il est non seulement bien supporté, mais suivi d'un résultat progressif. Dans ces dernières, on a eu de plus en plus recours au massage vibratoire, dans lequel l'amplitude des mouvements du piston est très faible, mais, en revanche, la fréquence très grande ; pour obtenir ces vibrations rapides, le masseur est mû par un moteur électrique ou un moteur à main (Breitung, Seeligmann [1]). Ici, comme toujours, il faut individualiser suivant les cas. Il y a des malades chez lesquels les pressions lentes et étendues du masseur à main donnent de meilleurs résultats que les vibrations fréquentes de l'appareil mû par l'électricité ; d'autres, au contraire, indiquent d'eux-mêmes que, seules, les oscillations de l'appareil électrique produisent une plus grande amélioration. Le massage pneumatique est contre-indiqué dans les processus d'inflammation aiguë de l'oreille moyenne et dans les affections primitives, sans complications, de l'appareil percepteur (Ostmann). Tandis qu'il ne détermine que rarement des améliorations marquées et durables dans la sclérose et dans les adhérences chroniques, auxquelles il était, au début, destiné, il a permis d'obtenir des effets bien meilleurs dans les catarrhes subaigus de l'oreille moyenne, dans les résidus de suppurations chroniques et d'inflammations aiguës de cette partie de l'appareil auditif (Schwabach).

Lorsqu'un traitement prolongé paraît nécessaire, on peut confier au malade le masseur à main. On lui enseignera très exactement le maniement de l'appareil et on attirera particulièrement son attention sur ce point que chaque séance doit commencer par une raréfaction et non par une compression de

1. Le masseur vibratoire de Vegener est une pompe dont le piston oscille trois à quatre cents fois par minute, à l'aide d'une roue dentée ; la séance est de trois minutes. Parmi les masseurs vibratoires électriques, outre ceux de Breitung et de Seeligmann, citons ceux de Wilson-Harold, de Hirschmann, etc. On peut aussi imprimer jusqu'à mille deux cents oscillations par minute (Hirschmann) ou même deux mille (Seeligmann). Du reste, grâce à un rhéostat à résistances variables, on peut accélérer ou ralentir ces mouvements.

la colonne d'air du conduit ; en effet, quand celle-ci est un peu
forte, elle pourrait amener un déplacement de la base de l'étrier
vers l'intérieur et provoquer du vertige. Il faut donc toujours
pousser le piston dans le corps de pompe jusqu'à la moitié de
sa course et n'introduire qu'ensuite l'embout dans le conduit.

Traitement par la sonde à pression. — L'instrument de Lucæ
pour le massage vibratoire direct est une sonde droite en acier,
mobile dans une gaine également en acier ou entre deux tiges
conductrices qui l'encadrent. A son extrémité supérieure, elle
porte une calotte sphérique ou un petit cône creux. Au moyen
d'un ressort, que, sur les appareils les plus récents, on peut
régler pour diverses pressions, on communique à la sonde, entre
ses deux tiges, un mouvement vibratoire ou de piston. Avant
d'intervenir, le bord du cône creux de l'extrémité de la sonde

Fig. 21.
Sonde de Lucæ (modèle Mathieu).

est entouré de ouate et on en met aussi un peu dans le cône. La
pelote ainsi formée est plongée dans une solution de gomme et
de benzine ou dans la vaseline boriquée. Pour diminuer la douleur[1] provoquée par le massage, on a proposé de plonger la pelote
dans une solution de cocaïne de 10 à 15°/₀ qui aura été, grâce à
un mélange réfrigérant, amenée jusqu'à un début de congélation.
Kœnig plonge la pelote dans de la paraffine liquéfiée par la chaleur.
Il aurait ainsi rendu le procédé complètement indolore. La tête
du malade sera autant que possible maintenue par un aide. Avec
un bon éclairage, on introduit la sonde le long de la paroi
antéro-supérieure du conduit jusqu'à la courte apophyse. Dès
qu'elle touche cette dernière, on commence le massage vibratoire qu'on exécute par des mouvements du poignet. Dans une
séance, on fait dix, vingt ou cent mouvements de piston, c'est-à-
dire autant d'impulsions contre la courte apophyse. Le traitement est suivi ordinairement d'une légère hyperhémie du segment
supérieur du tympan et d'une douleur assez marquée ; c'est
pourquoi on laissera entre chaque séance un intervalle de un

1. Avec une main experte et une bonne technique, les souffrances sont
fort diminuées. Lucæ nie qu'il puisse en résulter des lésions de quelque
importance, tant que la compensation se fait bien du côté du ressort spiral.

à deux jours. Cette méthode est indiquée dans les processus chroniques d'adhérences, dans les reliquats de suppurations chroniques de l'oreille moyenne, dès que la guérison complète s'est produite, et dans les troubles auditifs consécutifs aux otites aiguës. Le plus souvent, ce mode de traitement est combiné avec le cathétérisme. Il exige une grande habitude et une certaine habileté; on lui reconnaît le pouvoir d'améliorer l'audition, d'atténuer des symptômes subjectifs et souvent de supprimer la sensation de tension auriculaire.

On l'a employé avec succès dans quelques cas d'otalgie (Max).

Dans ces dernières années, on a décrit des modifications et des perfectionnements au procédé que nous venons d'exposer.

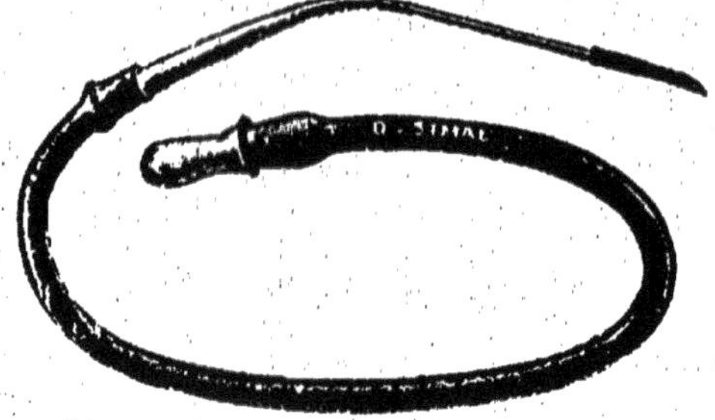

FIG. 22.
Tympano-moteur de Bonnier.

Lucae lui-même a indiqué une sonde pneumatique mue par un moteur électrique (Berkholz, fabricant, Koepenickerstrasse, 127, Berlin) et un petit appareil pour le massage hydropneumatique (Geisler [1], verrier, Berlin, 7 Artilleriestrasse). Cette dernière forme de massage a pour but de transmettre les vibrations aériennes à une colonne d'eau qui remplit le conduit jusqu'au tympan. Ces deux derniers appareils n'ont pas encore fait leurs preuves dans la pratique journalière [2].

Instillations de médicaments liquides dans l'oreille externe. — On cherche, par les instillations, à produire une action calorique ou médicamenteuse sur le conduit, le tympan ou la muqueuse de l'oreille moyenne malade. Dans la technique spéciale, nous indiquerons, à propos de chaque cas, les indications particulières de ce traitement. Voici, ce qu'en général on peut dire de l'emploi de ces sortes de médicaments. Tout liquide, destiné à être introduit dans le conduit, doit être porté à la température du corps (37° à 39°); car l'oreille saine et plus encore l'oreille

1. Les séances seront en moyenne de 2 à 3 minutes, rarement de 1 à 5. On accélérera et on ralentira, mais progressivement, les déplacements.

2. Le tympano-moteur de Bonnier se propose de pratiquer l'aspiration directement sur le manche du marteau, par un mouvement de succion.

enflammée tolèrent mal les liquides froids qui peuvent provoquer du vertige, des douleurs, des nausées, même des évanouissements. Remarquons encore que l'organe atteint d'inflammations aiguë exige des températures plus élevées que dans les cas d'inflammation chronique. La manière de chauffer le médicament varie suivant que c'est le médecin lui-même ou le malade qui pratique l'instillation. Voici, pour le premier, un procédé à recommander. On met quinze à vingt gouttes de la solution dans une petite éprouvette et on plonge cette dernière pendant quelques instants dans un récipient contenant de l'eau bouillante. Au bout de quelques secondes, la solution a pris la température voulue ; ce dont on s'assurera chaque fois, en versant quelques gouttes dans le creux de la main, car le chaud excessif est tout aussi nuisible que le froid. Quand on laisse au patient le soin d'employer le remède, il peut l'instiller avec une cuiller à café. Cette dernière est chauffée à vide sur une flamme, ou mieux dans l'eau bouillante et on verse ensuite dans sa cavité dix à quinze gouttes de la solution. Ce procédé ne peut être employé que quand le malade a sous la main une autre personne qui peut instiller les gouttes dans l'oreille. S'il est obligé de faire l'instillation lui-même, il recourra à un flacon compte-gouttes, qu'on chauffera chaque fois au bain-marie jusqu'à 30°. Voici comment il s'y prendra : il enlèvera le bouchon et placera la fiole dans un récipient contenant trois travers de doigt d'eau ; dans le receptacle, il y a un thermomètre pour bain-marie. Dès que l'eau de celui-ci a la température voulue, on éteindra la flamme et on laissera encore le flacon pendant cinq minutes dans le bain : on le fermera avec son bouchon et on fera l'instillation. Il sera encore plus simple de prescrire un compte-goutte, comme ceux qu'on emploie en ophtalmologie. Le contenu de ces instruments suffit pour une instillation.

Il est nécessaire, bien entendu, que durant la manœuvre la tête du malade garde la position latérale horizontale. Les enfants qui s'agitent seront couchés tout à fait, l'oreille à traiter regardant en haut.

Si, ce qui est parfois le cas quand la perforation est petite, le liquide ne pénètre pas dans la caisse, on emploiera la compression du tragus, c'est-à-dire qu'avec l'index on poussera à plusieurs reprises le tragus dans le conduit de manière à fermer celui-ci hermétiquement ; ce qui chassera dans la caisse, par la perforation, une petite portion de la colonne liquide du conduit. Le Valsalva négatif (p. 35), exécuté deux ou trois fois par le patient, amènera au même résultat par l'aspiration du liquide.

Dans le cas où le sujet doit faire lui-même les instillations, on lui indiquera, s'il y a lieu (c'est-à-dire, si la perforation est petite), les deux procédés que nous venons de mentionner.

En règle générale, la durée du bain d'oreille ne doit pas dépasser dix à quinze minutes ; il y a cependant quelques exceptions. Ainsi, dans les premiers stades de l'otite aiguë, nous employons des bains calmants d'eau chaude stérilisée, prolongés pendant une demi-heure. Dans l'administration de médicaments liquides, il n'y a pas de précautions particulières à observer. Cependant, quand on prescrit des solutions antiseptiques et surtout calmantes (cocaïne), on doit songer au passage possible de grandes quantités du liquide dans le naso-pharynx à travers la trompe. Cette possibilité existe chez les enfants, dont le conduit salpingien est relativement large, ainsi que dans les cas où on a recours à la compression du tragus et à l'expérience négative de Valsalva. C'est pourquoi, chez eux, on évitera de prescrire des instillations de sublimé. Les solutions de cocaïne ne seront que rarement confiées aux malades. Si on s'y résigne, ce sera à doses très faibles ; on ne les prescrira pas chez les jeunes sujets ; on pourra d'autant mieux s'en passer que l'action calmante de la cocaïne dans l'affection douloureuse de l'oreille n'est pas plus marquée que celle des bains d'eau chaude pure, prolongés [1].

Dans le chapitre : *Insufflation d'air par la méthode de Politzer*, nous avons dit qu'on peut, pour laver la caisse et les cavités voisines, combiner les instillations antiseptiques à l'emploi de la douche d'air Pour ce lavage, le malade prend dans sa bouche une gorgée d'eau et place la tête en position horizontale et latérale ; on instille alors le liquide à employer (on se sert le plus souvent d'eau oxygénée). On pratique ensuite l'insufflation, en vidant la poire, non au moyen d'une seule pression brusque comme à l'ordinaire, mais à plusieurs reprises.

Insufflation des médicaments sous forme de poudres. — L'insufflation de poudres médicamenteuses est d'une application fréquente, en otologie, dans un grand nombre de maladies, aussi bien du conduit auditif externe et du tympan que dans les affections purulentes chroniques de l'oreille moyenne.

Parmi les nombreux insufflateurs ordinairement cités, le plus pratique est celui de Gersuny (fig. 21). Voici quelques conseils

1. Les solutions glycérinées ont sur les solutions aqueuses la propriété d'augmenter les contacts ; d'autre part, la glycérine conserve bien les médicaments. Enfin, comme tous les corps gras, elle est mieux supportée par la peau du conduit que les liquides aqueux.

techniques. Si l'oreille a été lavée peu de temps avant l'insufflation, on enlèvera soigneusement avec des tampons d'ouate le
liquide restant. On doit, de plus, toujours projeter la poudre à
travers le spéculum. On évitera ainsi le contact de l'instrument
avec les parois du conduit et on échappera au danger d'une propagation des germes infectieux. De plus, l'embout devra s'enlever,
et quand on s'en sera servi, on le laissera séjourner pendant vingt-
quatre heures dans une solution de sublimé (1 : 500). On ne fera

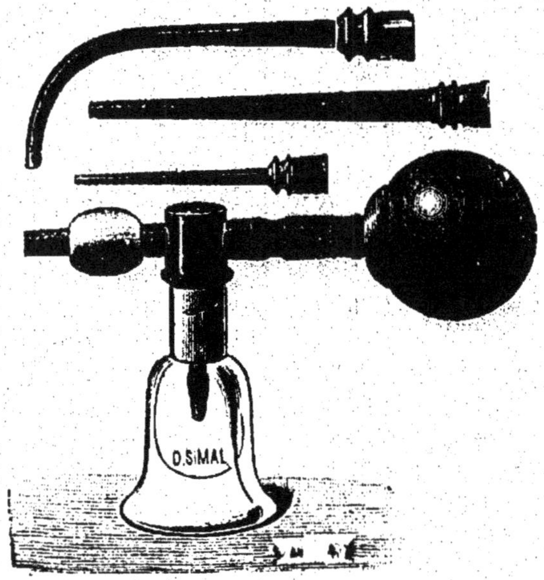

Fig. 23.
Lance-poudre de Kablerske.

pas pénétrer plus de substance qu'il n'en faut pour recouvrir
d'une mince couche la paroi du conduit ou la muqueuse de la
caisse. C'est pourquoi on s'assurera, après chaque insufflation,
qu'il n'y a pas trop de poudre dans le conduit. Dans ce cas, on
devra enlever l'excédent; on y arrivera en insufflant vigoureusement de l'air au moyen d'une poire ordinaire. Quand il s'agit
de suppurations de l'oreille moyenne, on fermera le conduit
après l'intervention. Lorsque le malade doit faire lui-même le
traitement, au lieu d'un appareil coûteux, on prescrira un instrument très simple dont il pourra mieux se servir et qui a surtout
l'avantage d'être meilleur marché. Cet appareil se compose d'un
tuyau de plume de 5 centimètres de long (ou d'un tube de verre

de même longueur) et d'un tube de caoutchouc de 30 centimètres environ. Le malade plonge dans la poudre l'extrémité libre du tuyau, l'introduit dans le conduit et souffle la poudre dans son oreille avec la bouche. Dans des chapitres spéciaux, nous insisterons sur les indications particulières du traitement, suivant le cas et les poudres médicamenteuses employées.

Applications locales du froid [1]. — Pour l'application du froid à l'oreille, on se sert de compresses glacées et de vessies de glace ou de l'appareil réfrigérant de Leiter sous sa forme primitive ou avec la modification due à l'emploi des tubes d'aluminium de Gärtner.

Il faut éviter de recourir aux compresses glacées à cause de la nécessité de leur renouvellement fréquent ; on se sert d'une vessie à glace ordinaire, ronde, ayant un diamètre de 15 à 20 centimètres. On la remplit à moitié de morceaux finement concassés et additionnés de sel marin. Quand on fait usage de la vessie ronde ordinaire, qui, en général, est encore la meilleure, on l'applique sur la région malade, le patient étant couché, de manière que l'organe soit le plus possible en contact avec le récipient. On placera entre celui-ci et la peau une compresse pliée en deux et on enduira le revêtement cutané d'un peu de vaseline pour éviter

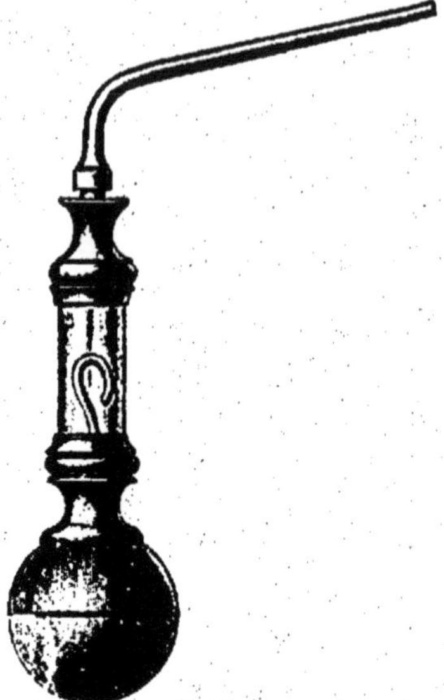

Fig. 21.
Pulvérisateur de Gersuny.

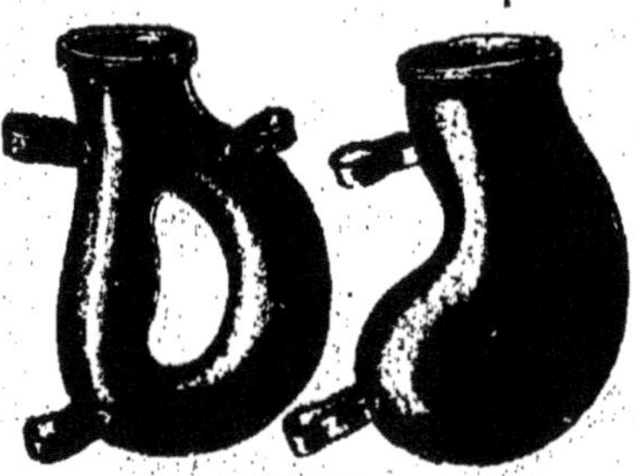

Fig. 23.
Sacs à glace.

1. L'application du froid sur un point d'une région donnée amène souvent, dans toute l'étendue de celle-ci, une vaso-constriction énergique et assez durable qui s'oppose aux mauvais effets de la poussée hyperémique.

la production d'eczéma et d'érythème[1]. Comme le malade supporte difficilement de rester longtemps couché du même côté, on tolèrera des intervalles d'une demi-heure à une heure pendant lesquels on enlèvera la vessie. Si cependant on désire faire agir le froid d'une manière continue, on changera la position du sujet toutes les heures, de manière qu'il soit d'abord couché, l'oreille malade regardant en bas et reposant sur la vessie, puis l'heure suivante, l'oreille malade regardera en haut et on placera simplement la vessie sur elle. Quand on est forcé d'éviter à des malades jeunes et remuants l'ennui de rester trop longtemps couchés, on se servira des petites vessies pour l'oreille, destinées à être appliquées sur l'apophyse mastoïde et qu'on peut fixer en arrière au moyen d'un ou deux tours de bande sur la tête.

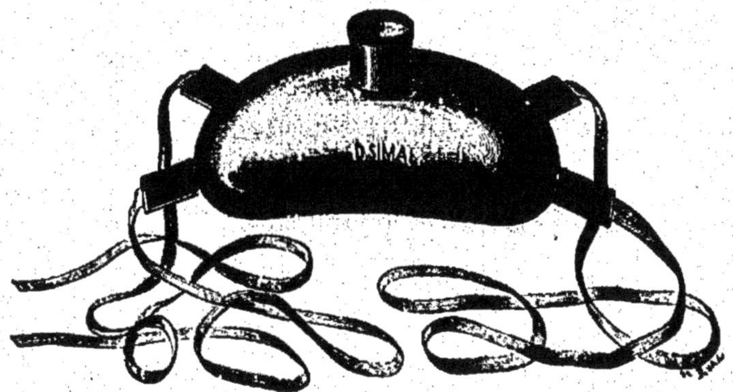

Fig. 26.
Sac à glace.

Le patient peut ainsi s'asseoir sur son lit et changer de place à volonté. Les appareils réfrigérants sont moins recommandables, surtout pour la clientèle privée. Ils exigent un dispositif compliqué, un grand récipient contenant plusieurs litres qu'on place à la tête du lit et un second récipient de même capacité destiné à recevoir l'eau qui s'écoule. Souvent, ils ne fonctionnent pas bien, ne refroidissent pas la peau d'une manière aussi complète que les vessies de glace, et enfin même des déplacements légers de l'appareil occasionnent des douleurs par compression du pavillon,

Malheureusement cette action à distance et sa persistance sont très variables : de là, les échecs constatés.

1. En effet, l'application directe sur la peau n'est pas exempte d'inconvénients qui peuvent aller exceptionnellement jusqu'à la congélation superficielle. D'autre part, une excitation trop forte est très rapidement suivie d'une vaso-dilatation paralytique défavorable.

de sorte qu'on n'arrive pas avec eux au but que l'on se propose, surtout chez des malades impatients.

L'application locale du froid est indiquée dans tous les états inflammatoires de la caisse et même du labyrinthe, comme dans ceux de l'oreille externe, mais surtout dans les mastoïdites aiguës et au début de l'otite aiguë. En règle générale, il ne faut pas obliger le malade au traitement par le froid. Souvent il est mal toléré, augmente les souffrances locales au lieu de les calmer, amène des douleurs névralgiques s'irradiant vers l'occiput et la tubérosité du pariétal. On cessera, dans ces cas, l'emploi du froid et on calmera par l'application peu momentanée de compresses chaudes les symptômes pénibles qui auraient pu survenir.

Emploi local de la chaleur. — Nous avons déjà parlé de l'emploi de la chaleur sous forme de bains d'oreille chauds. Nous ne nous occuperons ici que de l'application des cataplasmes chauds. Ceux-ci servent à diminuer les douleurs un peu vives, surtout au début de l'otite moyenne aiguë et dans la furonculose du conduit. Voici comment on les prépare : on remplira de farine de graine de lin de petits sacs rectangulaires de toile ayant 10 centimètres de largeur et 15 centimètres de longueur et on les chauffera dans l'eau bouillante. On appliquera ensuite le cataplasme sur la région de l'oreille. Dans les cas d'inflammation du conduit auditif externe, on les mettra directement sur le pavillon ; s'il s'agit d'otites aiguës, sur la région mastoïdienne ; et on les fixera avec un mouchoir ou mieux avec une bande de crêpe.

Dans ces dernières années, beaucoup d'auteurs ont banni l'emploi des cataplasmes chauds de la thérapeutique des inflammations de la caisse ; car, d'après eux, sous l'influence prolongée de hautes températures, les phlegmasies se transformeraient plus facilement en mastoïdites. Cependant, on ne peut pas se passer de la chaleur, surtout pour les enfants ; et c'est souvent le seul moyen de faire disparaître les douleurs et de procurer une nuit tranquille au malade épuisé, d'autant plus que chez les jeunes sujets, on ne peut pas avoir recours aux préparations de morphine et aux hypnagogues. Mais on ne laissera les cataplasmes de farine de lin en place que pendant le temps absolument nécessaire pour calmer les douleurs les plus violentes. Après avoir enlevé le cataplasme, on frictionnera la peau avec un linge souple, jusqu'à ce qu'elle soit parfaitement sèche.

Compresses hydrothérapiques. — Voici comment on applique ces compresses qui jouent dans la thérapeutique de l'oti-

moyenne aiguë le rôle d'agents calmants. Une compresse pliée en plusieurs doubles, ou bien une certaine quantité de gaze stérilisée est plongée dans l'eau bouillie très chaude ; on l'exprime avec soin. On en recouvre complètement le pavillon et l'apophyse mastoïde, de manière que partout la peau soit en contact avec la compresse chaude et humide. Par-dessus, on applique une couche de batiste de Billroth [1], qui doit dépasser de 1 centimètre de tous côtés la gaze ou la compresse. Sur la batiste, on étend une couche de ouate de même grandeur, et on fixe le tout au moyen d'un foulard de soie attaché sur la tête, ou mieux, d'une bande de crêpe de 6 centimètres de largeur. Le pansement devra rester six ou huit heures en place. Pour éviter les eczémas, la peau de la région de l'oreille sera enduite de vaseline, et, après l'enlèvement du pansement, on la frictionnera à sec avec un linge souple.

Traitement électrique. — L'électricité s'emploie en otologie sous forme de courants galvanique et faradique, d'électricité statique, ou d'électrolyse pour faire disparaître les rétrécissements du conduit et de la trompe [2]. Ce dernier traitement sera décrit dans un paragraphe particulier. Nous n'avons à nous occuper ici que de l'emploi des courants galvanique et faradique. Les maladies de l'appareil percepteur sont les véritables indications de l'application du courant galvanique. La galvanisation du nerf acoustique contribuerait à améliorer la fonction auditive, à faire disparaître ou à soulager les symptômes concomitants : vertiges et bruits subjectifs. Cependant, on peut dire aujourd'hui que l'électricité ne produit, pour ainsi dire, aucun résultat dans les processus pathologiques appréciables de l'appareil auditif. Parfois, on détermine une diminution modérée et passagère des bruits ; mais on n'obtient presque jamais une amélioration de l'audition. Par contre, le traitement électrique provoque dans quelques cas une aggravation de l'état, une augmentation des vertiges et des bruits. On obtient de bons résultats, mais ceux-là dus à la suggestion, dans les affections fonctionnelles du nerf auditif : dans la névrose traumatique, dans l'hypoesthésie, l'anesthésie et l'hyperesthésie du nerf acoustique d'origine hystérique.

1. Ou de taffetas chiffon, pour éviter l'évaporation trop rapide.
2. Dans ces derniers temps, Urbantschitch a décrit un procédé pour faire disparaître, par la méthode électro-catalytique, les adhérences qui empêchent la conduction du son ; nous en parlerons à la partie spéciale. (Note de l'auteur.)

Pour la galvanisation, il faut un appareil pourvu d'un galvano-mètre [1], d'un rhéostat pour l'augmentation et la diminution lentes de la résistance et d'un commutateur pour l'emploi des courants alternatifs de Volta. On emploie des électrodes en plaque, de 10, 15 ou 20 centimètres [2] carrés de surface. Lorsqu'il existe des états d'irritation du nerf vestibulaire ou du nerf coch-léaire, on applique l'anode au tragus ou au lobule de l'oreille à traiter, la cathode au cou, au sternum ou à la paume de la main du même côté. Puis, on fait passer le courant en augmentant avec précaution jusqu'à 1/2 à 2 milliampères. Il n'est pas bon d'employer un courant plus fort ; car il pourrait facilement sur-venir du vertige et des nausées. On laissera passer le courant pendant cinq à dix minutes, puis on le diminuera lentement. Comme l'effet n'est pas toujours très prompt, on continuera le traitement pendant quinze jours, une séance tous les jours. La disposition est inverse dans les états paralytiques de l'appa-reil nerveux de l'audition. On place la cathode au tragus, l'anode en une région indifférente ; on augmente et on diminue le cou-rant avec les mêmes précautions, la durée de chaque séance est la même. Si on n'obtient pas de succès par ce procédé, on peut, avec une intensité de courant relativement faible (1 demi à 2 milliampères) employer le courant alternatif de Volta, c'est-à-dire remplacement rapide de l'anode par la cathode et inverse-ment. Dans les anesthésies et les hypoesthésies fonctionnelles, on peut se servir d'un courant plus fort. Voir les détails circon-stanciés sur ce sujet au chapitre *Paralysies hystériques du nerf acoustique*. On évitera l'électrisation transversale de la tête, c'est-à-dire l'application des électrodes aux deux apophyses mas-toïdes ; car, de cette façon, on provoque très facilement le vertige.

Le courant faradique est employé le plus souvent avec moins de résultats encore dans la dureté d'oreille et les bourdonne-ments consécutifs à des affections de l'appareil percepteur. L'ap-plication est très simple : une des électrodes est placée au tragus, l'autre à la nuque ; durée du passage du courant : cinq minutes environ.

En observant les précautions indiquées, l'électricité sera, la plupart du temps, supportée sans réaction ; ce n'est qu'en employant des électrodes trop petites qu'il se produit une forte rougeur des pavillons et une brûlure ou un fourmillement dou-loureux de la peau. Si le malade se plaint de vertiges, ou s'il sur-

1. Astatique.
2. Plus l'électrode est large, moins la sensation de douleur au point d'ap-plication est appréciable.

vient des tournements de tête par excitation du nerf vestibulaire, il convient d'interrompre définitivement le traitement [1].

Anesthésie locale dans les interventions chirurgicales.

I. *Anesthésie pour la paracentèse.* — La paracentèse faite pour évacuer des sécrétions séreuses ou muqueuses de l'oreille moyenne n'exige pas l'anesthésie locale, parce que l'incision du tympan peu ou pas enflammé, dans le catarrhe récent de l'oreille moyenne avec sécrétion, est absolument indolore ou n'est que très peu douloureuse. Au contraire, l'incision du tympan dans l'otite moyenne aiguë réclame une anesthésie étendue à cause des grandes souffrances qui suivent cette intervention.

Pour la déterminer, on emploie surtout les solutions aqueuses de cocaïne de 2 à 5 %, qu'on chauffe à la température du sang (37° à 39°) ; une fois le conduit bien nettoyé, on le remplit avec ce liquide. Au bout de deux à cinq minutes, il se produit une diminution suffisante de la sensibilité [2].

Les solutions doivent être chaque fois fraîchement préparées et avoir une réaction neutre. Si celle-ci était acide, on ajouterait quelques gouttes d'une solution de bicarbonate de soude jusqu'à neutralisation. Pour que le liquide se conserve mieux, on l'additionnera d'une goutte d'acide phénique par 30 grammes de solution.

Chez les personnes très nerveuses, on peut avec avantage employer la cocaïne à 10 % dans l'eau phéniquée à 1 %.

On peut obtenir aussi une anesthésie suffisante en badigeonnant le tympan avec la cocaïne à 15 à 20 %. On répétera ce badigeonnage cinq à six fois, à une ou deux minutes d'intervalle. Parmi les autres anesthésiques, citons :

1° Le mélange de Bonain :

R Acide phénique concentré...   1 à 2 gr.
Menthol ....   } āā 0,50
Chlorhydrate de cocaïne.... }

On peut modifier ainsi :

R Menthol .... }
Acide phénique concentré... } āā 0,50
Chlorhydrate de cocaïne.... }

1. L'électricité statique semble donner quelques résultats dans les phénomènes vertigineux et les bourdonnements survenant chez des névropathes.

2. Suivant Blau, la cocaïne aurait, suivant les sujets, des effets très variables. Parfois, la douleur semble à peine diminuer quand on incise la membrane.

Ce mélange est appliqué sur le tympan au moyen de tampons d'ouate.

2° La solution de Gray :

℞ Chlorhydrate de cocaïne....   0,50
Huile d'aniline................ } āā 5 gr.
Alcool absolu................. }

On instille dans le conduit dix gouttes de cette solution portée à la température du corps ; l'insensibilisation exige trois à cinq minutes.

3° La solution de Haug :

℞ Chlorhydrate de cocaïne........   1,50 à 3 gr.
Eau distillée.................. } āā 10 gr.
Glycérine..................... }
Stériliser et ajouter alcool absolu.   10 gr.

Au lieu de la cocaïne qu'on prescrit quelquefois à contre-cœur chez les enfants et même chez les adultes, à cause de son action toxique, on se sert depuis quelques années de l'holocaïne et de l'eucaïne [1]. L'holocaïne est employée en solution aqueuse à 1 °/₀ ; on l'applique sur le tympan au moyen d'un tampon d'ouate qu'on laisse trois minutes en place ; on l'enlève et on lui substitue un second tampon imbibé de la solution et qu'on laisse aussi trois minutes *in situ*. L'eucaïne est administrée en solution à 8 °/₀, on en remplit le conduit. L'insensibilisation se produit au bout de 5 à 6 minutes. Cette substance, à cause de sa faible toxicité est excellente pour les enfants ; elle a de plus l'avantage de ne pas être décomposée par l'ébullition, de sorte qu'on peut la stériliser toutes les fois qu'on doit s'en servir. Enfin, on a dernièrement recommandé la nirvanine ; mais il n'y a pas lieu d'y avoir recours, malgré son peu de toxicité ; car son action anesthésique est faible [2].

II. *Anesthésie dans le traitement chirurgical des granulations et des polypes.* — Pour enlever les polypes de l'oreille, on se sert des solutions de cocaïne utilisées pour la paracentèse et, en outre, de celles de Gray et de Haug. En général, il faut recourir à des solutions moins concentrées ; car, dans le cas de perforation du tympan, de petites quantités de cocaïne peuvent arriver facilement

1. En France, on substitue volontiers à la cocaïne la stovaïne trois fois moins toxique et ayant un pouvoir anesthésique local sensiblement pareil.

2. Avec une lancette bien effilée et une rapidité d'intervention suffisante, les douleurs sont réduites au minimum. Certains mélanges ont du reste l'inconvénient de modifier l'aspect du tympan.

au naso-pharynx en passant par la trompe et être avalées[1]. Pour enlever les petits polypes, on peut très bien appliquer la cocaïne et ses succédanés sous forme de poudre. Un stylet humecté d'eau est plongé dans la poudre; cette dernière, adhérant au stylet, est appliquée avec précaution, sous le contrôle du miroir, sur la granulation à extraire. La cocaïne se liquéfie, s'écoule, et, malgré sa petite quantité, produit une bonne action anesthésique par suite du degré élevé de concentration auquel on l'emploie. Pour l'ablation des polypes pédiculés volumineux dont l'extraction exige l'usage du serre-nœud, Frey a recommandé dernièrement un procédé qu'on met en œuvre de la manière suivante : une seringue de Pravaz ordinaire ou de préférence à aiguille coudée est remplie d'une solution de cocaïne à 5 °/₀. On enfonce l'aiguille dans le petit néoplasme et on la pousse lentement en dedans le plus près possible de la racine de la tumeur ; retirant alors la seringue avec lenteur, on injecte par une pression concomitante et constante la moitié ou la totalité du contenu de la seringue (5 à 10 centimètres cubes), de telle façon que la masse de la tumeur est comme infiltrée par la solution. L'infiltration doit se faire par une seule piqûre, car autrement, la sécrétion s'écoulerait au dehors avec facilité. L'anesthésie est complète au bout d'une demi à deux minutes. Il faut pendant ce temps avoir son serre-nœud tout prêt pour procéder immédiatement à l'ablation du polype. Si l'on attendait trop longtemps, une partie de la cocaïne pourrait passer dans le torrent circulatoire. Aussi ce procédé, malgré ses avantages incontestables, doit être employé avec précaution.

Quand il s'agit de jeunes sujets, il vaut mieux, en règle générale, ne pas attacher trop d'importance à l'anesthésie locale. Il est préférable d'avoir de bons aides et d'obtenir une fixation solide de la tête des petits patients, qui, redoutant l'intervention, ne restent pas tranquilles. C'est pourquoi il faut chez les enfants, éviter ce qui prolonge l'opération et augmente leur crainte[2].

III. *Anesthésie dans les opérations endo-tympaniques.* — L'anesthésie est inutile dans les cas où l'on n'opère pas sur un tympan enflammé, par exemple pour la section du pli postérieur ou antérieur ; car, l'épiderme intact du tympan n'absorbe aucune substance. De même, dans les interventions qui, comme la section des adhérences, la mobilisation de l'étrier, la section du tendon

---

1. Il faut se rappeler aussi le grand pouvoir absorbant de la muqueuse de la caisse.

2. Nous croyons que, dans la majorité des cas, cette pratique peut être généralisée, les douleurs, quand il en existe, étant tolérables et de bien peu de durée. Cette façon de procéder supprime tous les préparatifs qui ne sont pas sans effrayer le malade.

du muscle tenseur, portent le plus souvent sur la caisse recouverte d'épiderme, l'emploi de l'anesthésie ne détermine aucun effet qui vaille la peine d'y avoir recours.

Au contraire, les interventions plus compliquées, comme l'extraction des osselets cariés ou l'excision de tout le tympan avec le marteau ou avec l'enclume, exigent une anesthésie profonde qu'on ne peut obtenir que d'une manière insuffisante avec les solutions ordinaires.

Gomperz a décrit un procédé excellent pour l'extraction du marteau et l'excision du tympan et qui consiste à injecter, au moyen d'une seringue de Pravaz à aiguille coudée, la solution de Schleich sous la peau de la paroi supérieure du conduit ; car c'est de cette paroi que partent les nerfs sensitifs qui se rendent au tympan. Quand l'on a affaire à des malades pusillanimes, on aura recours à la narcose générale dans les interventions endotympaniques de longue durée. Pour les opérations sur l'oreille externe : incision d'abcès du conduit et du pavillon, incisions dans le voisinage de ce dernier, on pourra avoir recours au chlorure d'éthyle [1] ou à la méthode d'infiltration de Schleich [2]. Nous supposons que l'application de ces deux méthodes est connue de nos lecteurs.

Paracentèse du tympan — Voir chapitres : Catarrhes récents de l'oreille moyenne avec sécrétion et otite moyenne aiguë suppurée.

Section du pli postérieur du tympan (plicotomie postérieure). — Cette opération est indiquée dans les processus chroniques d'adhérence de l'oreille moyenne avec dépression marquée du tympan ou saillie considérable du pli postérieur. Elle ne réclame pas l'anesthésie, ainsi que nous l'avons déjà dit ; mais il faut que la tête du malade soit suffisamment fixée par un aide. L'instrument nécessaire est la lancette servant aussi à la paracentèse ou un petit couteau arrondi à son extrémité et pourvu d'un double tranchant ; on le fixe en position angulaire sur le manche universel. On procédera à l'aide d'un bon éclairage sous le contrôle du

1. La réfrigération au chlorure d'éthyle est grandement facilitée aujourd'hui par les ampoules du D' Redard de Genève. Il suffit de casser la pointe effilée de celles-ci pour obtenir un jet filiforme dont on peut localiser exactement les effets. Au besoin, on peut projeter le jet sur un tampon de ouate avec lequel on badigeonnera la région (stypage).

2. Dans le procédé d'infiltration de Schleich, on emploie un mélange de deux parties d'une solution à 1 °/₀ de chlorhydrate de cocaïne avec une partie d'une solution à 1 °/₀ de chlorhydrate de morphine.

miroir. Le couteau est enfoncé dans le tympan immédiatement derrière le manche du marteau, au niveau du segment postéro-supérieur (si l'on allait trop profondément, on risquerait de léser l'articulation incudo-stapédienne); puis, au moyen de petits mouvements de scie, on fait, en montant, une incision de 2 à 3 millimètres de long, pendant laquelle on entend parfois un grincement. Les petites pertes de sang de la face externe seront étanchées au moyen de tampons de ouate stérilisée; le conduit sera ensuite obturé avec de la gaze stérilisée. Lorsqu'il se produit une hémorragie de la face interne, l'amélioration de l'audition, si même elle a lieu, ne surviendra qu'après résorption complète de l'exsudat.

L'amélioration porte sur le trouble auditif, les bruits subjectifs et la sensation de compression. Elle dépend de la nature et de l'étendue du processus pathologique. Parfois, elle est très marquée, quand l'opération a réussi à rétablir la capacité vibratoire de la chaîne des osselets. Si l'on n'y est pas arrivé, parce que le tympan ou cette chaîne sont fixés par des adhérences cicatricielles endotympaniques échappant à la vue, la diminution des symptômes morbides est minime ou même ne se produit pas du tout. Le pronostic sera toujours incertain, l'opération l'est également, bien qu'elle soit inoffensive. La modification ainsi obtenue n'a jamais une durée permanente; les cas dans lesquels elle a persisté pendant trois à quatre ans sont très rares. Le plus souvent, déjà au bout de cinq à six mois, la solution de continuité produite est remplacée complètement par du tissu cicatriciel et l'audition est retombée à son état antérieur[1].

L'atténuation des bruits et de la sensation de compression, qui accompagnent souvent les catarrhes chroniques de l'oreille moyenne, est, en général, proportionnelle à l'amélioration de l'audition. Il y a cependant des cas dans lesquels, bien que l'acuité de l'ouïe n'ait pas augmenté, le résultat subjectif est excellent et les bruits disparaissent d'une façon définitive[2]. Comme nous l'avons dit, l'opération est absolument inoffensive, à condition qu'on l'exécute avec une asepsie rigoureuse. L'instrument sera stérilisé par une ébullition de dix minutes dans une solution alcaline; en l'introduisant, on évitera de frôler les

---

1. On sait qu'il en est ainsi pour les autres points de l'organisme, pour les doigts ou la paume de la main par exemple. A la cicatrice ancienne succède une cicatrice nouvelle plus solide et plus défavorable que la première.

2. Il y a probablement souvent, dans ces cas, suggestion chez des névropathes.

parois. Bien que l'incision du tympan se referme le plus souvent au bout d'un à deux jours, on obturera cependant le conduit avec de la gaze stérilisée pendant cinq à six jours. La section, parfois inévitable, de la corde du tympan n'a aucune importance et n'amène qu'une diminution passagère du goût du côté atteint et quelquefois des fourmillements de la langue et des parésies gustatives (Urbantschitsch [1]).

Section du ligament antérieur du marteau (plicotomie anté-rieure). — Cette petite opération, indiquée par Politzer, peut être considérée comme le complément de la section du pli postérieur ou du tendon du muscle tenseur. Elle est indiquée dans les processus chroniques d'adhérence de l'oreille moyenne, quand le manche du marteau, malgré les interventions endotympaniques énumé-rées, reste très rétracté et fait ressort vers l'intérieur, de sorte que celles-ci restent sans résultat.

Pour cette opération, on emploie un petit bistouri courbe sur son tranchant, arrondi à son extrémité antérieure, et s'adaptant au manche universel; le tranchant se trouve donc à la partie concave.

Tout d'abord, on incise préalablement le pli antérieur du tym-pan. C'est une section verticale de 2 millimètres environ de longueur exécutée immédiatement en avant de la courte apo-physe, avec l'aiguille à paracentèse [2]. Par cette ouverture, on pousse le bistouri dans la caisse, sur une profondeur de 2 millimètres, le tranchant dirigé en haut, puis, avec des petits mouvements de scie, on le guide à la partie supérieure, jusque dans la membrane de Shrapnell; on réussit ainsi à sectionner le ligament antérieur du marteau. On obturera ensuite le conduit avec une mèche de gaze ou un pansement occlusif. On ne peut préjuger le résultat de l'intervention au point de vue de l'amé-lioration de l'audition et de la diminution des bruits subjectifs, qu'après la résorption des hémorragies qui auraient pu se pro-duire dans la caisse; l'effet est quelquefois très satisfaisant et dure assez longtemps; mais, d'une manière générale, nous pouvons, pour le pronostic et la durée probable du résultat, répéter ce que nous avons dit en parlant de la section du pli postérieur.

<hr>

1. Urbantschich a noté, dans ces cas, des sensations gustatives métal-liques ou salées, des picotements assez vifs, une perte du goût dans la région correspondant au nerf lésé plus persistante que les troubles précédents. Assez souvent, il se produirait un dépôt blanchâtre assez épais.

2. Avec un petit bistouri suffisamment étroit, à pointe fine, acérée, et bien tranchant sur le côté concave, on peut inciser le tympan et le ligament.

Section du tendon du muscle tenseur du tympan. — L'opération que nous allons décrire s'appuie sur l'hypothèse que, dans beaucoup de cas, la rétraction du tympan consécutive aux processus chroniques d'adhérence est due à un raccourcissement du tendon du muscle tenseur. C'est pourquoi, toujours d'après cette supposition, en sectionnant ce tendon, on pourra ramener le marteau à sa position normale et lui rendre sa mobilité. Il faut se souvenir que ce raccourcissement du tendon ne peut jamais être démontré avec certitude avant l'intervention (Politzer) et que de plus, presque jamais, il ne doit être considéré comme la cause unique de la rétraction du tympan.

Bien plus souvent, ce sont des déviations cicatricielles de tout l'appareil suspenseur de la chaîne des osselets qui sont en cause, et surtout des ligaments qui vont de la paroi externe de l'attique à la tête du marteau et au corps de l'enclume (Politzer).

Ces considérations expliquent pourquoi on ne peut jamais préjuger à l'avance le résultat thérapeutique de la ténotomie, et pourquoi aussi l'opération échoue si souvent[1].

Bien que certains auteurs aient cité des cas d'amélioration de l'audition et de diminution des bruits subjectifs, on abandonne de plus en plus ces sortes d'interventions; aujourd'hui on les considère comme une tentative ultime, lorsque le traitement conservateur du catarrhe chronique de l'oreille moyenne et la section des deux replis du tympan ont échoué. Dans tous les cas, le pronostic sera très réservé.

La ténotomie serait indiquée dans les cas rares, dans lesquels des contractures cloniques du muscle tenseur du tympan produiraient des accès de vertiges.

L'opération est difficile au point de vue technique. Il faut l'avoir souvent répétée sur le cadavre ; malgré la sûreté de main de l'opérateur, elle ne peut guère se faire sans narcose ; car les solutions de cocaïne, même au maximum de concentration, ne suffisent pas à amener une assez grande insensibilité pour pratiquer cette opération passablement douloureuse.

Quelques jours avant, on nettoiera le conduit fréquemment et à fond au moyen de la solution chaude de sublimé (1 : 1000) et on le stérilisera en instillant deux fois par jour de l'alcool au sublimé (0,05 : 50). Vingt-quatre heures avant l'opération, on protégera l'oreille, contre de nouvelles souillures, par un tampon de gaze stérilisée et un pansement occlusif.

Voici comment on procède à l'opération : on incise d'abord

1. L'amélioration momentanée de l'ouïe par la douche d'air n'est pas pathognomonique.

le tympan dans le segment postéro-supérieur au moyen de l'aiguille à paracentèse. La section[1], faite à 1 millimètre derrière le manche du marteau, est parallèle à ce dernier sur toute sa longueur. On coupe le tendon du muscle tenseur avec le ténotome de Hartmann[2]. C'est un bistouri d'aspect différent pour le côté droit et le côté gauche, courbe sur le plat et sur le tranchant.

Le ténotome est introduit dans la caisse à 3 millimètres de profondeur par l'incision faite au tympan; passant entre le manche du marteau et la grande branche de l'enclume, il arrive par derrière et par dessous sur le tendon[3]. Une fois là, on dirige la pointe en haut et en dedans et on le pousse le plus haut possible vers la partie supérieure de la caisse. On relève alors la pointe en abaissant le manche auquel l'instrument est fixé en formant un angle. Ce mouvement porte le tranchant du ténotome sur la partie médiane du tendon. Si l'on retire alors l'instrument en exerçant une légère pression, le tendon est sectionné; le plus souvent ce temps s'accompagne d'un grincement[4].

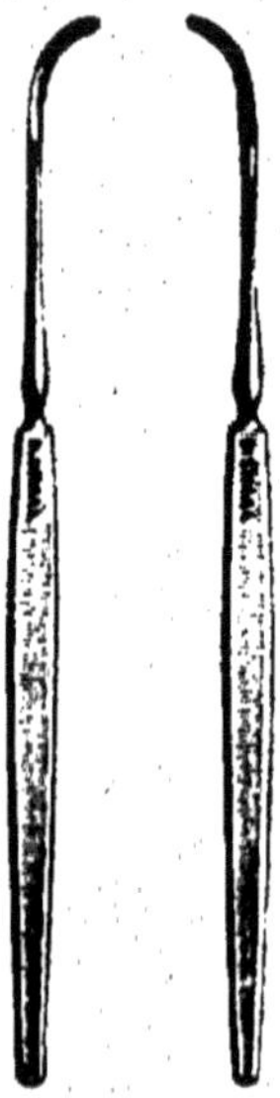

S'il se produit une petite hémorragie dans la caisse, cela change l'effet immédiat de l'opération. Pour pouvoir juger de l'amélioration de l'audition on attendra quelques jours jusqu'à la résorption.

Fig. 27.
Ténotomes de
Schwartze
(droit et gauche).

Les petites pertes de sang de la face externe du tympan seront étanchées, au cours de l'opération, au moyen de petits tampons d'ouate stérilisée.

Après l'intervention, on fermera le conduit avec de la gaze stérilisée et on appliquera sur l'oreille un pansement occlusif.

Nous avons dit que le résultat était très souvent incertain,

1. La section a environ 3 millimètres de longueur.

2. On peut aussi utiliser les modèles de Sexton ou de Schwartze correspondant à l'oreille à opérer (fig. 27).

3. Au lieu de faire la section de bas en haut, on peut l'exécuter de haut en bas. On tourne l'extrémité mousse du ténotome de Schwartze en haut et en avant, le bord tranchant dirigé vers le marteau. En portant l'instrument directement en haut, on est arrêté par la tête du marteau ou son articulation avec l'enclume. On le fait alors tourner de 90° sur lui-même ; ce qui amène en bas et sur le tendon le bord tranchant du ténotome qui est sectionné par de petits mouvements de scie.

4. Avec le speculum de Siègle, on doit constater, si le tendon a été sectionné complètement, une grande mobilité de la membrane tympanique. On fait suivre la ténotomie d'une douche d'air qui sépare les faces cruentées.

rarement satisfaisant et jamais durable. On ne peut porter un
jugement définitif qu'après la guérison de la plaie, c'est-à-dire
une semaine. Au bout d'une nouvelle semaine, on pourra
commencer d'essayer d'obtenir une plus grande amélioration
par la raréfaction méthodique de l'air dans le conduit auditif
externe ou par le massage pneumatique.

Section du tendon du muscle de l'étrier. — Cette opération
n'ayant qu'une seule indication certaine dans les reliquats de
suppuration chronique de l'oreille moyenne, nous en parlerons
au chapitre : *Otite moyenne chronique suppurée.*

Dans quelques cas rares, cette intervention serait indiquée
pour les contractures cloniques du muscle de l'étrier (Haber-
mann). Ces contractures (Voir le § : Spasmes de la musculature
interne de l'oreille) sont accompagnées de blépharospasme et
se reconnaissent à ce que pendant l'accès de contracture de la
paupière, il y a un bruit subjectif et sourd de flottement qui
survient dans l'oreille.

**Ablation du tympan (ou de ses débris) avec le marteau et
éventuellement avec l'enclume.** — Ce procédé opératoire est
indiqué :

1° Pour guérir les suppurations chroniques de l'oreille
moyenne, accompagnées de carie des osselets [1].

Cette intervention spéciale, dans laquelle il s'agit toujours de
l'ablation de résidus peu importants du tympan et d'osselets
atteints de modifications pathologiques, sera décrite à part à
la fin de ce chapitre à cause des particularités opératoires.

2° Pour améliorer l'audition et diminuer les bruits subjectifs.

a) Dans les processus chroniques d'adhérence, avec forte
rétraction incurable par tout autre moyen, ou avec épaississement ou calcification étendue du tympan [2].

b) Dans les reliquats de suppurations chroniques de l'oreille
moyenne, dès qu'après l'arrêt complet de l'écoulement, il survient
une diminution considérable de la fonction auditive ou des
bruits qui torturent le malade et rendent désirable l'ablation
de l'appareil conducteur qui ne fonctionne plus et constitue un
obstacle à l'audition.

1. Le siège et la nature de la perforation tympanique fournissent parfois des indications assez précises : la perforation du quadrant postéro-
supérieur avec fongosités et pus accompagne d'ordinaire la carie de l'enclume...

2. Immobilisation du manche, ankylose de l'articulation incudo-malléale,
adhérences du tympan avec le promontoir, etc.

tion, c'est-à-dire : catarrhe chronique de l'oreille moyenne et suppuration guérie de la caisse, l'intervention doit toujours être précédée d'un examen minutieux de l'ouïe, lequel a pour but de constater l'absence d'une affection de l'appareil percepteur des sons. Si cette affection existe (diminution de la conduction des os de la tête pour le diapason, disparition de la perception osseuse pour la montre, disparition de la conduction aérienne pour les notes très élevées du diapason), l'intervention n'a aucune chance de réussir.

De plus, quand le tympan est intact (c'est-à-dire dans les processus chroniques d'adhérence), il faut toujours auparavant pratiquer une perforation exploratrice artificielle du tympan avec l'aiguille à paracentèse ou, mieux, avec la fine pointe galvanique et ne procéder à l'opération que si la perforation est suivie d'une amélioration objective (et même seulement subjective) de l'audition.

L'intervention exige l'asepsie la plus rigoureuse, presque toujours la narcose et une grande dextérité acquise sur le cadavre [1].

Pour obtenir un champ opératoire aseptique, on nettoie le conduit plusieurs jours auparavant au moyen de lavages répétés au sublimé et d'instillations d'alcool au sublimé. Quand il y a des pertes de substance du tympan (voir indication 2 b, p.60), on renoncera à aseptiser le champ opératoire pour ne pas provoquer une récidive de la suppuration.

Voici quelle est la marche de l'intervention [2] ; tout d'abord on perfore le tympan avec l'aiguille à paracentèse, à un endroit aussi périphérique que possible [3]. S'il existe une perforation sèche (Indication 2 b, p. 60), on pratique tout de suite l'incision circulaire dont il va être question. Au moyen d'un petit couteau à double tranchant et à extrémité arrondie, on pénètre à travers

Quand on doit opérer en se fondant sur la deuxième indica-

1. En effet, le moindre mouvement du malade, troublé par sa douleur, pourrait amener de graves accidents, tels qu'effraction du labyrinthe, lésion du facial.

2. Comme instrumentation : spéculums larges et courts, bistouri droit de Sexton ou bistouri fin monté sur le manche en baïonnette, un ténotome de Hartmann ou de Sexton, un synéchotome et une pince de Sexton, le crochet de Ludwig ou de Zeroni pour l'enclume, l'anneau de Delstanche très commode pour la section du tenseur, deux curettes coudées de Kretschmann. Pour avoir des instruments tranchants aseptiques, on ne les désinfectera pas à l'étuve, mais en les immergeant dans l'alcool absolu, puis dans un antiseptique puissant, n'attaquant pas le métal, ou dans le chloroforme.

3. Cette méthode par les voies naturelles est celle de Kessel, Schwartze, Lucae. Plus loin, on en verra d'autres, par les voies artificielles, répondant à des indications spéciales.

la perforation naturelle ou artificielle et l'on sectionne tout le tympan par une incision circulaire passant au ras de son cadre osseux. Puis, on divise le muscle tenseur au moyen du ténotome de Hartmann de la façon décrite page 58 et page 59. On détache ensuite l'articulation incudo-stapédienne avec le couteau droit.

Les interventions que nous venons de décrire provoquent des hémorragies, peu abondantes, il est vrai, mais cependant gênantes, qui interrompent à plusieurs reprises la marche de l'opération et rendent nécessaire un court tamponnement avec des boulettes de ouate stérilisée.

Le dernier acte opératoire, c'est l'extraction des osselets au moyen de la pince à griffe de Sexton (fig. 28). On saisit le marteau aussi haut que possible dans la région du collet et on le tire en bas, d'abord en droite ligne, jusqu'à ce que la tête apparaisse dans le champ visuel, puis on l'entraîne au dehors. Ces deux mouvements de traction doivent être exécutés avec une grande prudence pour éviter la rupture du collet du marteau. Enfin l'enclume est attirée au dehors, soit avec la même pince, soit avec le crochet de Ludewig pour l'enclume (fig. 29).

Fig. 28.
Pince de Sexton.

Fig. 29.
Crochets de Ludewig.

Nous décrirons à la fin du chapitre la manière de se servir de ce crochet.

Bien que beaucoup d'auteurs ne recommandent l'extraction de l'enclume que pour le cas où elle aussi est fixée par des adhérences conjonctives aux parois voisines de la caisse, il paraît cependant utile, pour assurer le succès, de l'enlever en même temps ; car, d'une part, on ne peut, par l'examen, acquérir la certitude désirée de ces adhérences et, d'autre part, l'enclume qui, après l'excision du tympan, n'a plus aucune fonction, ne pourrait que faire obstacle au résultat espéré.

Une fois l'opération terminée, la cavité tympanique et le conduit, sans autres lavages, sont fermés par de la gaze stérilisée et on applique un pansement occlusif. Ce pansement restera trois ou quatre jours en place. La caisse réagit par une exsudation séreuse, parfois purulente. La sécrétion séreuse disparaîtra au bout de quelques jours, grâce à l'introduction de mèches de gaze stérilisée et à l'insufflation de poudre d'acide borique ; au contraire, les inflammations purulentes durent souvent beaucoup plus longtemps et doivent être traitées de manière convenable.

On ne peut se rendre compte du résultat de l'intervention qu'après la disparition des phénomènes de réaction. Dans les cas favorables, on obtient une amélioration passagère, rarement durable, de l'audition et une diminution des bruits subjectifs. Dès que la muqueuse est revenue à l'état normal, on peut, par l'application d'un tympan artificiel, essayer d'obtenir une plus grande atténuation des phénomènes morbides.

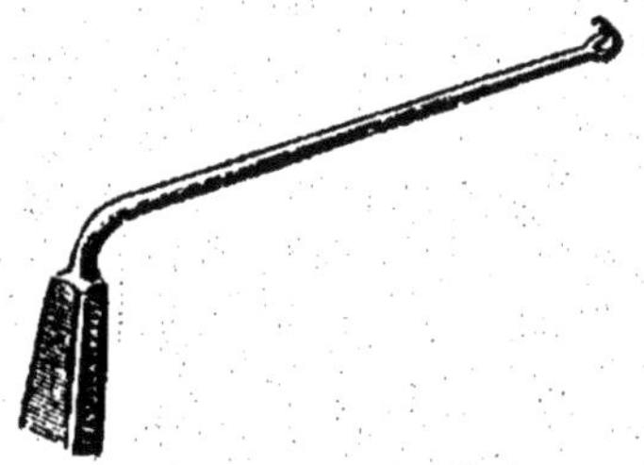

Fig. 30.
Griffe d'Escat pour l'ablation du marteau et de l'enclume.

Extraction des osselets cariés (v. indications 1, page 60). L'opération que nous venons de décrire subit, quand elle s'applique aux cas de carie des osselets, des modifications importantes.

Celles-ci sont rendues nécessaires par la présence de granulations et d'adhérences pathologiques des osselets entre eux ou avec les parois de la caisse. Ici, il y a surtout à tenir compte des bandes cicatricielles entre le manche du marteau et la saillie du promontoire.

S'il existe des fongosités qui ne permettent pas de s'orienter exactement, il faut en pratiquer l'ablation au moyen de l'anse, du couteau annulaire ou de la curette. Ce n'est que si le marteau lésé est lui-même le siège de granulations que l'ablation préalable de ces dernières sera le plus souvent inutile.

L'extraction des osselets cariés pourra, quand on a quelque peu d'habitude, être exécutée au moyen de l'anesthésie locale. Nous employons des instillations de cocaïne à 5 ou 10 % ou mieux le procédé indiqué par Gomperz (Voir p. 55.)

On pratiquera, quelques jours avant l'opération, la désinfection soigneuse du champ opératoire. Les masses épaissies et stagnantes de pus seront enlevées par des instillations répétées d'eau oxygénée (6 %) et des lavages fréquents au sublimé 1 pour 5000).

On commence par inciser les résidus du tympan. S'ils sont étendus, on les détache au ras de l'insertion de la membrane par l'incision circulaire déjà décrite. En règle générale, il suffit d'isoler le manche du marteau des restes de la membrane qui lui adhèrent par deux incisions parallèles en avant et en arrière de cette apophyse et s'étendant jusque dans le segment de Rivinus ; on les pratiquera simplement au moyen de l'aiguille à paracentèse.

Les petites pertes de sang qui suivent cette intervention préliminaire sont arrêtées au moyen de tampons de ouate stérilisée. Il faut renoncer à l'emploi des styptiques, tels que la poudre d'alun ou le perchlorure de fer, qui viendraient souiller le champ opératoire.

Si l'on voit que le marteau adhère à la paroi du promontoire, on détruira ces tractus cicatriciels. On y arrive en faisant d'abord, avec l'aiguille à paracentèse, des incisions dirigées le long du manche du marteau et s'étendant jusqu'à la paroi osseuse sous-jacente. Puis, on introduit par dessous, entre le manche et la paroi médiane de la caisse, un petit couteau courbé en demi-cercle, sur le plat, et tranchant à sa partie supérieure ; on détache les brides fibreuses par des petits mouvements de scie.

On exécute ensuite la section du tendon des muscles tenseurs, soit avec le ténotome de Hartmann, soit avec l'instrument indiqué dans ce but par DELSTANCHE (fig. 31). Celui-ci est un couteau annulaire tranchant à son bord supérieur ; placé dans le manche universel, il est introduit au niveau du manche du marteau qu'il engaine. On le pousse alors, le plus haut possible, vers la région supérieure de la caisse ; le tendon du muscle tenseur est ainsi atteint [1] par sa partie inférieure et incisé. Cette section doit être suivie d'une traction en bas et en dehors.

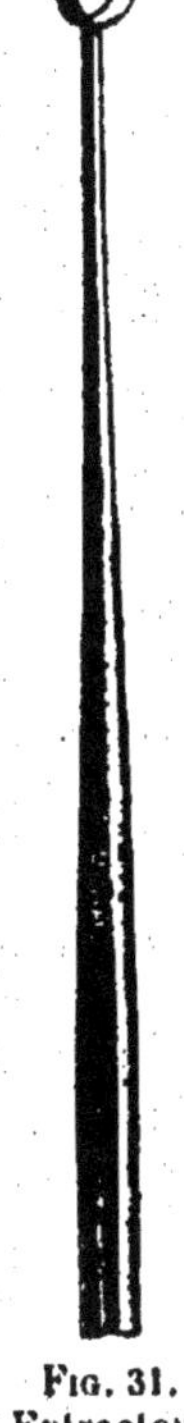

Fig. 31.
Extracteur
de Delstanche.

---

1. On imprime en même temps des oscillations latérales.

On réussit plus sûrement l'ablation avec l'anse ou avec la pince de Sexton (fig. 28).

Ainsi que nous l'avons décrit, le marteau est saisi dans la région du collet et amené d'abord en totalité dans le champ visuel au moyen d'un déplacement vertical, à direction inférieure. Puis enfin, on l'attire au dehors par une deuxième traction dans le sens horizontal.

L'opération sera faite avec d'autant plus de prudence que, dans ces cas, le collet du marteau est souvent carié. Si l'osselet vient à se briser, ce qu'on peut toujours éviter avec des précautions, la tête demeurée dans l'attique amènera ultérieurement de très grosses difficultés.

S'il existe une ankylose de l'articulation du marteau avec l'enclume, laquelle accompagne souvent la carie, il peut arriver que celle-ci soit entraînée au dehors en même temps que le marteau. Ce ne serait pas un ennui, car il faut aussi enlever l'enclume ; mais, lors de l'extraction imprévue de cet osselet, il peut se produire facilement une luxation de l'étrier, surtout quand il existe une synarthrose solide de l'articulation incudo-stapédienne. C'est pourquoi la section de cette articulation doit toujours précéder l'extraction du marteau.

Cette division s'exécute avec un petit bistouri droit, placé horizontalement sur le manche et arrondi à son extrémité antérieure et par une incision dirigée d'avant en arrière. Elle est indispensable pour l'acte opératoire qui suit, c'est-à-dire l'extraction de l'enclume. De son côté, cette dernière est indiquée dans tous les cas où il faut faire l'exentération de la caisse à cause de la carie des osselets. D'après l'expérience acquise aujourd'hui, ce serait une faute que d'enlever le marteau seul et de laisser l'enclume en place ; car, nous savons que si la carie du marteau existe, l'enclume est presque toujours malade elle aussi. Même, comme l'a montré Ludewig, elle est plus fréquemment atteinte.

On a indiqué plusieurs instruments pour l'extraction de l'enclume. Le plus en usage est le crochet de Ludewig (fig. 29).

Cet instrument, différent [1] pour l'oreille droite et l'oreille gauche, est construit en diverses grandeurs. Voici les règles de son emploi : par l'incisure de Rivinus, on fera pénétrer d'abord un crochet plus petit dans la région supérieure de la caisse, pour s'assurer, par des mouvements de rotation en demi-cercle, des dimensions de la cavité épitympanique ; puis on choisit l'instrument correspondant à ces dimensions. On peut alors l'intro-

1. Il faut que la concavité de la cuiller regarde en arrière de la caisse.

duire dans l'attique facilement et sans obstacle[1]. Quand il y a été placé, on fait faire un mouvement circulaire d'environ 90° dirigé en arrière. L'enclume est ainsi saisie et attirée en bas et en arrière de la cavité tympanique proprement dite, d'où on peut l'enlever avec la pince ou par une injection. Il faut avoir acquis une grande habitude sur le cadavre; car l'enclume, au lieu d'être amenée dans la caisse, pourrait, par les mouvements du crochet, être repoussée vers l'antre, d'où on ne pourrait que difficilement ou même pas du tout l'enlever.

On a décrit, comme accidents qui sont en général évitables au cours de cette opération, des luxations de l'étrier suivies de vertiges, de vomissements et de lésions du facial.

Le résultat de l'extraction des osselets est toujours douteux et on ne peut compter sur l'arrêt de la suppuration que si la carie était réellement limitée aux osselets. Quand, au contraire, les parois de l'attique et de l'antre sont aussi atteintes, on sera obligé de faire ultérieurement la trépanation de l'oreille moyenne.

Le procédé de Stacke pour l'extraction des osselets, qui est précédé du décollement du pavillon et du conduit membraneux (après incision rétro-auriculaire) est considéré par la plupart des auteurs comme une intervention trop sérieuse. Si le médecin et le malade se décident à une opération aussi étendue, il vaut mieux avoir d'emblée recours à l'évidement pétro-mastoïdien qui offre plus de chances de succès.

Mobilisation de l'étrier. Section des adhérences des branches de cet osselet. — L'indication de cette intervention est fournie par l'immobilité de l'étrier;

1° A la suite d'affections chroniques, hyperplasiques de la muqueuse (processus chroniques d'adhérence);

2° Dans les reliquats de suppurations chroniques de l'oreille moyenne;

3° Dans la sclérose vraie.

Comme dans les deux premiers cas, on ne peut presque jamais déterminer avec certitude si les troubles fonctionnels sont dus à des produits pathologiques existant dans la loge de la fenêtre ovale ou à des adhérences en d'autres régions de l'appareil con-

---

1. En définitive, trois mouvements principaux : ascension (pénétration jusque dans l'attique) le long du mur de la logette, rotation de droite à gauche si on opère à droite, de gauche à droite si on opère à gauche, de façon que le crochet s'interpose entre le bord de l'attique et la courte branche de l'enclume, mais doucement, au besoin en tâtonnant, par des avancements et des reculs, puis abaissement dans la direction de l'aditus.

ducteur, il faut donc, dans les suppurations guéries de l'oreille moyenne et dans les processus catarrhaux avec adhérences, tenter toujours les interventions moins étendues : section de brides entre le tympan et la paroi du promontoire, section des deux replis du tympan et section du tendon du muscle tenseur.

Si ces opérations n'ont pas donné de résultats, on pourrait avoir recours à l'ablation du tympan (ou de ses débris) et des deux grands osselets, si le malade veut se décider à cette intervention.

Le curettage de la caisse ne pourrait être considéré comme une opération préparatoire à la mobilisation de l'étrier que dans les cas où nous avons des motifs d'admettre que l'obstacle à la conduction du son n'est pas limité à la fenêtre ovale seule, mais intéresse toute la chaîne des osselets. C'est souvent le cas dans le catarrhe chronique de l'oreille moyenne, dans les résidus cicatriciels après les suppurations chroniques, mais jamais dans la sclérose vraie (ankylose de l'étrier).

La mobilisation de l'étrier dont nous allons nous occuper, rencontre, en règle générale, de grandes difficultés. Ces dernières sont dues à ce fait que, seulement dans des cas favorables au point de vue anatomique, l'étrier est assez visible pour qu'on puisse pratiquer sur lui les interventions nécessaires. Pour faire disparaître cette difficulté, on avait proposé de faire précéder la mobilisation de l'étrier, du décollement du pavillon et du conduit membraneux et de la trépanation de la paroi osseuse postérieure du conduit. Grâce à cette voie artificielle très large qui revient après tout à l'ouverture de l'oreille moyenne (telle qu'on la pratique pour la guérison des suppurations chroniques de cette dernière), on pourrait mettre à nu l'étrier d'une manière parfaite ; mais, et avec juste raison, ce procédé ne s'est pas répandu, car il n'est pas exempt de tout reproche à cause de l'infection possible de l'oreille moyenne et du labyrinthe et aussi parce que la gravité de l'intervention est en disproportion marquée avec le résultat douteux qu'on obtient.

L'opération telle qu'on la pratique généralement aujourd'hui doit évidemment être précédée d'un examen soigneux de la fonction auditive. L'intégrité complète de l'appareil percepteur est une condition indispensable ; car, s'il était atteint d'une affection compliquant l'état existant (diminution de la perception osseuse pour le diapason, suppression de la perception osseuse pour la montre), le résultat serait illusoire. L'intervention n'exige pas absolument la narcose, quand l'opérateur possède une grande sûreté de main, qu'il aura acquise par des opérations sur le cadavre.

Pour déterminer une anesthésie locale assez grande, les badigeonnages répétés du tympan avec les solutions concentrées de cocaïne (1 : 5) sont suffisants. S'il y a une perte complète du tympan (après excision totale de ce dernier), ou s'il existe dans la moitié postérieure une perforation assez grande et sèche (après guérison de la suppuration de l'oreille moyenne), on anesthésiera la muqueuse visible de la caisse par un badigeonnage à la cocaïne (1 : 10).

L'incision du début, nécessaire pour mettre à découvert l'étrier quand la membrane est intacte, se pratique au moyen de l'aiguille à paracentèse en passant circulairement au ras du cadre osseux ; elle embrasse la moitié postérieure ; elle s'étend en avant et en haut jusque très près du manche du marteau.

Cette intervention préliminaire peut être suivie d'un nouveau badigeonnage à la cocaïne (1 pour 10) de la muqueuse de la caisse devenue maintenant visible. Cependant, le reste de l'opération est assez indolore, si le chirurgien sait éviter de toucher les bords de la plaie de la membrane. Les petites hémorragies qui surviennent sont arrêtées par un court tamponnement avec des boulettes de coton hydrophile stérilisé.

On pénètre alors par la perforation, dans la caisse, au moyen d'une spatule étroite ou d'un stylet boutonné et on pousse l'instrument sous l'articulation incudo-stapédienne ; on exécute ensuite une pression prudente à direction supérieure. On peut alors placer le stylet par-dessus l'étrier sur le bord antérieur de la branche de l'enclume et exercer une légère pression d'avant en arrière. Dans ces mouvements de levier, l'opérateur doit mettre en œuvre toute sa prudence pour ne pas luxer l'articulation incudo-stapédienne, ne pas briser les branches de l'étrier ou ne pas déplacer la base de ce dernier osselet.

Les petites pertes de sang inévitables, qui interrompent à plusieurs reprises le cours de l'opération, seront étanchées au moyen de tampons d'ouate stérilisée ; il vaut mieux éviter les médicaments styptiques pour ne pas souiller le champ opératoire[1].

Après l'opération, on tamponnera le conduit et on appliquera un pansement occlusif. La perforation pratiquée se cicatrise au bout de quelques jours et ce n'est qu'après la guérison et la résorption d'hémorragies intratympaniques toujours possibles qu'on peut apprécier le résultat définitif. C'est dans l'otosclérose

---

1. Les styptiques sont d'ailleurs des irritants, des cautérisants qui facilitent la réaction inflammatoire et la suppuration ultérieure. L'adrénaline échappe à ces objections.

qu'il faut s'attendre au moindre succès; si la fixation osseuse de l'étrier est très avancée, on ne réussira pas à le mobiliser; si cependant on y parvient aux périodes de début de l'affection, cela n'arrêtera pas l'ossification ultérieure. Quand l'adhérence de l'étrier est conjonctive, on peut obtenir une amélioration de l'audition et une diminution des bruits subjectifs, toutes les deux, le plus souvent, passagères. En général, les otologistes n'ont, à juste titre, que peu de confiance dans le procédé que nous avons décrit.

Section des adhérences (synéchotomie) des branches de l'étrier. — On entend, sous ce nom, la section d'adhérences ligamenteuses entre les branches de l'étrier et la loge de la fenêtre ovale. Le procédé semble donc indiqué dans les reliquats de suppuration chronique guérie de l'oreille moyenne, dans le catarrhe chronique hyperplasique de la muqueuse. (On l'a essayé aussi, dans l'otosclérose véritable; mais le point de départ était erroné).

Dans l'otite moyenne catarrhale chronique, l'opération présente peu de chances de succès; au contraire, on a obtenu des résultats favorables et durables dans les reliquats cicatriciels après la suppuration chronique de la caisse (Politzer). Une complication concomitante du côté de l'oreille interne est une contre-indication absolue.

Quand on fait l'opération, s'il existe une perte de substance du tympan en totalité ou de sa moitié postérieure, la section préliminaire de cette membrane pour mettre à nu l'étrier est superflue. S'il y a, par contre, intégrité totale du tympan, ou seulement de sa moitié postérieure, l'étrier sera préalablement mis à nu par l'incision semi-circulaire décrite dans le chapitre précédent à propos de la mobilisation.

D'après Politzer, la mise à découvert de la loge de l'étrier peut se faire par la galvanocaustique. Une fine pointe galvanique, construite de telle manière qu'elle ne rougisse qu'à son extrémité, est appliquée sur le segment postéro-supérieur du tympan. Dès qu'elle l'a touché, on fait passer le courant pendant un instant; il faut ensuite expulser immédiatement par insufflation, hors du conduit, les vapeurs brûlantes formées. L'anesthésie locale est inutile pour la perforation galvano-caustique du tympan; pour la section du segment postéro-supérieur, le badigeonnage à la cocaïne (1 : 5), dont nous avons parlé, est suffisant.

Après la mise à nu, on introduit sous l'étrier le synéchotome de Politzer (fig. 32).

C'est un petit bistouri arrondi en avant et coupant en cette région ; on le fixe dans le manche universel de façon que son tranchant soit horizontal. A la face inférieure, il y a une petite pièce perpendiculaire à la lame et faisant saillie ; quand on place l'instrument sous l'étrier, cette pièce vient s'appliquer contre le promontoire et empêche une trop profonde pénétration de l'instrument vers le labyrinthe. Au moyen de petits mouvements de section dirigés à droite et à gauche, on coupe les adhérences cicatricielles qui vont de l'osselet aux parois osseuses. Il est préférable de s'assurer auparavant, au moyen de la loupe, de l'existence et du siège de ces brides. L'opération exige de la part du médecin une grande sûreté de main ; car, il est très facile de produire un déplacement de l'étrier avec toutes ses conséquences : vertiges, nausées, vomisssements et ultérieurement troubles de la marche. Après l'opération, tamponnement et pansement occlusif. Comme nous l'avons dit, le résultat n'est

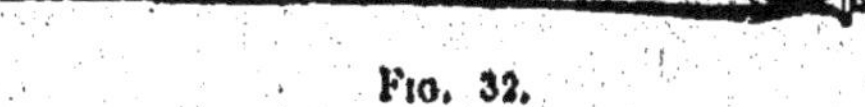

Fig. 32.
Synéchotome de Politzer.

satisfaisant que dans les suppurations chroniques guéries, et, là encore, il n'est qu'exceptionnel.

L'extraction de l'étrier. — Cette opération est basée sur ce fait prouvé par les expériences tentées sur les animaux, que la fenêtre ovale, après l'ablation de l'étrier, se ferme par une membrane de formation nouvelle. Il semblait donc que, dans les cas de fixation osseuse ou conjonctive de l'étrier, on pût obtenir en enlevant cet osselet, la formation d'un nouveau diaphragme obturant la fenêtre ovale et servant à la propagation des ondes sonores.

Faisons tout d'abord remarquer que les espérances éveillées par ce procédé n'ont été satisfaisantes que dans une proportion minime. Quand on pouvait enlever facilement l'étrier, c'est qu'il n'y avait pas adhérence bien solide ; ces opérations couronnées de succès n'étaient donc pas suffisamment indiquées. Mais, quand la base de l'étrier était rendue immobile par du tissu cicatriciel ou par un os de formation nouvelle, l'ablation complète ne réussissait que rarement. La rupture des branches de l'étrier n'est dans ces cas que le moindre malheur ; il y a beaucoup plus de danger, du côté du labyrinthe, quand des fragments rompus de la base de l'étrier ont pénétré dans l'oreille interne. En outre, la plupart des auteurs disent que, pour opérer avec certitude, il est nécessaire de pratiquer d'abord le décollement du pavillon et du conduit auditif membraneux par une incision rétro-auriculaire et de faire la trépanation de la paroi osseuse postéro-supérieure du conduit, intervention considérable à laquelle le médecin ainsi que le malade se décideront difficilement, étant donné le résultat douteux. Mais, si l'opérateur renonce à cette mise à nu du champ opératoire, le but immédiat de l'intervention est encore bien plus mis en question : car, la loge de la fenêtre ovale n'est accessible par le conduit[1] que dans des cas très favorables au point de vue anatomique.

L'absolue tranquillité du malade étant une condition indispensable de succès, il faut toujours opérer pendant l'anesthésie générale. On commencera le nettoyage du champ opératoire quelques jours avant par des lavages quotidiens au sublimé (1 : 5000) et des instillations d'alcool au sublimé (0.05 pour 50). S'il existe une perte de substance du tympan, on renoncera à ce nettoyage préparatoire pour ne pas provoquer de sécrétion de la part de la muqueuse.

La mise à nu de l'étrier, quand elle est nécessaire, se fait au moyen d'une incision semi-circulaire, comme nous l'avons décrit.

L'étrier est saisi entre ses branches avec un fin crochet ou une pince à griffes (à mors très minces) et doit être enlevé, en totalité, par une traction prudente, continue et, si possible, non saccadée. La section du tendon du muscle de l'étrier sera faite avant l'extraction, au moyen d'un bistouri droit, arrondi à son extrémité antérieure.

Après l'opération, le conduit auditif externe sera fermé, pendant plusieurs jours, d'une manière aseptique, au moyen du tamponnement et d'un pansement occlusif. Immédiatement après l'intervention, même si l'extraction n'a pas réussi et si la base de l'étrier est resté en place, le malade sera presque toujours atteint, pendant des jours et même des semaines, de vertiges, nausées et vomissements, de sorte que le repos absolu au lit sera indispensable pendant cette période. Parfois, pendant la convalescence, des troubles de la marche, très désagréables, pourront faire leur apparition. Au point de vue fonctionnel, il y a des résultats si défavorables et des cas si nombreux suivis de surdité complète, après l'emploi de cette méthode dans les processus chroniques d'adhérence et dans l'otosclérose, qu'il

---

1. Il s'agit probablement, dans ces cas, de réflexes à distance, excitant le mésocéphale et le cervelet.

faut espérer que, dans quelques années, ce procédé n'appartiendra plus qu'à l'histoire de l'otologie. Peut-être l'opération donnerait-elle plus de résultat, au point de vue fonctionnel, dans les cicatrices consécutives aux suppurations chroniques de l'oreille moyenne et y aurait-il dans ces cas des conditions préalables de succès.

Emploi des appareils acoustiques. — L'emploi de ces appareils est indiqué chez les malades atteints d'un trouble de l'audition bilatéral, irréparable, si marqué que la conversation n'est entendue qu'à 50 centimètres et moins encore. Si la distance d'audition est supérieure à un mètre, le malade peut se passer d'appareil. Mais, même dans les troubles auditifs très marqués, l'appareil est souvent inutile, quand la maladie originelle de l'oreille a eu une marche progressive si lente que le malade a pu, au cours des années, acquérir une habileté suffisante pour lire la conversation sur les lèvres.

En pareil cas, le médecin et le patient doivent s'efforcer d'y parvenir ; car, la lecture sur les lèvres, comme nous l'enseigne l'exemple des sourds-muets, permet même aux sourds de pouvoir tenir une conversation. C'est pourquoi, si néanmoins on se sert d'appareils, on devra toujours regarder la bouche de son interlocuteur, ce qui facilitera l'intelligence de la parole.

Les divers appareils acoustiques, dont il existe un grand nombre, sont construits d'après deux principes. Les uns se basent sur la conduction crânio-labyrinthique du son et sont disposés de manière à pouvoir s'appliquer aux dents. Citons parmi eux l'audiophone de Rhodes et le dentaphone. Ce n'est que dans des cas très rares que ces appareils amènent une amélioration marquée de l'audition. En général, les divers tubes acoustiques servant à remplacer la conduction aéro-tympanique et qu'on place dans le conduit, sont plus utiles ; les grands sont préférables aux petits qui, faciles à dissimuler, répondent plus au faux respect humain du malade qu'à son vrai besoin. Les cornets acoustiques se composent essentiellement d'un unique récepteur du son, d'un tube conducteur et d'une canule olivaire pour le conduit. Le premier a la forme d'un entonnoir, d'une cloche ou d'une demi-gouttière, celle d'un limaçon ou d'une trompette ou ressemble au pavillon de l'oreille d'un animal (tube acoustique de Kugel). On les fait en diverses substances, métal, bois, carton comprimé, caoutchouc durci ; faisons remarquer, à ce propos, que les instruments métalliques sont, à cause de la tonalité qu'ils donnent à la parole, presque

tout à fait remplacés par ceux en caoutchouc durci. On n'a pas
encore obtenu, et il est difficile d'y parvenir, des points de repère
généraux indiquant quelle est la meilleure forme. Le plus employé
est le simple tube acoustique (fig. 34), composé d'un tuyau d'un
mètre environ de longueur, revêtu de fil de fer et prenant vers
l'oreille la forme d'un cône, le récepteur des
sons en caoutchouc durci a la forme très simple
d'un entonnoir.

Quand on ordonne un cornet acoustique, il
faut essayer avec le malade les appareils les
plus usuels qu'on trouve d'avance chez les
fabricants d'instruments et choisir celui qui,
objectivement, augmente le plus l'audition et
cause en même temps au malade le moins de
désagréments.

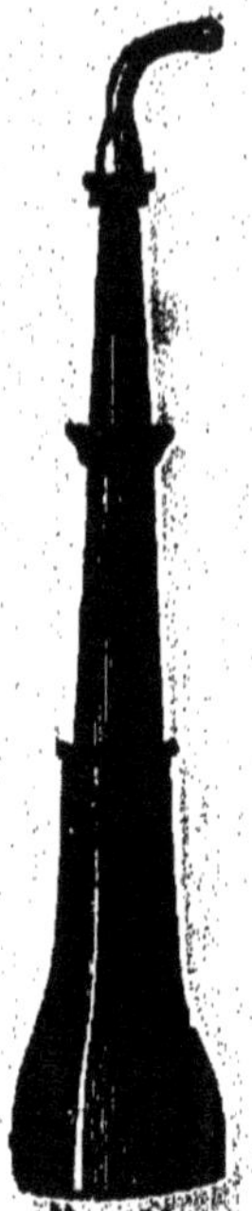

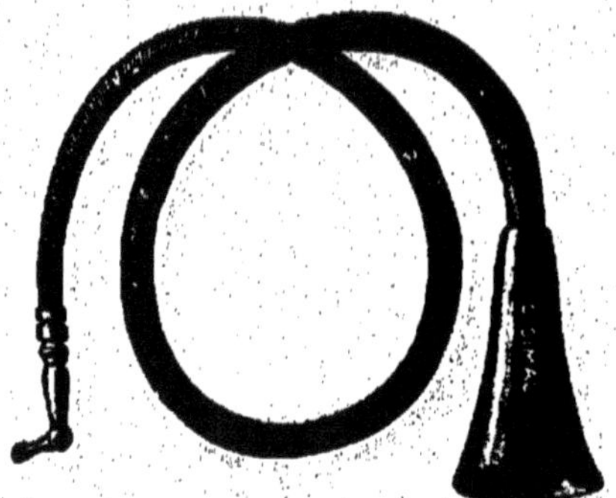

Fig. 33.
Cornet acoustique.

Fig. 34.
Cornet acoustique.

Les perturbations que les instruments provoquent sont le plus
souvent dues aux bourdonnements accessoires provoqués par
l'introduction et par le bruit criard que prend la voix de l'interlocuteur. Une trop grande élévation de la voix, une proximité
exagérée de la bouche par rapport à l'entonnoir augmentent les
troubles du sourd et produisent souvent dans son oreille une
sensation douloureuse. Ces symptômes subjectifs rendent parfois
impossible à beaucoup de malades l'usage, pourtant si désirable,
du cornet acoustique.

THÉRAPEUTIQUE SPÉCIALE

**Bouchons du conduit auditif externe (hypersécrétion des glandes
cérumineuses), avec un appendice : Absence de Cérumen (diminution de sécrétion des glandes cérumineuses).**

Normalement, la sécrétion des glandes à cérumen n'est produite qu'en quantité tout juste indispensable[1] pour entretenir la
souplesse du revêtement cutané du conduit. Les petites croûtes
cérumineuses desséchées sont amenées au méat par les mouvements du maxillaire inférieur[2] et, de là, enlevées lors du nettoyage de l'oreille. L'accumulation se produit dans deux conditions :

1º Quand les glandes ont une suractivité fonctionnelle ;
c'est le cas pour beaucoup de personnes atteintes d'hyperhémies
fréquentes de l'oreille externe, ou lorsque l'enlèvement des
déchets normaux ne peut s'effectuer, par exemple à la suite de
rétrécissements du conduit auditif externe (rétrécissements proprement dits, trajets tortueux, sténose en forme de fente chez
les vieillards), ou si on pratique un nettoyage mal compris
(lavages quotidiens, introduction du coin de la serviette, emploi
du cure-oreille).

Tant que les matières grasses n'obturent pas complètement le
conduit auditif externe et ne font pas obstacle aux ondes sonores,
elles ne provoquent que peu ou pas de symptômes[3]. Mais, dès

1. Il y a des variétés individuelles assez importantes. D'autre part, certains états dyscrasiques, une hérédité morbide, le tout encore fort mal
connu, ne sont pas sans influence. Notons encore un facteur anthropolo-
gique. Ainsi, chez le nègre, le cérumen est un peu plus abondant que chez
le blanc. Le rôle atrophiant de la vieillesse a été signalé depuis longtemps.

2. Les mouvements de la mâchoire se font en effet nettement sentir
dans la portion membraneuse du conduit (pour s'en convaincre, mettre le
doigt dans le méat) ; il y a compression et décompression alternatives,
suivant que le condyle s'élève ou s'abaisse.

3. Souvent la petitesse de l'orifice par où les ondes sonores peuvent
atteindre le tympan est remarquable ; et cependant on ne constate aucun
trouble de l'ouïe.

que, dans un de ses points, la lumière est complètement obstruée, ce qui arrive parfois subitement par le gonflement du bouchon, (à l'occasion d'un bain), on voit survenir des troubles auditifs d'intensité variable, des bruits subjectifs et une sensation de plénitude dans l'oreille. Chez les individus à prédisposition névropathique, on peut observer des phénomènes plus graves [1], par suite de l'excitation locale, tels que vertiges, nausées, vomissements, blépharospasme, toux quinteuse, convulsions.

Avant d'enlever les amas de cérumen, il faut, dans chaque cas, se renseigner, par l'examen à l'aide du stylet, sur leur consistance [2]. Ce n'est que, si le bouchon est mou et n'oppose aucune résistance à la pénétration de l'instrument, qu'on pourra être certain de réussir à l'enlever en une seule séance; s'il est sec et dur ou forme avec les poils du conduit un feutrage serré, il faut le ramollir par des instillations [3]. On aura recours à l'eau tiède stérilisée par l'ébullition ou mieux encore à la solution suivante :

> Carbonate de soude....   0 gr. 50 cent.
> Eau distillée........... ⎫
> Glycérine.............. ⎬ ââ 5 grammes.

Dix gouttes tièdes 3 à 4 fois par jour ; on les laissera 10 minutes dans l'oreille.

Les solutions tièdes de lysol (1 : 1000) sont, à cause de leur teneur en savon, employées avec avantage pour ramollir la substance durcie.

Au bout d'un jour ou deux, le bouchon est suffisamment modifié ; on l'expulse alors par une injection d'eau tiède stérilisée (bouillie) ou avec la solution tiède de lysol (1 : 1000). Pendant l'injection, on tire l'oreille du patient un peu en arrière et en haut, ce qui fait disparaître la courbure normale du conduit. Le malade tiendra la bouche légèrement ouverte, ce qui également produit la dilatation de la portion cartilagineuse [4].

---

1. Les nombreuses relations des centres acoustiques avec les centres voisins expliquent facilement ces très nombreux réflexes, dont Bonnier a donné une bonne étude.

2. Avant de toucher au bouchon, il importe de s'informer si l'oreille n'aurait pas suppuré antérieurement. Dans ce cas, pour ne pas infecter les cavités de l'oreille moyenne qui peuvent être ouvertes (perforation tympanique), nous croyons plus sage d'enlever le cérumen directement avec la curette mousse.

On se met ainsi à l'abri des récriminations possibles des malades qui peuvent supposer, si le liquide arrive dans le pharynx, une rupture traumatique.

3. L'eau bien chaude, aidée de la mobilisation au stylet, suffit en général.

4. Par abaissement du condyle maxillaire.

Le liquide sera projeté avec une pression moyennement forte[1] et par saccades[2]. L'injection continue, employée pour faire disparaître les sécrétions purulentes, ne vaut rien pour l'expulsion des bouchons de cérumen; ceux-ci alors ne sont pas chassés immédiatement en totalité, mais sortent en petits fragments. On fera bien de se renseigner de temps à autre *de visu* sur la quantité de matière encore existante. Il pourrait, sans cela, arriver que le tympan, déjà à découvert, soit atteint par le jet; ce qui, dans l'injection forcée, pourrait donner lieu à des incidents désagréables, douleurs, vertiges, rupture (?).

Dès que le bouchon cérumineux est enlevé en totalité et qu'à l'aide de tampons d'ouate on aura fait disparaître la petite quantité d'eau demeurée dans le conduit, on fait un examen soigneux, otoscopique et fonctionnel de l'organe auditif. On pourra ainsi constater parfois des processus destructeurs de l'oreille moyenne, des lésions chroniques, des adhérences ou des affections du nerf acoustique. Tenant compte de ces possibilités, on sera toujours très prudent, avant l'intervention, sur le pronostic quant à l'ouïe. Ce n'est que chez les individus à oreilles parfaitement saines que les symptômes disparaissent complètement par l'extraction.

Dès que le bouchon aura été enlevé, on pratiquera l'occlusion du conduit avec un tampon d'ouate. Si, après nettoyage total, on s'apercevait que la paroi est excoriée et l'épiderme enlevé par places, on prescrira des instillations avec :

Acide borique.......... 1 gr. 50
Eau distillée.......... } ãã 25 grammes.
Glycérine..............

10 à 15 gouttes tièdes une fois par jour, les laisser 10 à 15 minutes dans le conduit[3].

On pourrait encore prescrire des lavages quotidiens avec une solution aqueuse d'un antiseptique quelconque (acide borique, acide phénique, lysol 1º/₀) jusqu'à ce que les parois soient redevenues intactes.

Les bouchons épidermiques, beaucoup plus rares, réclament souvent quelques jours ou quelques semaines de traitement. Ce dernier ne sera pas violent : il consistera en instillations

1. On dirige les jets dans des directions variées de façon à détacher le pourtour du bouchon qui cède ainsi plus facilement.

2. Le jet saccadé détermine des tourbillons qui n'existeraient pas avec un jet continu, même intense.

3. Nous préférons une simple mèche aseptique, qui nous paraît suffisamment isolante et protectrice, tou liquide, même légèrement antiseptique, étant souvent mal toléré par l'épiderme qu'il fait macérer.

amollissantes et en abondants lavages tièdes. Pour les instillations, on recourra aux solutions ci-dessus mentionnées ; pour les lavages, on peut employer une solution aqueuse d'un antiseptique quelconque ou simplement de l'eau stérilisée tiède.

L'emploi de crochets, de curettes ou de pinces pour enlever rapidement les lamelles épidermiques, parfois très adhérentes, ne saurait être trop déconseillé [1] ; car il expose inévitablement à des excoriations des parois du conduit [2].

Défaut de cérumen. — On observe quelquefois la diminution de la sécrétion cérumineuse après une affection inflammatoire du conduit (furonculose, otite externe diffuse, otomycose) ; elle n'est alors justiciable d'aucun traitement spécial. Souvent aussi l'arrêt de la sécrétion accompagne les catarrhes récents ou chroniques de l'oreille moyenne. Dans ces cas également, il n'y a rien à ordonner ; car, après la guérison ou l'amélioration de l'oreille moyenne, l'activité des glandes à cérumen reprendra son cours normal.

Par contre, la sécrétion cesse chez beaucoup d'individus, sans cause apparente [3] ; c'est fréquemment le cas chez les vieillards. Avec le temps, il survient alors une démangeaison pénible provoquée par la sécheresse du conduit ; cette sensation pousse le malade à introduire dans son oreille les objets les plus divers (cure-oreille, allumettes, épingles à cheveux, cure-dents) pour essayer de se débarrasser, par le grattage, de la sensation désagréable. Par cette façon de faire, il survient des érosions diverses et des eczéma artificiels chroniques du conduit. Il faut donc supprimer, si possible, par des badigeonnages, cette démangeaison. On emploie pour cela soit la vaseline liquide, soit la pommade au précipité blanc (0,20 pour 10 gr. d'excipient). Si ces remèdes échouent, on essaiera les badigeonnages avec : Teinture de noix vomique, 2 gr. Glycérine, 20 gr. ou avec la solu-

---

1. Surtout pour des mains insuffisamment expérimentées.

2. Dans le conduit se trouvent normalement des staphylocoques et des streptocoques, véritables saprophytes, qu'une vive excitation biologique peut rendre cependant pathogènes.

3. Nous ferons remarquer que beaucoup d'individus, qui n'ont pas de cérumen, n'accusent aucun symptôme. Nous pensons que les phénomènes décrits ensuite par l'auteur relèvent d'une véritable dermite primitive, à forme variable, ayant les origines et demandant le traitement de toute lésion de cet ordre. Divers pansements tels que mèche aseptique, corps gras à peu près inertes, solutions faibles de nitrate d'argent, poudre inerte viennent à bout d'ordinaire, souvent à la longue, de ces processus parfois tenaces.

tion, saturée à chaud, d'acide picrique. Consulter du reste, pour le traitement, le chapitre : « Furonculose du conduit externe ».

Hypérhémie du pavillon.

Les états d'hypérhémie du pavillon sont quelquefois le reliquat d'eczémas persistants chroniques ou ils surviennent à la suite de la congélation. Pour le traitement de ces affections voir : Congélation pavillon et eczéma de l'oreille externe.

Politzer recommande des compresses froides de solution de Bürrow [1] (1 : 5 à 10 d'eau) et d'eau de Goulard, des badigeonnages du pavillon avec la teinture de *ruscus aculifolius* et l'application de poudres rafraîchissantes :

Oxyde de zinc................	
Carbonate de Plomb..........	ãã 20 grammes.
Poudre de riz................	
— d'iris de Florence......	2 —

Outre les hypérhémies dont nous venons de parler, il existe une forme fluxionnaire que l'on considère comme une angionévrose ayant son point de départ dans le sympathique. On a recommandé, pour ces cas, la galvanisation de la portion cervicale de ce nerf. Voici comment on l'exécute : le pôle positif (anode) est placé dans la fosse auriculo-maxillaire du côté malade, le pôle négatif (cathode) est appliqué sur la paroi latérale opposée de la colonne cervicale à la hauteur de la 6e ou 7e vertèbre cervicale. On se tiendra, au moyen du rhéostat, dans des limites prudentes pour l'augmentation ou la diminution du courant; l'intensité de celui-ci ne sera pas de plus de 3 milliampères; la durée de la séance ne dépassera pas une à deux minutes. Les séances pourront être renouvelées tous les deux jours [2].

---

1. La solution de Bürrow (*Deutsche Klin.*, 25 avril 1857) est un mélange d'alun et d'acétate de plomb basique (sous-acétate) dans la proportion de 5 pour 8.

Mörner indique dans *Uppsala läkaref. forhandl.*, tome 9, 1904, p. 561-567, une bonne formule :

Alun.......................	75	parties
Sous-acétate de plomb.......	120	»
Sulfate de soude cristallisé...	12	»
Eau distillée................	1000	»

Mêler les sels dans l'eau, à froid ; agiter plusieurs fois vigoureusement et filtrer.

La solution de Bürrow contient normalement 3 °/₀ d'acétate d'alumine.

2. Dans ces derniers temps, on a préconisé les effluves des machines statiques et surtout celles des résonnateurs, plus puissantes que les premières.

Erysipèle du pavillon.

L'érysipèle du pavillon, qui n'est pas très rare, est une infection streptococcique, ayant son point de départ dans des excoriations de la conque et du conduit. Les malades atteints de suppurations fétides et négligées de l'oreille moyenne ou d'eczéma chronique du conduit externe y sont particulièrement exposés [1].

L'affection s'étend d'ordinaire rapidement à tout le pavillon et aux régions voisines de la tête et de la face [2]; on la reconnaît très facilement à son bord en saillie.

Le traitement général aura pour but de combattre la fièvre très élevée ; il consiste dans l'administration interne de quinine et d'antipyrine [3].

Localement on emploie surtout des compresses rafraîchissantes et antiseptiques.

On fera usage de solution de Bürrow (1 : 5 à 10 d'eau), de solution aqueuse d'ichthyol [1] (1 à 2 %), de résorcine (1 à 2 %), de thiol (10 %), de sublimé (0.50 pour 1000). Ces médicaments s'emploient sous forme de pansements humides; plusieurs couches de gaze stérilisée imbibée d'une des solutions, sont placées sur l'oreille : on les recouvre de batiste de Billroth [5], d'une couche d'ouate, le tout est fixé par une bande de crêpe. Des pansements semblables à l'alcool absolu donnent aussi d'excellents résultats. Ce dernier mode de traitement gagne tous les jours du terrain.

Les badigeonnages des parties atteintes au moyen d'ichthyol (pur ou mélangé à la vaseline en toutes proportions), de vaseline à la résorcine (2 gr. pour 20 gr. de vaseline liquide), de médicaments plus énergiques : teinture d'iode, solution concentrée aqueuse d'acide picrique amèneraient la destruction des agents pathogènes.

L'essence de térébenthine phéniquée suivant la formule :

> Acide phénique............. 3 grammes.
> Essence de térébenthine..... 30 —
> (Inflammable)

1. Les débilités et surtout les enfants atteints d'infections intestinales diverses, surtout streptococciques et staphylococciques, sont souvent frappés d'érysipèle en n'importe quel point de la face.
2. On a signalé quelques cas où l'érysipèle du conduit a gagné le pharynx.
3. Actuellement, la levure de bière et surtout l'extrait appelé sérum antistaphylococcique semblent avoir fourni quelques bons résultats.
4. Le sulfoichthyolate d'ammoniaque à 10 %. dans la glycérine donne de bons effets.
5. Ou de taffetas chiffon.

répondrait au même but, prescrite en badigeonnages ; mais elle détermine l'escharification des couches cutanées superficielles.

L'application d'une couche à la fois compressive et occlusive de collodion à l'ichthyol ou à la résorcine arrêterait la propagation du mal. Les bandelettes de diachylon ou les badigeonnages de teinture d'iode concentrée ou de lysol non dilué appliqués sur les parties voisines non encore atteintes s'opposeraient aussi aux progrès de l'affection.

Quand le traitement local échoue, les injections de sérum antistreptococcique peuvent être couronnées de succès[1].

Congélation du pavillon (Dermatite à frigore de l'oreille).

L'action du froid, surtout chez les individus prédisposés, anémiques, amène souvent la congélation, à divers degrés, de la conque de l'oreille, depuis l'hypérhémie légère avec démangeaisons jusqu'à la formation de phlyctènes à contenu séro-hémorrhagique et même une mortification localisée.

Les lésions chroniques se manifestent par une infiltration durable du pavillon ou amènent la production de vraies engelures qui subissent, parfois, en leur centre, la dégénérescence ulcéreuse[2].

Dans les formes légères de congélation aiguë (congélation érythémateuse), on emploiera des frictions du pavillon avec de la neige, des ablutions et des compresses d'eau froide ou d'eau de Goulard, à laquelle on pourra ajouter de la teinture d'opium.

> Eau de Goulard.......... 400 grammes.
> Teinture d'opium......... 20   —

Les compresses froides seront fréquemment renouvelées et continuées jusqu'à ce que le malade supporte bien le froid ; l'application d'une vessie de glace est aussi très souvent utile.

Le malade se tiendra dans un appartement non chauffé, les premières heures qui suivent la congélation.

S'il s'est produit des phlyctènes (congélation phlycténulaire)[3], on les ouvrira, on enlèvera l'épiderme décollé et on traitera par des pommades appropriées les régions mises à nu.

---

1. Il y en a différentes formules. Le sérum de Marmoreck est le plus connu.

2. On voit survenir, en outre d'un gonflement résistant, des saillies plates et bleuâtres au centre desquelles apparaissent les ulcérations dont parle Hammerschlag.

3. Ces bulles hémorrhagiques peuvent suppurer et se terminer par une ulcération assez rebelle, à cause de la diminution de vitalité des parties qui ont subi un commencement de congélation.

On a préconisé les pommades à l'acide borique, à l'oxyde de zinc, au plomb, au nitrate d'argent à 2 %, la vaseline avec l'orthoforme et le naphtalan. Si les parties atteintes sont douloureuses, on peut ajouter à la pommade le chlorhydrate de cocaïne[1] (1 à 5 pour 100 d'excipient) ou l'extrait d'opium (1 à 2 pour 100 d'excipient). On pourrait aussi employer la gaze à la pommade de zinc et d'acide borique d'UNNA-BEIERS-DORF. L'usage des pommades sera continué jusqu'à complète rénovation de l'épiderme.

Les parties gangrénées (congélation avec escarres) seront enlevées; le traitement ultérieur se fera d'après les principes généraux de la chirurgie.

Contre les congélations chroniques, on emploiera d'abord des excitants locaux qui ont pour but de rétablir la circulation gênée. On fera, deux à trois fois par jour, des lavages avec de l'eau très chaude, additionnée de vinaigre (1 : 20). On pourrait essayer le massage par légers frôlements.

Les engelures ulcérées seront traitées au moyen des pommades citées plus haut. On commencera par la pommade plombique :

> Acétate de plomb........ 2 gr. 50 à 5 grammes
> Pommade émolliente....   50   —

et on passera aux pommades qui contiennent des substances hypérhémiantes, légèrement excitantes :

> Huile camphrée......   2 grammes
> Lanoline.............   20   —

ou encore :

> Camphre.............   1 gramme
> Cire blanche.........   40   —
> Huile de lin.........   80   —
> Baume du Pérou...... 1,50 centigr.

En pommade (KAPOSI).

Les ulcérations profondes et les granulations exubérantes seront cautérisées avec le nitrate d'argent en nature.

Quand les parties ulcérées seront guéries, on passera aux badigeonnages qui correspondent à certaines indications : soulagement des démangeaisons, excitation de la circulation, c'est-à-dire action excitante ou de compression sur les parties infiltrées.

Citons parmi les remèdes de ce genre : un mélange de teinture d'iode et de teinture de noix de galle (parties égales), le collodion iodé ;

---

1. Ou la stovaïne moins toxique que l'on peut donner à doses plus fortes.

         Iode................... 0 gr. 10 à 0 50
         Éther................... 5   —
         Collodion élastique....... 15   —

En badigeonnages deux fois par jour, pour être employé par
le médecin lui-même :
         Le thiol.
         Thiol liquide............. 5 gr. à 25 grammes
         Eau distillée.............   50   —

ou encore la formule de Bœck :
         Sulfoichthyolate d'ammoniaque)
         Résorcine...... .... } ãã 1 gramme.
         Tannin.................. .....)
         Eau distillée 5 grammes.
    En badigeonnages.
    Un remède très employé et qui exerce une compression puis-
sante, c'est le collodion riciné :
         Huile de ricin............... 2 grammes
         Essence de térébenthine..... 7   —   50 centigr.
         Collodion élastique.......... 50   —

    Les individus anémiques et ceux qui ont une constitution
débile seront, par mesure de prophylaxie, soumis à un traitement
fortifiant et à un régime raisonnable d'endurcissement.
    Comme moyen local de prévention, citons les fréquents
lavages du pavillon avec l'alcool absolu.

Dermatite phlegmoneuse du pavillon.

Cette affection, qui s'accompagne de fièvre et de violentes
douleurs [1], sera traitée suivant les principes généraux de la chirurgie.
    Au début de l'inflammation, on emploiera localement les
antiphlogistiques [2] ; plus tard, s'il survient de la fluctuation, on
incisera largement et on fera un traitement antiseptique [3].
    Quand les douleurs sont trop considérables, on sera parfois
obligé d'avoir recours à la morphine.

---

    1. Cette affection se voit parfois après des piqûres d'insectes, dont la
trompe est souvent souillée de germes pathogènes (genre musca) ; ou bien
l'infection se fait secondairement. Le percement des oreilles avec des instruments malpropres aboutit au même résultat. Il ne faut pas oublier de
traiter antiseptiquement les piqûres de cette région au lieu de les négliger
comme on le fait d'ordinaire. Ce traitement prophylactique préviendra de
très grands désordres que nous avons parfois constatés.
    2. Principalement l'action locale du froid.
    3. Pansement antiseptique humide.

Furonculose du conduit auditif externe (Folliculite du conduit, otite externe circonscrite ou folliculaire).

La furonculose du conduit est le plus souvent accompagnée de violentes douleurs ; elle prend naissance dans les follicules pileux ; son siège de prédilection est la paroi postérieure et supérieure de la région membrano-cartilagineuse ; elle est la conséquence d'une infection (staphylococcus pyogenes aureus et albus).

Les personnes atteintes de suppurations chroniques de l'oreille moyenne sont, plus que les autres, exposées à cette infection. Souvent aussi un nettoyage mal fait avec des instruments souillés (cure-oreille, épingles à cheveux, etc.) provoque son apparition [1].

En dehors des douleurs, l'affection s'accompagne de légers troubles fonctionnels; tant qu'elle n'obstrue pas complètement la lumière du canal, l'audition n'est pas diminuée de façon appréciable.

Les folliculites plus marquées, celles surtout de la paroi postérieure, amènent assez fréquemment de la rougeur, du gonflement et parfois des abcès fluctuants à la région mastoïdienne.

Cette complication pourrait, dans certains cas, créer une confusion [2] avec les mastoïdites dues aux inflammations de l'oreille moyenne, si l'on néglige l'examen du tympan ou si on ne peut voir ce dernier à cause du gonflement du conduit. Des commémoratifs exacts, au besoin l'observation clinique soigneuse pendant plusieurs jours, aideront habituellement à surmonter les difficultés du diagnostic différentiel [3].

Si la lumière du conduit a complètement disparu et qu'on ait besoin d'examiner l'audition pour le diagnostic, on peut créer un passage suffisant aux ondes sonores, en introduisant un spéculum n° 1 convenablement lubréfié.

Au début de l'affection, tant que le revêtement du conduit ne sera que légèrement infiltré, on essaiera, mais avec peu de chances de succès, d'arrêter le développement du furoncle. On y parvient parfois en tamponnant le conduit avec des mèches de gaze stérilisée très serrées qu'on humecte ensuite en faisant couler

---

1. L'influence du sucre est bien connue ; il en est de même des troubles digestifs.

2. La pression douloureuse du tragus est un bon signe qui très souvent lève les doutes et permet d'affirmer l'otite externe.

3. Okouneff et quelques autres prêtent une certaine importance à la transillumination de l'apophyse dans ces cas ; elle serait opaque, quand les cellules osseuses sont envahies.

goutte à goutte, la solution de Bürrow (1 à 5 pour 10 d'eau). On peut aussi y arriver en introduisant des tampons d'ouate également très serrés pressant sur les parois et imbibés d'alcool absolu. Il est enfin loisible d'essayer les badigeonnages de glycérine phéniquée chaude :

      Acide phénique............... 0, 50 centigr.
      Glycérine.................... 15

Si l'on ne réussit pas à faire avorter le furoncle, on fera son possible pour en hâter la maturité. On emploiera pour cela des cataplasmes chauds[1] de farine de lin (voir plus haut), des compresses fréquemment renouvelées d'eau aussi chaude que possible, des pansements humides à l'eau chaude[2], à laquelle on ajoutera de la solution de Bürrow (dans la proportion de 1 pour 10).

La chaleur amène de plus un certain apaisement des dou-

Fig. 35.
Furonculotome de Hartmann.

leurs. Si cependant ces dernières persistent, on introduira dans le conduit une mèche de gaze stérilisée et on l'imbibera après de quelques gouttes de la solution suivante, chaude :

      Extrait d'opium............... 0, 50 centigr.
      Eau distillée.................. 20

ou d'une solution chaude de cocaïne (5 %).

Chez les enfants, on sera obligé de se passer de cette substance et de l'opium ; cela est d'autant moins à regretter que l'action analgésique de ces deux médicaments, employés sous cette forme, est très faible[2]. Les compresses chaudes et humides agissent mieux et plus sûrement.

Dès que l'abcès est bien délimité, on préférera à tout autre traitement l'incision large avec un scalpel de petite dimension après anesthésie locale (spray au chlorure d'éthyle). Parfois, on sera obligé d'agrandir au bistouri une ouverture faite spontanément, mais insuffisante pour l'écoulement du pus. Après l'incision, on évacuera le mieux possible l'abcès[3] en comprimant son

1. Peut-être ces procédés, qui soulagent certainement la douleur, ont-ils l'inconvénient de favoriser l'envahissement microbien des glandes voisines.
2. Nous croyons également qu'ici c'est surtout la mèche de gaze qui soulage en séparant les parois.
3. Il est souvent utile d'introduire dans l'ouverture une mèche à demeure qui fera un bon drainage et empêchera une fermeture trop rapide.

voisinage au moyen de tampons serrés d'ouate ayant la forme du conduit.

A cette période du mal, on évitera les lavages du conduit. Il vaut mieux en pratiquer l'occlusion avec une mèche de gaze à l'iodoforme, au xéroforme ou à l'airol ; on appliquera sur l'oreille un pansement occlusif de gaze stérilisée séchée ou imbibée de solution de Bürrow chaude (1 p. 10 d'eau) ; on recouvre la gaze d'une couche de batiste de Billroth et d'ouate. Le pansement restera en place 24 heures.

Quand, à l'aide de ce traitement, le conduit sera revenu à son calibre normal et l'abcès en pleine période de régression, on fera un lavage unique, mais abondant, avec la solution chaude de sublimé (1 p. 1000). On l'exécutera de préférence avec la canule droite de Politzer qui sera introduite au delà de l'abcès jusque près du tympan. On emploiera une pression modérée et continue jusqu'à ce que les débris, très infectants, formés de pus et de détritus épidermiques, qui sont dans le conduit, soient complètement enlevés. On dessèche ensuite avec soin et l'on y insuffle une poudre antiseptique quelconque. C'est la façon la plus sûre de prévenir une nouvelle apparition du mal. On peut alors supprimer le pansement. Le conduit sera encore tamponné avec de la gaze ou de la ouate stérilisées exerçant une compression sur les parois.

Chez les malades qu'effraie l'intervention sanglante, on sera quelquefois obligé d'attendre l'ouverture spontanée de l'abcès. Si, dans ce cas, l'application prolongée de compresses chaudes n'était plus supportée, on pourrait avoir recours aux compresses froides ou à l'appareil à réfrigération de Leitner qui donnent de bons résultats au point de vue des douleurs. Une fois l'ouverture spontanée produite, le reste du traitement ne diffère en rien de ce que nous avons décrit.

Après la guérison définitive, et dans le but de prévenir les récidives, on prescrira pendant quelque temps au malade des badigeonnages quotidiens du conduit avec la glycérine phéniquée (0, 50 pour 15) ou la glycérine mentholée (1 pour 10).

On peut aussi, dans le même but, ordonner des instillations ou des badigeonnages avec l'alcool boriqué (acide borique 1 gr., alcool rectifié 40 gr.) ou avec l'alcool au sublimé (0, 05 à 0, 10 pour 50 gr,).

Si, après guérison, il persiste une sécheresse anormale du conduit et des démangeaisons désagréables, on prescrira des onctions avec la pommade au précipité blanc.

Précipité blanc..........   0 gr. 30 cent.
Pommade émolliente....   12

ou avec la vaseline boriquée :

$$\text{Acide borique} \dots \dots \dots \dots \dots \quad 1 \text{ gramme}$$
$$\text{Vaseline jaune} \dots \dots \dots \dots \dots \quad 20 \quad —$$
$$\text{Oléate de cocaïne} \dots \dots \dots \dots \quad 1 \quad —$$

Ces onctions seront faites de préférence par le médecin à l'aide d'un tampon serré d'ouate, plongé dans la pommade.

On obtiendra aussi de bons résultats avec des badigeonnages de solution aqueuse, saturée à chaud, d'acide picrique (toxique, le médecin les fera lui-même) ou avec l'alcool à l'épicarine ;

$$\text{Epicarine} \dots \dots \dots \dots \dots \dots \quad 1 \text{ gramme}$$
$$\text{Alcool rectifié} \dots \dots \dots \dots \dots \quad 20 \quad —$$

Voir du reste le § : Manque de cérumen.

Inflammation diffuse du conduit auditif externe
(Otite externe diffuse).

Cette affection n'est pas très fréquente. Elle accompagne parfois d'une manière passagère les suppurations aiguës et chroniques de l'oreille moyenne. Chez les individus dont les oreilles sont en bon état, elle doit être attribuée à des influences traumatiques [1], surtout de nature chimique.

Citons, parmi ces influences nuisibles, l'instillation de liquides irritants (chloroforme, essence de térébenthine, eau de Cologne), qu'on introduit dans l'oreille, par aberration, pour soulager le mal de dents [2].

Il n'est pas rare de voir apparaître ces inflammations diffuses, surtout chez les enfants [3], au cours du traitement des suppurations de l'oreille moyenne, après les instillations d'alcool ou d'eau oxygénée [4]. Le plus souvent l'affection s'accompagne de violentes douleurs ; le conduit est rétréci concentriquement, souvent jusqu'à disparition de sa lumière, la peau est rouge, l'épiderme gonflé, décollé et macéré et s'élimine enfin sous forme de petites lamelles. En même temps, la surface est recouverte d'un exsudat séreux ou filant.

Le traitement vise, au début, les douleurs souvent considé-

1. Extraction maladroite de corps étrangers, nettoyage de l'oreille pratiqués brutalement avec des objets souillés de germes pathogènes.

2. Il ne faut pas oublier que, dans les périodes précédentes, cette façon de faire était ouvertement préconisée par les médecins.

3. A cet âge, la richesse des vaisseaux lymphatiques diffuse beaucoup le mal.

4. La résorcine, ce médicament qui rend de si grands services dans notre spécialité, est parfois assez mal tolérée par le conduit des enfants. Il en est de même chez certains sujets. Ceci n'est pas surprenant si l'on songe que la résorcine, qui est un topique si précieux pour les muqueuses, est beaucoup moins bien tolérée par la peau.

rables et consiste surtout dans l'emploi local du froid. Quand l'inflammation est légère, qu'il n'y a qu'une exsudation séreuse peu prononcée, les insufflations de poudre d'acide borique suffisent quelquefois. Quand l'épiderme est macéré, les lavages abondants avec la solution d'acide borique (2 %), la solution de lysol (0, 50 à 1 %), la solution de crésol (2 à 3 %) sont indiqués. On fait en outre des instillations avec l'alcool boriqué (1 pour 20), l'alcool au sublimé (0, 05 à 0, 10 pour 50) ou l'alcool à l'iodol (1 pour 20). Les instillations d'alcool sont à leur place dans le cas d'exsudation abondante; dans ceux à marche chronique, on aura recours à un badigeonnage unique ou répété avec :

Nitrate d'argent.......... 0 gr. 80 cent.

Eau distillée........... .. 10 —

Dans les cas rebelles, le traitement suivant amène parfois la guérison : Introduction d'une mèche de gaze, imbibée d'alcool (à 96 % ou absolu) ; verser ensuite par dessus quelques gouttes d'alcool absolu, appliquer un pansement occlusif. Le pansement et la mèche seront changés toutes les 24 heures.

S'il reste une dermatite chronique avec forte desquamation, on prescrira des instillations ou des badigeonnages à l'huile thymolée (1 %‰ à 1 %). Quelquefois à la suite d'inflammations chroniques du conduit, il survient une périchondrite profonde de ce dernier; il faut alors pratiquer des incisions longitudinales parallèles à l'axe; on les traitera par la méthode employée pour les plaies. Une terminaison rare de l'otite chronique externe est la formation d'ulcérations et de granulations [1]. Dans ce cas, on fera un curettage soigneux (avec le spray au chlorure d'éthyle), suivi d'une cautérisation avec le nitrate d'argent en nature. Pour éviter un rétrécissement cicatriciel, il faut, après une intervention de ce genre, tamponner à la gaze stérilisée jusqu'à complète épidermisation, en veillant bien à ce que le tampon exerce de tous côtés une forte pression sur les parois.

Otite externe bulleuse ou hémorrhagique.

Cette affection est caractérisée par l'apparition de nombreuses phlyctènes épidermiques, rouge-bleuâtre, à contenu à la fois séreux et sanguinolent. Elle survient le plus souvent au milieu

---

1. Il arrive parfois que les végétations du conduit s'étendent au dehors. Nous observons, en ce moment, chez un petit enfant de 5 ans atteint d'otorrhée chronique peu abondante cependant, des végétations du conduit, de la conque, du tragus, du lobule, de plus, une traînée de granulations analogues descend jusqu'à mi-hauteur du cou. Cette otorrhée est rebelle; dans les périodes d'accalmie, ce processus s'atténue.

de l'ensemble des symptômes de l'otite par influenza; rarement elle se montre comme maladie *sui generis* sans cause déterminée. Le traitement consiste à ouvrir la phlyctène à l'aide d'un stylet pointu ou de l'aiguille à paracentèse et à insuffler de l'acide borique ou de l'airol en poudre. Habituellement, le fond de la phlyctène s'épidermise très vite sous la couche de poudre desséchante. Si, par exception, ce n'était pas le cas et que le fond, mis à nu, de la phlyctène présentât une tendance à la formation de granulations, on ferait des attouchements avec le nitrate d'argent en nature ou le perchlorure de fer liquéfié.

Pour préparer ce dernier, on met dans un flacon quelques cristaux de perchlorure de fer et l'on ajoute deux ou trois gouttes d'eau ; on obtient ainsi une solution concentrée.

Otite externe croupale et diphtérique.

Ces deux variétés sont seulement des formes différentes de l'otite externe diphtéritique au sens large du mot. Elles sont caractérisées par la formation de membranes croupales, qui, le plus souvent, tapissent complètement le conduit. L'affection accompagne quelquefois une otite moyenne avec perforation consécutive à la diphtérie vraie du naso-pharynx, à la scarlatine ou à la rougeole. Elle peut parfois aussi prendre primitivement naissance sur place [1] et amener, bien que rarement, la diphtérie du pharynx. Dans la forme croupale [2], il est assez facile de détacher, par des lavages, les fausses membranes de la peau enflammée sous-jacente. Dans la diphtérie vraie, on n'y arrive que difficilement et d'une manière incomplète. Après qu'on a ôté les dépôts fibrineux, il reste une surface ulcérée et couverte de granulations.

Le décollement forcé des membranes est contre-indiqué dans tous les cas [3]. On remplira le conduit, plusieurs fois par jour, avec de l'eau de chaux chaude qu'on y laissera 10 à 15 minutes et on fera ensuite un lavage abondant au moyen d'un liquide antiseptique, de préférence l'eau boriquée de 1 à 2 %. Le liquide

1. Ceci se voit parfois dans les foyers familiaux, mais s'observait surtout dans les milieux hospitaliers, lorsque les mesures prophylactiques n'étaient pas généralisées.

2. En outre de ces manifestations diphtériques, Bezold, Steinhoff, Guranowski, etc., ont signalé des otites externes pseudomembraneuses vulgaires succédant par exemple à une otite moyenne aiguë. Le microbe pyocyanique paraît surtout devoir être incriminé ici.

3. Souvent, en effet, il résulte de ce décollement des membranes une irritation qui exagère le processus morbide, ainsi que l'avaient vu Bretonneau, Trousseau, etc. Cependant, une cautérisation énergique, comme le soutenait l'école de Tours, en tuant le microbe, a parfois produit de bons résultats.

qui restera dans l'oreille sera étanché au moyen de tampons d'ouate stérilisée et on terminera par une insufflation d'acide borique, d'iodoforme ou d'airol. S'il existe de violentes douleurs, on emploiera des compresses d'eau chaude ou de solution chaude de Bürrow (1 pour 10 d'eau) ; on les renouvellera fréquemment. Pour éviter des récidives locales, on prescrira, après la guérison, des instillations ou des badigeonnages d'alcool boriqué (1 pour 20), d'alcool au sublimé (0, 05 à 0, 10 pour 50), d'alcool salicylé (1 pour 20) ou phéniqué (1 pour 20).

Inflammations du conduit provoquées par les champignons (oto-mycose [1], aspergillose).

L'inflammation mycosique du conduit, due à divers champignons (*Mucor mucedo, Aspergillus niger, Aspergillus fumigatus, Aspergillus flavus, Eurotium repens*) se rencontre quelquefois chez les personnes qui vivent dans des demeures humides ou qui travaillent dans des caves infestées par ces champignons (ouvriers des chais).

Cependant la fixation de ces champignons semble demander des conditions particulières, telles qu'une certaine imbibition séreuse de l'épithélium, ainsi qu'un certain degré de macération de celui-ci. C'est pourquoi les individus porteurs d'eczémas chroniques du conduit offrent une prédisposition particulière.

L'inflammation s'accompagne de démangeaisons, de bourdonnements et de légers troubles auditifs ; rarement il existe de vraies douleurs.

Le diagnostic se base sur l'existence de touffes mycosiques dans le conduit ; on les reconnaît facilement à leur pointillé jaunâtre (*aspergillus flavus et fumigatus*) ou noir et rappelant la poussière du charbon (*Aspergillus niger*.) Dans les cas douteux, toute hésitation sera levée par la présence des spores, démontrée par le microscope [2].

Le traitement consiste d'abord en lavages abondants du conduit externe avec de l'eau chaude jusqu'à nettoyage parfait. Si le mycélium (touffes) ne peut être enlevé en une seule séance, on fera des lavages quotidiens et répétés d'hypochlorite de chaux (1 pour 500 d'eau) et des instillations alcooliques.

Quand le conduit aura été complètement débarrassé, on con-

---

1. Voir le travail de Bar (de Nice) sur l'otomycose. Il résume très bien les notions actuelles sur la question.

2. Au début, il y a présence d'une sérosité qui rapidement s'épaissit et forme un exsudat blanchâtre, analogue à un décorté d'amidon (Siebenmann), puis une membrane compacte qui tombe au bout de cinq jours, mais ne tarde pas à se reformer au bout de quatre heures si l'on n'intervient pas et ainsi de suite.

tinuera ces instillations pour prévenir les récidives. On emploiera l'alcool boriqué (2 %), salicylé (2 %)[1], phéniqué (1 à 2 %), au tannin (10 à 20 %), au sublimé (1 ‰) ou au lysol (0,30 à 0,50 %). On fera tous les jours une à deux instillations de 10 minutes de durée; on les continuera jusqu'à disparition de la démangeaison et des phénomènes réactionnels.

Au lieu d'instillations alcooliques, on peut avoir recours avec avantage au traitement par les poudres pour dessécher la peau du conduit imbibée de sérosité. Outre les antiseptiques employés en otologie, on a recommandé un mélange d'acide borique et d'oxyde de zinc (parties égales) et la formule suivante :

> Salicylate de quinoléine....   1 gramme
> Acide borique...........   8 à 10

Dans le cas de récidives opiniâtres, on badigeonnera le conduit avec la teinture d'iode ou le nitrate d'argent (1 pour 10 d'eau). Les eczémas qui existeront seront aussi traités de manière appropriée.

On attirera l'attention du malade sur les rapports que présente l'affection avec les habitations et les ateliers humides et malsains.

Pityriasis versicolor de l'entrée du conduit.

Cette dermatose, due au *microsporon furfur*, a été observée au conduit auditif, concomitamment avec des localisations étendues à d'autres régions du corps. Elle est caractérisée par une coloration, en taches brunâtres, de la peau et par une desquamation ressemblant à du son. Les taches brunes s'enlèvent très facilement quand on les gratte avec les ongles. L'affection est bénigne et n'offre d'autres symptômes subjectifs qu'une légère démangeaison.

On aura recours à des badigeonnages répétés à la teinture d'iode, à l'alcool au sublimé (à 0,10 %) ou au mélange suivant :

> Huile de Cade   } aa 15 grammes.
> Alcool absolu   }

Les insufflations de fleurs de soufre donnent aussi de bons résultats. Par contre, le traitement au savon, assez en faveur, (laisser sécher et conserver sur la peau pendant la nuit la mousse de savon) n'est pas à recommander pour l'oreille à cause des fortes démangeaisons qu'il cause et du risque d'eczéma[2].

1. L'alcool salicylé aurait fourni de bons résultats à Bezold et à Siebenmann, l'alcool au sublimé à Politzer.

2. Il y a à la fois macération de l'épiderme et irritation par les bases alcalines puissantes, telles que potasse ou soude.

Albespy recommande d'introduire, après avoir enlevé les squames au moyen de lavages, des tampons d'ouate allongés, imbibés d'une solution aqueuse de nitrate d'argent à 5 % ; ils demeureront vingt-quatre heures dans le conduit. Quand, grâce à ce traitement, les parois seront devenues lisses, on introduira des tampons imprégnés de la solution suivante :

R' Acide salicylique......... 3 grammes
    Baume du Canada........ 1 —
    Collodion................. 16 —

On les laissera plusieurs jours dans l'oreille

Eczéma du pavillon et du conduit.

La peau de la conque et du conduit est souvent atteinte d'eczéma aigu ou chronique. Cette dernière affection est, surtout chez les enfants et les femmes à peau délicate[1], une complication fréquente et désagréable des suppurations aiguës et chroniques de l'oreille moyenne.

Dans la forme aiguë, l'oreille externe est très rouge, gonflée et recouverte de nombreuses petites vésicules à contenu séreux rarement purulent, lesquelles, en se desséchant, amènent la formation de croûtes.

Dans la forme chronique, la peau du pavillon et du conduit est le siège de modifications profondes et durables. Elles consistent en une néoformation de tissu conjontif qui donne au pavillon un degré parfois considérable de rigidité et une augmentation de volume plus ou moins marquée. L'oreille atteinte d'eczéma chronique peut, pour la moindre des causes, être frappée de poussées aiguës. Disons tout de suite que le traitement de ces exacerbations est en général le même que le traitement de la forme primitive aiguë. Disons encore que l'eczéma du pavillon ne diffère en rien de celui des autres localisations de l'affection[2]. Par contre, celui du conduit nécessite certaines modifications dont nous parlerons plus loin.

Le traitement doit avoir pour but d'écarter d'abord tous les agents extérieurs nuisibles. On interdira surtout les lavages à

---

1. Chez un certain nombre d'individus à hérédité spéciale, à peau délicate qui semble mince, très apte à se congestionner et présente des éruptions diverses, l'eczéma du conduit offre une persistance souvent remarquable. Ces cas rentrent dans ce que nos prédécesseurs appelèrent herpétisme, état que l'on essaie d'expliquer actuellement par des troubles trophonévrotiques.

2. Voir Fr. Leitmex, *Therapie der Hautrankheiten*. Tome I. Collection des Manuels de Médecine. Hölder, Vienne, 1902, et aussi Dühring, et les traités français de dermatologie, de Brocq, de Gaucher, etc.

l'eau des régions malades[1]. Si l'eczéma aigu est venu compliquer une otite moyenne suppurée aiguë, on remplacera, si faire se peut, les irrigations antiseptiques de l'otite moyenne par le traitement à sec. Dans les degrés peu marqués, on pourrait essayer d'abord les badigeonnages de la peau à l'alcool (50 à 60 %), auquel on ajoutera, suivant le cas, soit de l'acide salicylique (1 pour 100) ou de l'ichthyol (5 pour 100, filtrer). En même temps, on se sert de la poudre suivante :

Oxyde de zinc. .... }	ää 25 grammes.	
Talc de Venise.............. }		
Poudre de racines d'iris de Florence..	2	—

ou encore :

Acide tannique.........	1 gramme.	
Oxyde de zinc......... }	ää 20	—
Talc de Venise......... }		
Sous-nitrate de bismuth.	5	—

La poudre devra chaque fois être appliquée immédiatement après le lavage à l'alcool ; la dessiccation amène ainsi la formation d'une croûte protectrice[2]. Le traitement à l'alcool influence aussi le gonflement d'une manière très favorable. Si la tuméfaction est très marquée, on fera mieux de renoncer à l'emploi des poudres : on humectera la région malade très fréquemment, toutes les 5 à 10 minutes, avec de l'alcool à 50 %. Pour le badigeonnage du conduit, le malade se servira de petits pinceaux d'ouate qu'il fabriquera lui-même.

Si les phénomènes objectifs sont très violents et si le traitement à l'alcool n'est pas bien supporté à cause de l'existence de crevasses et de fissures, on se servira avec avantage de compresses à l'acétate d'alumine (1 : 10 d'eau) ou de solutions aqueuses d'ichthyol (1 à 2 %), de thiol (5 à 10 %), de résorcine (1 à 2 %), d'acide borique (2 à 4 %). Ces compresses seront fréquemment renouvelées. Les applications suivantes sont très calmantes et très rafraîchissantes[3] :

Eau de chaux....... }	ää 50 grammes.	
Huile de lin....... }		
Thymol...........	0, 10 centigrammes.	

Agiter.

---

1. Parce qu'ils augmentent souvent le gonflement et la macération.

2. Chez les enfants qui ont une tendance invincible à se gratter, il sera parfois bon de protéger cette croûte par une couche de ouate hydrophile maintenue par quelques tours de bandes.

3. L'huile d'olive glacée calme même des souffrances très vives.

On appliquera ce liniment à l'aide de coton hydrophile, sans protective imperméable.

On a beaucoup vanté l'efficacité de compresses de tuménol dans le cas de formation de vésicules confluentes :

  Tuménol.................. 1 à 2 grammes.
  Eau distillée............ 100   —

Si, après la rupture des vésicules, il y a des plaques suintantes, les compresses d'alcool (30 à 40 °/₀) ou de solution aqueuse à 1 à 2 °/₀ d'ichthyol rendent de grands services. Les petites plaques suintantes seront badigeonnées avec la solution de nitrate à 1 ou 2 °/₀. Si ces plaques se couvrent de croûtes, on ramollira d'abord ces dernières à l'aide du liniment à l'eau de chaux et à l'huile de lin indiqué plus haut. Si on veut arriver au même but par l'emploi de pommades, voici d'excellentes formules :

  Acide borique....... 5 grammes.
  Paraffine....... }
  Cire blanche... } ãã 25 grammes.
  Vaseline liquide q.s. pour faire une pommade épaisse.

ou encore :

  Lanoline.................. 20 grammes.
  Vaseline jaune............. 30 —
  Liqueur de Bürrow [1]......... 50 —

Ces pommades seront étendues, d'une épaisseur égale à celle du dos de la lame d'un couteau, sur des bandes de toile souple et propre qu'on adaptera exactement à toutes les saillies et à toutes les dépressions du pavillon. On changera ce pansement deux fois par jour et on enlèvera les croûtes ramollies, en frottant vigoureusement au moyen d'un tampon de ouate imprégné de vaseline.

Si l'on veut recourir aux pommades, on plongera dans celles-ci des bourdonnets fusiformes et serrés d'ouate ; on fera tomber la substance médicamenteuse en excès, on introduira ensuite ce

---

1. Pour le traitement de l'eczéma, au lieu de la solution officinale de Bürrow, on prescrira la formule magistrale suivante :

  Rp. Alun calciné......... ....5 grammes.
  Sous-acétate de plomb.. 25 —
  Eau distillée......... 500 —

 Ne pas filtrer

A propos de cette formule, Mörner, dans l'article cité, fait justement remarquer que ces proportions donneraient une préparation contenant 3,2 °/₀ de sous-acétate de plomb, c'est-à-dire cinq fois plus de plomb que la préparation de sous-acétate de plomb dilué. La quantité de 500 grammes d'eau est aussi trop forte; par suite la teneur en acétate d'alumine au lieu d'égaler 3 °/₀ ne serait plus que de 0, 4 °/₀.

tampon dans le conduit avec une pression modérée, de manière
que les parois soient partout en contact intime avec la ouate.
La pression exercée par le tampon sur celles-ci contribue beaucoup à élargir le calibre du conduit.

On continuera l'usage des pommades, tel que nous venons de
le décrire, tant qu'il y aura encore formation de croûtes. S'il
existe de fortes démangeaisons, on peut ajouter à la pommade
une certaine quantité de cocaïne [1] (2 gr. à 5 gr. pour 100 gr.
d'excipient).

Quand il n'y aura plus de croûtes, parce que l'épidermisation
des plaques suintantes aura commencé à se manifester, on passera
au traitement par les pâtes.

    R̃ Oxyde de zinc....   ⎱ āā 5 grammes.
        Talc de Venise... ⎰

        Lanoline........... ⎱ āā 20 grammes.
        Vaseline liquide... ⎰

Pâte au zinc molle

ou encore :

        Oxyde de zinc....... ⎱ āā 12 grammes.
        Talc de Venise ...... ⎰
        Vaseline jaune.......   25 grammes

Pâte épaisse au zinc. (LASSAR).

Ces préparations médicinales ne seront pas, comme les pommades, étendues sur des bandes de toile, mais on les appliquera
directement sur la peau et on les recouvrira entièrement de
poudres de manière à former sur les parties une couche protectrice solide. On n'enlèvera pas les couches anciennes, mais on
en placera de nouvelle pâte aux endroits où elle serait tombée
d'elle-même. On continuera le traitement de cette façon jusqu'à
guérison complète [2].

Les pâtes ne peuvent pas être employées pour le conduit
auditif externe ; en cette région, au début de l'épidermisation, on
se contentera de badigeonnages à l'alcool.

Le traitement des exacerbations aiguës des eczémas chroniques est, nous l'avons dit, presque le même que celui des
eczémas aigus. Dans ces cas, on recommande beaucoup pour
les pâtes l'emploi du lénigallol.

---

1. Ainsi que nous l'avons indiqué précédemment, l'usage de la stovaïne,
préférable à l'holocaïne et à l'eucaïne, prédominera peut-être bientôt, cette
substance étant aussi active et moins toxique que la cocaïne.

2. En définitive, on constitue une couche protectrice qui dure assez longtemps pour qu'il y ait rénovation complète de la couche épidermique.

R Lénigallol.........   5 grammes
      Oxyde de zinc..... }
      Talc de Venise.... } āā 12   —
      Vaseline jaune.....   25   —

On étendra directement la pâte sur la peau, sous une assez grande épaisseur, et on la recouvrira d'une poudre jusqu'à formation d'une couche protectrice; il faudra l'enlever deux fois par vingt-quatre heures (au moyen de frictions avec un tampon d'ouate plongé dans la vaseline) et la remplacer par de la nouvelle.

Pour le traitement des eczémas chroniques, on emploie surtout des pommades réductrices[1] :

      Précipité blanc...........   1 à 2 grammes
      Pommade émolliente.......   50   —

   ou encore :

      Résorcine............   0, 50 à 2 grammes
      Pommade émolliente..   50   —

On se sert également de naphtalan, de pétrosapol et de supolan ; tous ces remèdes sont appliqués directement à l'aide d'un pansement sur la région malade. Les pommades soufrées donnent aussi de bons résultats.

      Soufre précipité......   0. gr. 50 à 2 gr. 50
      Pommade émolliente..   50 gr.

   ou encore la pommade soufrée à l'oxyde de zinc :

      Soufre précipité.......   0. gr. 50 à 2 gr. 50
      Oxyde de zinc.............. }
      Talc de Venise............ } āā 5 gr.
      Lanoline.................. }
      Vaseline liquide.. .... } āā 20 gr.

Récemment, la formule suivante jouissait d'une certaine faveur:

      Pyraloxine............   0. gr. 50 à 2 gr. 50
      Pommade émolliente.. 50 gr.

Répétons aussi que, pour appliquer ces pommades dans un conduit auditif atteint d'eczéma chronique, il est préférable d'employer des tampons d'ouate auxquels on donnera une forme et une épaisseur appropriées, de manière qu'ils exercent partout une pression assez forte sur les parois du conduit.

Le traitement se terminera par l'emploi du goudron (contre-indiqué chez les enfants). Tant qu'il y a des phénomènes d'inflammation ou des fissures de la peau, cette substance n'est pas

---

1. En d'autres termes, on tend à désoxygéner, les substances riches en oxygène étant phlogènes.

de mise ici. Ce n'est que si les manifestations inflammatoires ont disparu, si la peau n'est plus que légèrement rougie et desquamée, qu'on peut commencer son usage. Il est avantageux au début d'associer ce médicament, à doses progressivement ascendantes, à l'une des pommades énumérées plus haut, de préférence à la pâte de zinc :

<pre>
Huile de cade.... ...   0 gr. 50, 2 gr. 50, 5 g.
Oxyde de zinc........ ⎫
Talc de Venise........ ⎬ āā 5 gr.
Lanoline............. ⎫
Vaseline liquide...... ⎬ āā 20 gr.
</pre>

Pommade au goudron et au zinc à 1, 5 et 10 %.

ou encore :

<pre>
Huile de cade........   0. gr. 50, 2 gr. 50, 5 gr.
Pommade émolliente...   50 gr.
</pre>

Pommade au goudron à 1, 5 et 10 %.

Si plus tard on veut obtenir du goudron une action énergique, on fera des badigeonnages avec la teinture de *Ruscus aculifolius* et on recouvrira les régions traitées avec l'emplâtre au savon et à l'acide salicylique à 10 ou à 15 %.

Pour le conduit auditif, la meilleure façon d'appliquer le goudron sera le simple badigeonnage à l'huile de cade ou à l'huile de houille.

Si, après la guérison de l'eczéma, il persiste dans le conduit une abondante formation de squames, les cautérisations avec les solutions de nitrate d'argent de 5 à 10 % sont indiquées. On les introduira dans le conduit à l'aide de petits tampons de ouate en exerçant une légère pression. En règle générale, deux à trois cautérisations suffisent, entre lesquelles on laissera des intervalles de plusieurs jours.

Quand l'eczéma sera guéri, on continuera pendant quelques semaines, pour prévenir les récidives, l'emploi de la pommade au précipité blanc ou d'une pommade faible au goudron. Pour cela, on appliquera la pommade en couche mince au moyen du pinceau. Les badigeonnages avec la teinture de *ruscus* ou l'huile de cade répondent au même but.

La prédisposition aux eczémas qui existe chez beaucoup d'individus sera combattue par l'administration de préparations arsenicales (liqueur de Fowler, eaux de Levico et de Roncegno [1]), par la médication martiale et par un régime approprié. On

1. Ou de la Bourboule, Uriage.....

s'abstiendra absolument de liqueurs alcoliques et d'aliments épicés. De plus, on veillera à ce qu'il y ait des évacuations alvines quotidiennes [1].

Dans beaucoup de cas, des cures hydro-minérales d'eaux sulfureuses ou arsenicales aideront à lutter contre la diathèse.

Herpès zoster du pavillon

Le pavillon est assez fréquemment le siège d'une éruption herpétique, accompagnée de violentes douleurs et parfois d'une paralysie du nerf facial [2].

Le traitement local aura d'abord pour but de calmer les souffrances [3] et en second lieu d'éloigner les influences extérieures nuisibles. Tant qu'il n'y a pas d'éruption vésiculeuse bien marquée, on peut badigeonner le pavillon avec les solutions de thiol :

<pre>
    Thiol liquide...........   5 à 20 grammes
    Eau distillée..........   50   —
</pre>

et le recouvrir, s'il y a lieu, de gaze enduite de pommade de thiol. Si les vésicules sont complètement développées, on emploie le traitement par les poudres :

<pre>
    Oxyde de zinc............... }
    Talc de Venise,.............. } āā 25 gr.
</pre>

ou encore :

<pre>
    Acide borique...............   1 à 3 gr.
    Oxyde de zinc............... }
    Talc de Venise.............. } āā 25 gr.
</pre>

ou

<pre>
    Thiol sec........... ....   2 gr. 50 à 5 gr.
    Oxyde de zinc............... }
    Talc de Venise............. } āā 25 gr.
</pre>

Sur le pavillon bien saupoudré, on applique un pansement ouaté ; on continue ce traitement jusqu'à dessiccation des vésicules. Si ces dernières viennent à se rompre, ou s'il s'est formé des petites plaques gangreneuses, on aura recours à des compresses de solution aqueuse de 1 à 2 % d'acide salicylique,

---

1. Tous les troubles gastro-intestinaux sont préjudiciables ; de là la nécessité aussi d'un régime alimentaire spécial.

2. Si l'herpès est dû à un zona du nerf grand auriculaire, il siège à la partie postérieure de la conque et surtout du lobule ; s'il est déterminé par un zona de la branche auriculo-temporale du trijumeau, il occupe le tragus ou la paroi antérieure du conduit.

3. Appliquer localement de la pommade belladonée au 1/10e.

d'ichthyol ou de tuménol, ou à des pansements avec les pommades suivantes :

Rp. Acide borique....... 5 à 10 grammes
Paraffine ....
Cire blanche........ } āā 25 —

Vaseline liquide q. s. pour une pommade épaisse,
ou encore la pommade rafraîchissante :

Lanoline............ 20 grammes
Vaseline jaune...... 30 —
Liqueur de Burrow.. 50 —

Dans de nombreux cas, on hâtera beaucoup la guérison en saupoudrant la région d'iodoforme, avant d'appliquer le pansement à la pommade.

Quand les douleurs sont intenses, on peut avoir recours aux pommades calmantes [1] :

Lanoline................... 10 grammes
Vaseline jaune.............. 20 —
Eau de chaux...............
Eau distillée d'amandes amères } āā 15 —

Ajouter :

Hydrate de chloral.......... 1 à 5 —

ou

Chlorhydrate de cocaïne...... 0 50 à 2 gr.

Si les souffrances sont intolérables, on est quelquefois obligé de lutter contre l'insomnie au moyen d'injections de morphine. Pour le traitement général, on a recommandé l'iodure de potassium (0, 50 a 2 grammes trois fois par jour) et la strychnine [2] ou :

Teinture de strychnine........
Teinture de gelsemium....... } āā 5 grammes

20 gouttes par jour.

Lupus vulgaire

Le lupus vulgaire atteint isolément l'oreille externe; ou bien il est plus souvent la manifestation locale d'un foyer lupique étendu sur une vaste région de la face [3].

Le traitement est absolument le même que celui du lupus de la peau. En règle générale, d'ailleurs, le malade va consulter non l'otologiste, mais le dermatologiste.

1. Ici encore l'huile d'olive glacée est utile.
2. Un traitement étiologique prophylactique est aussi indiqué.
3. On trouve les mêmes variétés que sur le reste de la face, c'est-à-dire le lupus maculosus, hypertrophians, exulcerans, exfoliativus, erythematodes.

S'il s'agit d'un foyer très circonscrit avec un petit nombre de légères infiltrations, il vaut mieux les détruire avec un crayon de nitrate d'argent très effilé. On arrive au même but par la méthode suivante : les régions malades sont profondément anesthésiées à l'aide d'une forte solution de cocaïne, puis on les badigeonne avec une solution de potasse caustique à 30 %. Immédiatement après ce premier badigeonnage, on en pratique un second avec une solution de nitrate d'argent à 25 %. L'excès de cette solution est enlevé au moyen de tampons de ouate. Une troisième méthode très efficace est le râclage[1] avec la curette tranchante. Dans tous les cas, les surfaces saignantes ainsi produites seront recouvertes d'un pansement à la gaze à l'iodoforme ou au dermatol.

Un traitement moins chirurgical, mais aussi actif, consiste dans l'application de pommades et pâtes caustiques :

Acide salicylique............	20 grammes	
Créosote..................	40	—
Axonge..................	} āā 20 gr	
Cire jaune..................		

(LEISTIKOW)

ou encore :

Acide pyrogallique..........	5 à 10 grammes	
Pommade émolliente........	100	—

On étendra ces pommades sur de la toile, on les appliquera avec soin sur les régions affectées et on les recouvrira d'un pansement. Ce dernier sera renouvelé tous les jours, jusqu'à ce que l'action caustique se manifeste par un changement de couleur des parties atteintes. On passera alors à des pommades à l'acide pyrogallique plus faible (1 à 2 %) et enfin à l'emploi d'un pansement antiseptique.

La pommade à la résorcine à 33 % donne les mêmes résultats que les pommades caustiques ci-dessus. Elle a d'abord une action élective en détruisant en premier lieu les foyers lupiques ; ce n'est que si on continue son application pendant assez longtemps, qu'elle amène la mortification des tissus sains environnants.

Si, sous le pansement antiseptique consécutif à l'emploi des

---

1. Nous recommandons la pratique suivante : Après avoir saisi le lobule de l'oreille, par exemple, et l'avoir légèrement étiré, ce qui anémie la région, les produits lupiques apparaissent, se détachant nettement sur le fond pâle. On enfonce alors à leur niveau une pointe de galvanocautère. Cette pratique réussit bien au début, quand les foyers sont isolés et peu nombreux.

pommades caustiques, l'épidermisation fait son apparition, on peut, pour terminer, avoir encore recours aux pommades jusqu'à disparition des manifestations de réaction inflammatoire. On recommande particulièrement pour cela la pâte de Broocke.

Oléate de mercure (à 5 %)...	28 grammes	
Vaseline jaune...............	14	—
Oxyde de zinc	aa 7 gr.	
Amidon		
Ichthyol	1	—
Acide salicylique............	1	— 20 cent.

Telles sont les méthodes en usage actuellement ; pour les détails, nous renvoyons aux traités de dermatologie.

Au cours des dernières années, cependant, toutes les méthodes conservatrices avaient été délaissées pour le traitement chirurgical. Ce dernier consiste dans l'excision complète de la région malade ; on recouvre la plaie ainsi formée par des greffes de Thiersch ou de Krause.

Mais, plus récemment encore, le traitement chirurgical a dû céder le pas aux traitements par les rayons de Röntgen, par la chaleur rayonnante (au moyen d'une pointe de thermocautère mise très près du foyer morbide) et surtout par la lumière (Finsen).

Lupus érythémateux.

Cette affection se montre plus rarement que la précédente sous la forme localisée au pavillon ; le plus souvent, ce dernier est compris dans un foyer morbide assez étendu ayant débuté par la face.

Le traitement, s'il y a des manifestations inflammatoires, consistera en compresses avec la solution de Burrow (1 pour 10 d'eau), avec l'ichthyol (1 %), le tuménol (1 %) ou la résorcine (1 %). On passera ensuite aux badigeonnages avec les solutions de thiol (10 à 50 %). On obtient de meilleurs résultats avec de fréquents attouchements à l'alcool absolu ou avec un mélange, à parties égales, d'alcool absolu, d'éther sulfurique, d'alcool de menthe poivrée.

Après disparition des phénomènes phlegmasiques, on peut prescrire les pommades et les pâtes. Parmi le grand nombre de préparations recommandées pour cela, citons la pâte de Lassar et celles au soufre et à la résorcine.

Les traitements le plus préconisés n'amènent qu'une amélioration passagère ; les rayons de Röntgen essayés dans ces derniers temps, ne semblent pas avoir tenu ce qu'on attendait d'eux [1].

Parfois, on peut obtenir une guérison durable des petits foyers par le râclage à la curette tranchante suivi d'une cautérisation énergique avec : nitrate d'argent, eau distillée, parties égales ou acide phénique concentré, glycérine, parties égales [2]; les scarifications des foyers circonscrits amènent souvent le résultat désiré.

Le traitement général consiste dans l'administration de quinine (1 gramme par jour) et d'arsenic :

Liqueur de Fowler................ 2 grammes
Teinture de malate de fer.... $\left\{ \begin{array}{c} \\ \\ \end{array} \right.$ aā 10 —
Teinture amère............

10 gouttes, trois fois par jour ; augmenter jusqu'à 15 gouttes [3].

Syphilis de l'oreille externe (Syphilis cutanée).

En dehors de l'affection primitive souvent observée à l'oreille à la suite de morsure [4] ou de baiser sur le pavillon, on trouve à l'oreille externe des manifestations secondaires sous forme d'exanthème papuleux ou pustuleux. Il n'est pas rare aussi de voir survenir de larges condylomes suintants. Ceux-ci, quand ils sont confluents, peuvent former de vastes ulcérations de la conque et du conduit, lesquelles manifestent leur nature par leurs bords taillés à pic, serpigineux et leur aspect lardacé. Ces ulcérations sont, le plus ordinairement, accompagnées de violentes douleurs, irradiées à tout le voisinage. Le diagnostic s'appuiera évidemment sur les commémoratifs ou sur la présence de manifestations vénériennes en d'autres régions du

---

1. Les rayons X présentent des dangers sur lesquels on a insisté ces derniers temps. Il vaut mieux faire des séances de courte durée et souvent répétées ; car c'est la durée d'application qui provoque les accidents mentionnés plus haut. Ils constituent un agent thérapeutique souvent très efficace, mais d'un maniement délicat.

2. L'acide chlorhydrique, préconisé ces derniers temps, présente dans bien des cas une réelle efficacité.

3. Il semble qu'il doit y avoir incompatibilité à associer un sel de fer à une préparation végétale amère ; car, les espèces amères renferment pas mal de tannin et les sels organiques de fer sont assez instables. De plus, avec l'alcool à 60° ou 80° employé pour les teintures, il y a précipitation du sel de fer.

4. A la suite de la perforation du lobule pour le port de boucles d'oreilles, on a cité des cas d'inoculations syphilitiques, suivies parfois d'accidents fort graves, comme on en voit dans les syphilis extra-génitales (Fournier).

corps. Dans les cas douteux, le traitement antisyphilitique conduira seul au diagnostic exact.

La gomme du pavillon amène des destructions étendues et même la perte totale de celui-ci. Elle attaque d'abord le cartilage et secondairement le revêtement cutané. La syphilis héréditaire provoque aussi des syphilides maculeuses, pustuleuses et bulleuses de l'oreille externe, ainsi que des gommes.

Quand il existe des ulcérations, le traitement consiste à les cautériser à plusieurs reprises avec les solutions concentrées de nitrate d'argent ou d'acide chromique. Dès que les granulations ont disparu, on badigeonne les parties atteintes au moyen de la solution de sublimé (0, 10 pour 30 gr. d'eau) ou de la teinture d'iode. Suivant Knapp, les insufflations de calomel suivies de cautérisation avec le nitrate d'argent à 1 °/₀ donnent d'excellents résultats. Il est bon ensuite d'appliquer sur les parties ulcérées un fragment d'emplâtre hydrargyrique convenablement roulé. A titre de médication générale, on aura recours aux frictions. Si l'on veut obtenir une action rapide, on emploiera les injections de sublimé, de salicylate ou de succinimide mercurique. Si le malade vient de suivre un traitement hydrargyrique, on lui donnera de l'iodure [1] de sodium :

> Iodure de sodium................   5 grammes
> Eau distillée.................... 200   —

Deux à trois cuillerées à soupe par jour.

Pour plus amples détails, consulter les manuels spéciaux de syphiligraphie.

Hématome du pavillon.

L'hématome qui siège à la partie antéro-supérieure du pavillon est la manifestation d'un épanchement sanguin existant entre le périchondre et le cartilage. Il survient le plus souvent à la suite de traumatisme. Son apparition spontanée est très rare [2]. Il constitue une tumeur du volume d'une noisette [3], à

1. Nous croyons surtout à l'action de l'iodure de potassium (trois ou quatre grammes par jour).

2. Cependant, certains aliénistes ont soutenu que, chez les paralytiques généraux notamment, l'hématome du pavillon pouvait résulter d'un trouble trophique; mais il est difficile d'éliminer l'idée d'un traumatisme resté inconnu.

3. On doit distinguer des variétés : petite, moyenne et volumineuse, cette dernière étant surtout justiciable d'une intervention chirurgicale. C'est à l'incision aussi qu'il faut avoir recours s'il y a transformation purulente, celle-ci résultant le plus souvent d'une irritation nouvelle ou d'un traitement mal dirigé. Cependant, parfois, l'infection s'opère par la voie sanguine, par exemple à la suite de troubles digestifs, de grippe, etc.

consistance pâteuse, rarement fluctuante ; la peau qui la recouvre est normale. Dans les cas récents, elle contient du sang ; dans ceux de date ancienne, celui-ci est en voie de désintégration. On trouve un liquide jaune, couleur miel ou brun, visqueux. En général, la tumeur est indolore ; quand elle est d'origine traumatique, elle peut cependant être accompagnée de phénomènes inflammatoires et, par conséquent, de douleurs. Le traitement sera autant que possible expectatif ; on n'en fera aucun lorsqu'il n'y a pas de symptômes subjectifs. Quand les phénomènes inflammatoires sont peu marqués, on appliquera une petite vessie de glace et plus tard des compresses avec la solution de Burrow très froide et diluée au dixième. On n'emploiera des pansements légèrement compressifs que si l'amélioration ne fait pas de progrès La ponction de l'hématome et l'aspiration de son contenu provoquent, dans certains cas, une augmentation de la réaction phlegmasique ; dans d'autres au contraire, suivies d'un pansement compressif, elles rendent des services. Dès qu'on s'aperçoit de l'infection et de la suppuration du contenu, dès que la peau devient chaude et rouge au niveau de la tumeur, on fera une large incision et l'on râclera à fond le cartilage souvent recouvert de granulations et l'on remplira la cavité de gaze à l'iodoforme ou à tout autre antiseptique[1]. Le cartilage se gangrène très rarement ; il faut alors ouvrir largement la tumeur et exciser les parties gangrenées. On n'obtient la guérison qu'au prix d'une difformité persistante de l'oreille.

Périchondrite du pavillon.

Cette affection[2] est caractérisée par une tumeur rouge[3], légèrement bosselée, fluctuante, douloureuse à la pression et siégeant à la face antérieure de la conque ; elle est bien délimitée d'avec le lobule qui, lui, ne renferme pas de cartilage. Dans les degrés d'inflammation légère, le contenu est un liquide jaunâtre, analogue à la synovie et ressemblant au liquide des vieux hématomes. Les degrés peu marqués ne s'accompagnent que de

1. Seule l'ouverture large et un nettoyage à fond mettent à l'abri des récidives. Pour prévenir celles-ci, il faudra que les points de suture comprennent à la fois la peau, le périchondre et le cartilage. Les massages consécutifs préviennent souvent la déformation cicatricielle.

2. La périchondrite est exceptionnelle (Lucae). Parfois le mal semble spontané (syphilis ou tuberculose ?) Le rôle du froid (Brieger) et celui du traumatisme paraissent démontrés. Suivant Pomeroy, Knapp, etc., le début se ferait par la portion cartilagineuse du conduit.

3. Au début la peau est normale.

douleurs insignifiantes. Dans les cas graves, tout le pavillon a l'aspect d'une masse informe, sur laquelle on ne peut plus guère distinguer la configuration normale. Dans ces cas, il survient toujours de la suppuration sous le périchondre et parfois de la gangrène de parties étendues du cartilage.

Le traitement aura pour but de combattre énergiquement l'inflammation (vessie de glace [1]). On incisera largement la tumeur fluctuante ; c'est surtout dans les formes graves de périchondrite suppurée qu'on pratiquera de larges incisions allant de préférence de l'insertion supérieure du pavillon jusqu'en bas, au lobule ; elles permettront d'éviter les déformations ultérieures de la face postérieure de la conque. On maintiendra la plaie ouverte en y introduisant des mèches de gaze au sublimé et à l'iodoforme ; on appliquera par-dessus un pansement compressif à la gaze imbibée de solution de Burrow ; le tout sera recouvert de batiste de Billroth ou de Mosetig et de plusieurs couches d'ouate. Le traitement ultérieur est purement chirurgical. Après guérison de la plaie, il est bon de masser légèrement une à deux fois par jour, cinq minutes chaque fois, le pavillon encore épaissi, entre le pouce et l'index bien lubréfiés.

Étant donné qu'il existe une forme tuberculeuse [2] de la périchondrite, on fera bien de rechercher toujours s'il n'y a pas dans le voisinage de gonflements ganglionnaires. Chez les malades qui redoutent le bistouri, on pourra, dans les cas peu graves, pratiquer, au lieu de l'incision, des ponctions et des aspirations répétées qui amèneront aussi la guérison.

Le pemphigus du pavillon.

Il peut être la manifestation locale du même exanthème étendu à d'autres régions [3] ; il est caractérisé par l'apparition de bulles de diverses grandeurs qui augmentent rapidement et se rompent après avoir atteint le volume d'une noisette, laissant après elles une plaque privée d'épiderme. La cause serait, dans certains cas, une auto-intoxication, dans d'autres de l'infection ; parfois aussi, la maladie aurait une origine trophique.

Le traitement de cette affection, que les otologistes ont rarement l'occasion de voir, consiste dans l'incision des bulles ;

1. On pourra parfois recourir aussi à la compression, à l'aide du collodion ou de la traumaticine, pour favoriser la résorption des exsudats.

2. Les injections de glycérine iodoformée présentent ici de sérieux avantages.

3. Voir le travail de Rohrer (Traité des maladies des oreilles, 1891).

on saupoudre ensuite les régions dénudées avec les mélanges suivants :

Rp. Résorcine...................   1 gramme
    Carbonate de magnésie.......   10   —
    Talc de Venise..............   20   —

ou encore :

    Calomel..................... }
    Oxyde de zinc............... } āā 5   —
    Sous-nitrate de bismuth......   15   —

S'il existe des plaques suintantes et étendues, on se trouvera bien de l'emploi des pommades. Nous recommandons celles-ci :

    Acide salicylique..............   1 à 3 grammes
    Pommade émolliente............ 100   —

ou :

    Sulfo-ichthyolate d'ammoniaque.. }
    Tuménol....................... } āā 0 50 à 1 gr.
    Pommade émolliente............   50 grammes
    (Pommade tuménol-ichthyolée....   à 1 °/₀ à 2 °/₀)

Le traitement général consistera dans le repos, un régime léger et l'administration interne de quinine, antipyrine, salicylate de soude ou arsenic. On a recommandé aussi les injections de pilocarpine et de strychnine (jusqu'à 0, 005 par jour).

Rétrécissement du conduit auditif externe[1].

I. *Rétrécissement par atrophie sénile et affaissement du conduit.* — Les processus d'involution[2] qui, dans la vieillesse, ont pour théâtre le cartilage et la peau du conduit, amènent, concomitamment avec le relâchement des tissus, un rétrécissement en forme de fente, lequel ne provoque pas de symptômes spéciaux, surtout de troubles auditifs, tant qu'il existe un pertuis, si étroit soit-il. Si l'accolement complet des parois amenait des troubles de l'audition, on les ferait disparaître par l'introduction de petites canules qui écartent l'une de l'autre les parois affaissées.

II. *Rétrécissements par gonflement périostal du conduit.* — Les rétrécissements passagers, même très marqués du conduit, sont le plus souvent la manifestation locale d'une otite externe circonscrite ou diffuse. Les sténoses périostiques sont, de leur

1. Les indications principales d'intervention sont la rétention du pus et la surdité. En dehors de ces circonstances, il est rare qu'on ait à intervenir.

2. Il y a relâchement des faisceaux fibreux qui attachent le derme au pourtour des surfaces osseuses, principalement en haut et en arrière (Tröltsch et Lincke).

côté, consécutives à des processus inflammatoires aigus ou chroniques de l'oreille moyenne et de la mastoïde. Ces resserrements passagers du conduit ne réclament aucun traitement spécial ; ils disparaissent avec la maladie qui les cause. Au contraire, des eczémas prolongés et chroniques de la région amènent assez souvent des coarctations durables et diffuses, dues à l'hypertrophie de la couche cutanée. Cet état ne demande pas non plus de traitement, parce que ces gonflements chroniques n'arrivent jamais à supprimer complètement la lumière du conduit.

III. *Rétrécissements cicatriciels du conduit.* — Ils sont la conséquence de divers processus inflammatoires dont le conduit ou l'oreille moyenne sont le siège. Parmi les affections locales qui peuvent leur donner naissance, citons : les ulcérations diphtériques et syphilitiques [1], la gangrène, les brûlures [2], les plaies et, dans beaucoup de cas, les plaies contuses et déchiquetées.

Mais, plus souvent que les causes précédentes, la suppuration chronique de l'oreille moyenne, accompagnée de nécrose et de carie des parois du conduit, amène les rétrécissements cicatriciels étendus ; ceux-ci sont ou limités à une seule région et annulaires ou comprennent de vastes portions de ce canal.

Pour faire le diagnostic entre les premiers et les seconds, dus à l'épaississement du périoste et à la néoformation d'os, on a recours au stylet. Si l'on a affaire à un rétrécissement annulaire, l'extrémité de l'instrument, après l'avoir franchi, se mouvra librement dans toutes les directions ; s'il est étendu, la mobilité du stylet sera gênée ou la pénétration de l'instrument impossible. Souvent, comme nous venons de le dire, dans ces vastes sténoses, les parties osseuses sont atteintes par suite de la prolifération périostique. Les troubles auditifs sont minimes, tant qu'une ouverture, si petite soit-elle, permet aux ondes sonores d'arriver à l'oreille moyenne. Pour ce motif, on n'interviendra [3], c'est-à-dire on n'essaiera de les dilater que s'ils causent une gêne considérable pour l'audition ou que, étant donné la présence concomitante d'une otite chronique ou d'une otite aiguë survenue sur ces entrefaites, il y a danger de rétention du pus.

Le traitement consistera à introduire des canules de caoutchouc durci, de divers calibres, qui, le plus souvent, devront être fabriquées spécialement pour chaque patient.

1. Parfois, on a incriminé les ulcérations dues à une pustule de variole.

2. Consécutives aux introductions de liquides caustiques pour maux d'oreille, parfois à la pénétration de vapeurs d'eau (explosion de chaudières).

3. Le traitement chirurgical consiste en somme à dilater, exciser ou réséquer suivant les cas, le degré ou l'ancienneté de la sténose, etc.

On fera passer les canules à travers le rétrécissement ; le malade peut exécuter lui-même cette manœuvre ; on les y laissera séjourner assez longtemps. Au début, ce corps étranger provoquera de l'irritation des parties ; c'est pourquoi, en commençant, on ne fera séjourner la canule que peu de temps, c'est-à-dire, tant que le patient pourra la tolérer sans douleur. Progressivement, la durée des séances augmentera ; elle sera de plusieurs heures ; le malade gardera enfin la canule toute la journée ; en outre, à mesure que la dilatation fera des progrès, on passera à des canules plus grosses. De cette manière, on réussira assez bien à guérir les rétrécissements circonscrits. On aura plus rarement un résultat favorable dans les sténoses étendues. Pour mieux introduire les canules, on pourra, au début, faire plusieurs incisions peu profondes, parallèles à la direction longitudinale du canal [1] ; la canule sera introduite immédiatement après.

Ostmann a préconisé l'électrolyse pour la dilatation ; il emploie un courant de 4 à 5 milliampères pendant 5 minutes. On en a des séances tous les huit ou dix jours. Les méthodes que nous venons d'indiquer ne sont bonnes que pour la dilatation lente. On a recommandé, pour arriver plus vite au but, l'introduction d'éponge préparée [2] et de tiges de laminaires ; mais, depuis, ces procédés ont, pour divers motifs, été abandonnés. Le gonflement rapide des tiges s'accompagne ordinairement de violentes douleurs. Quand les parois de la région rétrécies sont privées de leur épiderme, il peut y avoir une occlusion complète. Il faut donc toujours faire attention à ce que l'épiderme du conduit soit intact [3] et à ce qu'il ne survienne pas d'ulcérations. Si, en raison du danger de rétention du pus dans l'oreille moyenne, on veut faire disparaître rapidement les rétrécissements cicatriciels, on enlèvera la masse par une excision circulaire. On peut pratiquer cette dernière par la voie naturelle ; mais il est mieux de la faire après le décollement du pavillon, par incision rétroauriculaire et la séparation du conduit membraneux, d'avec la portion osseuse [4]. Si, dans cette opération, on vient à s'apercevoir que le rétrécissement est dû à une hyperostose, on devra,

1. Comme dans l'uréthrotomie interne.

2. Méthode empruntée aux gynécologues pour la dilatation du col de l'utérus.

3. A cause aussi des infections qui peuvent se produire au niveau des éraillures.

4. Cette opération, pratiquée d'abord par Schwardop, ne met pas absolument à l'abri des récidives (Schwartze) ; mais, limitée à certains cas, elle présente une utilité incontestable.

après le décollement du conduit membraneux, rétablir avec la gouge les dimensions primitives du conduit.

IV. *Rétrécissement du conduit par des exostoses et des hyperostoses.* — Les exostoses sont parfois des néoplasmes osseux à pédicule mince [1] ; souvent elles ont une large base et possèdent une consistance très dure. Les plus connues sont celles qui apparaissent symétriquement dans la région de la courte apophyse. Ces affections du conduit, de même que les autres sténoses, ne seront traitées que lorsqu'elles amèneront la suppression complète de l'ouverture et par là une gêne considérable de l'audition. Il ne faudra pas alors perdre de temps avec le traitement conservateur, tel qu'introduction de canules, de tiges de laminaires ; mais on devra procéder à la trépanation de la saillie osseuse. Cette opération réussira très facilement, quand on aura affaire à des exostoses pédiculées, qu'on pourra enlever par le conduit, le plus souvent d'un seul coup de gouge. Pour celles à base large, on décollera, comme nous l'avons décrit plus haut, le pavillon par une incision rétro-auriculaire et on détachera le conduit membraneux ; l'exostose s'enlèvera alors facilement avec la gouge ou avec la fraise électrique [2].

L'hyperostose du conduit, c'est-à-dire la néoformation diffuse du tissu osseux, doit souvent, comme nous l'avons dit, être attribuée à la carie des parois et à la prolifération périostique provoquée par ce processus. On la rencontre, dans d'autres cas, quand l'oreille moyenne est complètement intacte ; c'est alors le plus souvent une affection bilatérale et congénitale. Elle ne sera pas traitée tant qu'elle ne donnera pas lieu à de la gêne de l'audition. Si c'était le cas, on devrait, après décollement du pavillon, essayer de rétablir à la gouge une lumière suffisante.

Appendice. — Il est important de savoir que des rétrécissements permanents du conduit peuvent amener la rétention, dans la partie médiane, de bouchons de cérumen. C'est pourquoi les malades qui en sont atteints feront bien de se soumettre de temps en temps à l'examen pour qu'il ne survienne pas une réplétion complète. On enlèvera les petits bouchons par une injection, après les avoir ramollis au moyen d'eau chaude ou de

---

1. Voir, pour les indications bibliographiques, la thèse de Braumberger (Strasbourg, 18?). Les périostites primitives ou secondaires de l'otite moyenne peuvent souvent être incriminées ; mais fréquemment la cause échappe (Politzer). Dans l'exostose bien limitée, on a invoqué un trouble embryologique de formation osseuse (Virchow).

2. Pour éviter les déviations de l'instrument, Jacobson a recommandé d'enlever la masse osseuse, non par petits morceaux, mais d'une seule pièce.

la solution tiède à 1 ou 2 $\%$ de lysol. Pour l'injection, on emploiera, de préférence, des drains en caoutchouc très minces qu'on poussera dans la partie moyenne au delà du rétrécissement ; ou bien on pourra se servir de la canule de Politzer. On fera attention à ce que le drain n'obture pas complètement la lumière du rétrécissement, afin qu'il y ait encore assez de place pour l'écoulement de l'eau injectée et la sortie des masses graisseuses qu'elle entraine.

Corps étrangers de l'oreille

Le praticien a assez souvent l'occasion d'extraire des corps étrangers de l'oreille. L'intervention nécessaire, quand elle est exécutée à temps et convenablement, est une mesure thérapeutique des plus faciles et couronnée de succès. Mais, quand le médecin n'est pas familiarisé avec les méthodes usuelles, il peut survenir des complications graves et dangereuses. C'est pourquoi nous nous étendrons assez longuement sur cette question.

On rencontre les corps étrangers beaucoup plus fréquemment chez les enfants que chez les adultes. C'est que, en jouant, les jeunes sujets introduisent dans leur conduit les objets les plus divers, tandis qu'à un âge plus avancé on le fait, non par espièglerie, mais pour des motifs variés. Chez les femmes, on découvre souvent, par exemple, dans la profondeur du conduit, des morceaux d'ail ou d'oignon. C'est là un remède populaire très en vogue contre le mal de dents. Ces fragments d'ail glissent facilement du méat où on les a placés et pénètrent plus profondément et on ne pourra les extraire qu'avec le secours de l'art.

On rencontre encore, chez les adultes, des extrémités d'allumettes ou de cure-dents brisés, surtout chez les personnes qui, atteintes de prurit, pour diminuer les démangeaisons, grattent les parois avec les objets les plus divers.

Au contraire, chez les enfants, on trouve tous les corps possibles de petit volume, surtout des noyaux de fruits, de cerises, des haricots, des petits pois, des grains de maïs, des petits cailloux, des perles de verre de toute sorte, des grains de plomb, des boules de papier, etc. Enfin, souvent, des corps étrangers animés, blattes, cancrelats, puces et punaises[1] pénètrent dans l'oreille et y provoquent, tant qu'ils n'ont pas péri, les douleurs les plus violentes.

1. Dans les otites moyennes suppurées chroniques avec large perforation tympanique, on a rencontré des larves de mouches, non seulement dans le conduit, mais encore dans la caisse.

Faisons de suite remarquer, qu'avant d'extraire les corps animés, on doit toujours les tuer en versant dans l'oreille de l'huile chaude ou de l'alcool rectifié[1] ; on les traitera ensuite comme les corps inanimés.

Ces derniers, quand ils pénètrent, ne dépassent pas habituellement la région membrano-cartilagineuse ; ils seraient donc faciles à enlever, si le malade venait, avant toute intervention, réclamer l'aide du médecin. Mais il n'en est pas toujours ainsi ; le patient, surtout s'il s'agit d'un enfant, devient la victime de tentatives brutales et ignorantes. L'entourage du petit sujet, ne sachant pas qu'un corps étranger de l'oreille n'est, si on le laisse tranquille, pas du tout nuisible, conçoit les craintes les plus exagérées du danger de cet accident[2]. On essaie alors d'enlever le corps du délit sans retard ; on le fait de la façon la moins rationnelle et à l'aide d'instruments absolument impropres (épingle à cheveux, cure-oreilles, anses de fil de fer fabriquées).

Il y a de plus une autre circonstance fâcheuse, c'est que les profanes ne sont pas à même de pouvoir s'assurer de la véracité de l'enfant, quand il affirme qu'il a un corps étranger. Il peut arriver, et le fait a été souvent rapporté, qu'une oreille ait été très gravement maltraitée, alors que le corps étranger se trouvait dans celle du côté opposé.

Mis à part cet incident fort rare, les instruments cités plus haut et employés par les personnes auxquelles les connaissances médicales sont étrangères, sont tout à fait impropres. L'épingle à cheveux et le cure-oreille non seulement n'amènent pas l'objet incriminé au dehors, mais même le repoussent plus profondément ; généralement, on ne cesse ces tentatives d'extraction qu'au moment où le corps étranger, enclavé au fond du conduit osseux, ne peut plus être touché par l'instrument promené aveuglément ou lorsque le gonflement progressif des parties excoriées et les douleurs qui en résultent viennent empêcher toute tentative nouvelle. C'est alors seulement qu'on porte l'enfant au médecin pour qu'il fasse l'ablation immédiatement et naturellement sans aucune douleur. Fort heureusement, les cas dans lesquels on exige du médecin cette tâche difficile deviennent de plus en plus rares. Les patients ou les parents intelligents viennent les trouver sans avoir touché au corps du délit, dont l'ablation n'offre alors aucune difficulté.

---

1. L'éther, le chloroforme sont aussi recommandés.
2. Parfois, chez les sujets névropathes, ou en cas de vive réaction fébrile, on voit survenir des réflexes d'apparence alarmante, dont il n'y a pas lieu d'exagérer l'importance.

Dans chaque cas, le praticien recueillera d'abord les commémoratifs, en tâchant surtout de savoir s'il n'y a pas eu de vaines tentatives d'extraction faites par des personnes incompétentes. Si on les avoue ou si l'examen de l'oreille en montre des traces visibles, dans son propre intérêt, il fera ressortir que ce traitement, contraire à toutes les règles, a aggravé les choses et que dès lors il sera, sans doute, aux prises avec de grandes difficultés. On examinera les deux conduits ; on ne négligera jamais l'inspection de l'oreille prétendue en bon état ; car, il arrive souvent que les enfants effrayés et anxieux donnent de fausses indications sur le siège.

L'examen devra constater l'existence, la nature et la position du corps étranger, ainsi que la présence de lésions possibles du conduit.

Pour le traitement qui va suivre voici le premier et le plus important principe : *Le moyen de choix, c'est la seringue. L'emploi d'instruments* [1] *(pinces, crochets, curettes) n'est autorisé que si des tentatives expertes faites avec la seringue, à intervalles de plusieurs jours, sont restées sans résultats et si un examen soigneux du cas vient nous enseigner que ces tentatives resteront vaines à cause de la nature particulière du corps étranger et du conduit ou s'il n'est pas permis d'attendre plus longtemps à cause du danger de rétention du pus provenant d'une suppuration de l'oreille moyenne.*

On se sert pour l'extraction de seringues ordinaires un peu dures, d'une contenance de 80 à 100 centimètres cubes et d'eau tiède stérilisée. La tête du malade est fixée par un aide et la bouche légèrement ouverte. Le pavillon sera tiré un peu en arrière et en haut, pour tendre le conduit membraneux [2]. On injecte par saccades et sans forte pression, s'il s'agit d'un corps étranger auquel il n'aura pas été touché ; au bout de quelques minutes, il sera entraîné hors du conduit par le choc en retour du jet d'eau.

Dans quelques cas, ces premiers essais avec la seringue pourront ne donner aucun résultat même pour un objet à propos duquel on n'a pratiqué aucune tentative d'extraction. Ce fait peut avoir diverses causes et ne justifierait pas l'abandon de la méthode.

Il peut arriver que le corps étranger oppose, de par son poids, une trop grande résistance à l'action du jet (caillou, grain de

---

1. Nous indiquons plus loin des cas, où le spécialiste fera bien, étant donné les commémoratifs, de recourir au stylet.
2. Ce qui redresse sa courbure.

plomb [1]). Dans ce cas, on arrivera au but à l'aide d'une petite modification ; on fera incliner la tête du patient du côté malade, de manière que le conduit soit dirigé verticalement en bas ; on répétera alors l'injection avec le jet poussé directement vers le haut. Le plus souvent un léger changement de position suffira alors à amener au dehors le corps entraîné par sa pesanteur.

Si les premières injections ne réussissent pas à le déloger, c'est que sa nature lui a permis de se gonfler assez notablement par absorption d'eau (pois, haricot ou boule de papier). Il faut, dans ce cas, avertir le malade ou ses parents que le séjour du corps étranger dans l'oreille n'offre aucun danger tant qu'on le laisse tranquille, mais que rien ne serait plus mauvais que vouloir l'enlever de force. Les boulettes assez dures, que les enfants fabriquent en mâchant le papier et en le roulant ensuite avec les doigts, pourront être enlevées sous forme de petits débris par des lavages patients, qu'on sera parfois obligé de continuer pendant plusieurs jours.

Au contraire, on devra tâcher d'amener la dessiccation des pois et des haricots gonflés ; on y arrivera en n'y touchant point pendant plusieurs jours, le conduit laissé béant. On peut encore hâter leur dessiccation et leur ratatinement par des instillations quotidiennes d'alcool absolu chaud [2]. Quand, de cette façon, on aura diminué son volume, on fait une nouvelle injection qui le plus souvent réussit.

Par les procédés décrits on arrive presque toujours au but, en supposant qu'on ait affaire à un objet qui ne soit pas encore enclavé. Nous parlerons à la fin du chapitre des cas exceptionnels et rares dans lesquels on doit avoir recours aux instruments.

Nous allons d'abord nous occuper du traitement des cas qui ont été déjà l'objet de tentatives inutiles et brutales d'extraction [3]. Dans les circonstances les plus favorables, le gonflement et l'inflammation du conduit ont déjà donné naissance à une dispro-

---

1. On dirige le jet sur une des parois, de façon que l'eau se glisse en quelque sorte en arrière du corps étranger qui est refoulé mécaniquement en dehors. Les saccades du jet sont absolument nécessaires, à cause des tourbillons très favorables et des ressauts qu'elles engendrent. Notons que l'emploi du spéculum au préalable est très utile, en faisant d'ordinaire découvrir le point du canal au niveau duquel il existe un vide entre les parois et le corps étranger. C'est là où l'on dirige le jet de préférence.

2. Parce que l'alcool absolu est très avide d'eau.

3. La conduite immédiate à tenir dépend de l'état du malade. Quand il y a fièvre, frissons, vertiges, nausées, céphalalgie, violentes douleurs d'oreilles, on attendra que la réaction s'atténue, à moins qu'il n'y ait des phénomènes de rétention du pus dans la caisse, qui indiquent une intervention rapide.

portion entre le volume du corps étranger et le calibre du conduit ; cette disproportion n'est pas absolue, elle n'est que relative et disparaît dès qu'on réussit à ramener la lumière à ses dimensions normales. Voici comment on peut y parvenir : on introduit une mèche de gaze dans la partie initiale et on l'imbibe de quelques gouttes de la solution de Burrow diluée au dixième. On place alors sur le pavillon plusieurs couches de gaze blanche, plongée dans cette solution et bien exprimée, et par dessus on applique un pansement occlusif à la batiste de Billroth. On renouvellera le pansement toutes les 24 heures[1]. Dès que la douleur a disparu et que les lésions les plus grossières sont guéries, on passe aux instillations d'alcool. On en ordonnera deux à trois par jour d'une durée d'un quart d'heure, avec l'alcool boriqué (1 gr. pour 50 gr.). De cette manière, les tuméfactions très marquées des parois peuvent disparaître complètement en une ou deux semaines et, en même temps, les corps étrangers gonflés, s'il y en a, subissent une diminution de volume considérable. Ce n'est qu'à ce moment qu'on aura recours de nouveau à la seringue ; si l'enclavement n'était réellement que temporaire et dû au rétrécissement du conduit, l'injection réussira sans difficultés. Au contraire, elle échouera si la disproportion entre le corps étranger et le calibre du conduit est absolue, c'est-à-dire, si les tentatives antérieures d'extraction ont repoussé et enclavé le corps dans la partie osseuse.

Même dans ce cas, on devra encore essayer de se tirer d'affaire avec une des méthodes moins radicales, indiquées pour les cas particuliers et que nous allons exposer.

Ainsi, on a quelquefois réussi à faire adhérer le corps à un pinceau d'aquarelle plongé dans une solution de gomme arabique et introduit dans le conduit ; dès que la colle a fait corps, on retire le pinceau et avec lui l'objet incriminé.

L'extraction des perles percées d'un trou peut, si celui-ci est dans l'axe du conduit, se faire en introduisant à travers la perle une tige de laminaire imbibée d'eau ; dès que cette dernière est gonflée on la retire avec la perle qui lui est solidement fixée. Pour enlever une petite boule de fer, on a employé avec succès l'électro-aimant, dont on se sert en oculistique (Alexander).

Nous sommes moins partisans de la destruction galvano-caustique du corps avec de petits pointes, à cause des brûlures toujours inévitables du conduit. Quand il existe une perforation du tympan, on pourrait, mais rarement, arriver au but à l'aide des

---

1. L'application de la vessie de glace et l'émission sanguine locale peuvent diminuer le gonflement des parties.

insufflations d'air par la trompe. On a dans le même cas employé souvent des lavages par celle-ci ; mais nous devons mettre en garde contre cette intervention dans le cas de corps étrangers obturant complètement le canal.

Dès qu'on s'est décidé à l'extraction du corps au moyen des instruments, il faut bien se souvenir que jamais un enfant et rarement un adulte ne supporteraient ces tentatives avec la tranquillité nécessaire. L'intervention ne doit se faire que sous le contrôle constant de la vue, c'est-à-dire que l'oreille à traiter doit être parfaitement immobile. Par conséquent, on aura soin d'avoir des aides suffisants et chez les enfants on recourra d'emblée à la narcose.

De tous les instruments proposés, le petit crochet mousse ou pointu est le plus simple et le meilleur. Seule la petite curette

Fig. 36.
Manche universel de Politzer.

employée pour le grattage des petites granulations peut lui être comparée au point de vue de l'utilité.

Le crochet ou la curette sont fixés au manche universel de Politzer (fig. 36), la seconde à l'extrémité coudée, le premier de préférence à l'extrémité qui est dans le prolongement de l'axe. Si l'on se sert du crochet, on cherchera à l'introduire horizontalement, le long de la paroi supérieure du conduit, entre le corps étranger et cette dernière. Quand on a réussi à le faire ainsi passer derrière l'objet, on lui fait subir un mouvement de rotation de 90° vers le bas. Si l'on relève alors le manche tenu horizontalement, le crochet est obligé de saisir le corps situé en dehors de lui et de l'amener à l'extérieur. L'emploi de cet instrument n'est indiqué que pour les objets qui peuvent être piqués par lui (noyaux de fruits, fragments de bois). Le crochet glisserait sur les cailloux, les perles de verre, les grains de plomb. On emploie dans ces cas la petite curette dont le maniement est semblable à celui du crochet.

Parmi les autres extracteurs [1] appropriés, nous pouvons mentionner : la curette fenêtrée, le levier d'acier de Zaufal, le crochet.

1. Pour notre part nous pensons que, dans la majorité des cas, le meilleur instrument est un fin stylet mousse que l'on glisse d'ordinaire assez aisément entre la paroi et le corps étranger. Il est alors facile de faire basculer celui-ci en dehors. La narcose ne nous paraît indispensable que dans des cas spéciaux.

de Lister, la pince-gouge creuse de Politzer, la pince fenêtrée de Guye. Nous déconseillons l'emploi de la pince ordinaire pour oreilles et des pinces à pression (tire-balles). Les branches de ces instruments sont trop massives pour pouvoir pénétrer entre le corps du délit et les parois du conduit qui le touchent de si près. Toutes les tentatives avec ces instruments n'aboutissent qu'à un enfoncement plus marqué.

Lorsque toutes les tentatives d'extraction sont restées sans succès et, qu'après une nouvelle attente assez longue, il ne s'est pas produit de changement spontané de position et que, par suite, la situation ne s'est pas améliorée, il faut procéder à l'extraction opératoire. L'indication de cette intervention existe en outre quand, au cours des tentatives antérieures, il y a eu lésion du tympan. Dans ce cas, l'infection de la caisse, suivie de suppuration abondante, est à peu près inévitable ; l'intervention sanglante semble donc justifiée par le danger de rétention du pus.

Elle consiste à décoller le pavillon par une incision cutanéo-périostique, concave en avant, rétroauriculaire et faite au ras de l'insertion du pavillon. On décolle le périoste et, à l'aide d'une petite rugine, on détache la paroi postérieure et membraneuse du conduit de son substratum osseux. Exerçant alors sur le pavillon une traction à direction antérieure, on parvient à détacher *in toto* la portion membraneuse de la portion osseuse. La première se rompt alors circulairement au voisinage du tympan, surtout si elle a été ramollie dans sa profondeur par la macération et l'action du pus.

Dans ce cas, le corps étranger reste dans la profondeur du conduit osseux, d'où on peut l'extraire sans difficulté à l'aide du crochet, de la curette ou d'une petite pince-gouge creuse. Mais, si, ce qui est très rare, on ne peut l'enlever à cause de la grande solidité de son enclavement, on sera obligé de l'extraire au maillet et à la gouge, en enlevant la partie la plus interne de la paroi osseuse supérieure du conduit (rebord épitympanique) et la paroi externe, adjacente, de l'*aditus ad antrum*. C'est la plus mauvaise terminaison, en ce sens qu'on enlève en même temps le tympan. Dans les cas exceptionnels, où, après destruction de cette membrane, le corps aurait pénétré dans la caisse, il faudrait exécuter l'ouverture opératoire de l'oreille moyenne (opération de Stacke).

En cas d'enclavement si tenace dans le conduit membraneux qu'on ne puisse complètement le séparer du conduit osseux, on pourrait tenter de sectionner dans le sens de la longueur la

paroi postérieure membraneuse et retirer le corps par cette
fente.

Après l'extraction, les parties détachées sont remises en place,
et appliquées par tamponnement contre leur substratum osseux
et on suture la plaie rétro-auriculaire.

Appendice. — Dès que le médecin aura réussi par l'une des
méthodes conservatrices, son premier soin sera d'examiner de la
manière la plus exacte le tympan du malade. Il regardera s'il
n'existe pas de perforation ancienne ou due au corps étranger,
ou peut-être même causée par les tentatives d'extraction. S'il y
a perte de substance, tenant compte des lavages, on préviendra
le malade de l'apparition possible d'une otorrhée.

Quand on ne pourra pas bien examiner le tympan, parce qu'il
sera très macéré, on fera revenir le patient et on laissera encore
en suspens la question de savoir s'il y aura ou non une suppuration de l'oreille moyenne.

Néoplasmes de l'oreille externe.

Le pavillon et le conduit sont le siège des néoplasmes les plus
variés. Parmi les tumeurs bénignes nommons d'abord, outre les
chéloïdes cicatricielles, le fibrome et le myxofibrome[1], l'angiome,
l'athérome, le lipome, le chondrome et le chondromyxome et
enfin la verrue vulgaire. Parmi les néoplasmes malins, mentionnons le carcimone, le sarcome, avec ses variétés : fibrosarcome,
angiosarcome, cylindrome, etc.

Les fibromes et la chéloïde cicatricielle se rencontrent le plus
souvent au lobule[2] ; ils prennent naissance, quand le patient y
est prédisposé, à la suite de petits traumatismes (la plupart du
temps, perforation du lobule). Les fibromes et surtout alors les
fibromes pédiculés se rencontrent dans le conduit[3] moins souvent
qu'au lobule. Le traitement consistera dans l'excision. Les
angiomes[4], qui prennent naissance dans le conduit ou sur le pavillon, sont ou bien des néoplasmes plats (nœvi vasculaires) ou de
vraies tumeurs caverneuses. Dans ces derniers cas, il s'agit de
tumeurs plutôt bénignes, fibreuses (angiofibromes) ou de formes

1. Ces tumeurs seraient, ainsi que le fibrome, assez fréquentes chez les
négresses, à cause de leurs lourdes pendeloques.
2. Ils prennent parfois un grand volume : la peau n'est souvent que partiellement mobile par dessus.
3. Dans la portion membraneuse de celui-ci.
4. L'existence de l'angiome au niveau de l'oreille externe n'a pas lieu de
surprendre puisque celle-ci dérive en partie de la deuxième fente bran-
chiale. Or les néoplasmes vasculaires sont fréquents au niveau de ces fentes.

de transition vers l'angiosarcome, caractérisées par un développement rapide. Le traitement sera institué d'après la forme et les dimensions de la tumeur. Les nœvi plans pourront disparaitre par des cautérisations répétées à l'acide azotique ou par la vaccination ; ou bien on les traversera, en observant scrupuleusement toutes les règles de l'asepsie, de plusieurs fils de soie imbibés de perchlorure de fer qu'on laissera plusieurs jours en place. La tumeur disparaît de cette façon au bout de quelque temps. Les productions caverneuses peu volumineuses pourront être détruites en une, ou mieux en plusieurs séances, par le thermocautère ou l'électrolyse. Plusieurs auteurs (Politzer, Haug) ont déconseillé les injections de perchlorure de fer à cause du danger[1] de gangrène. Les angiomes volumineux, à croissance rapide seront excisés *in toto* après ligature préalable des vaisseaux qui y aboutissent. Les athéromes qu'on observe assez souvent au lobule, à la face postérieure du pavillon et à la région mastoïdienne, doivent être soumis de bonne heure au traitement chirurgical, car ils ont une tendance à la suppuration[2]. Tant qu'il n'y a pas formation de pus et que la peau n'est pas enflammée au niveau de la tumeur, on peut énucléer facilement cette dernière, en se servant de l'anesthésie par le procédé de Schleich.

Les lipomes purs du pavillon et du conduit sont très rares[3] ; ils ont le plus souvent un pédicule. Ce n'est que par extraordinaire qu'ils reposent sur une base large ; on peut donc les enlever facilement. Les chondromes et les chondromyxomes sont excessivement rares[4] ; il faut les extirper de bonne heure et radicalement, car il y a à redouter la dégénérescence maligne. Les verrues simples sont assez fréquentes dans le conduit et dans les parties voisines du pavillon. Quand il s'agit d'une verrue unique, il est préférable de la sectionner au ras de sa base avec les ciseaux courbes et de cautériser la surface saignante à l'aide de la solution de perchlorure de fer. Les papillomes assez étendus seront détruits par des ponctions répétées au thermo-cautère ou au galvano-cautère ou par des cautérisations à l'aide de l'acide azotique.

Le sarcome de l'oreille externe exige une ablation aussi précoce et aussi radicale que possible, dès que le diagnostic est cer-

---

1. Il pourrait se produire aussi des embolies.

2. En outre, s'ils existent dans le conduit, ce qui est exceptionnel, il peut y avoir obstruction complète de celui-ci.

3. Kipp, Wolliezek, Gruber en ont cité des exemples.

4. Peut-être moins qu'il ne paraît. Depuis le cas que nous avons publié dans les *Annales des maladies de l'oreille*, fév. 1901, nous en avons observé quelques autres.

tain à l'aide des caractères cliniques ou par l'excision d'un fragment suivi d'examen microscopique. Ceci s'applique aussi au carcinome. Au début, ce dernier peut s'enlever facilement ; il prend souvent naissance sur des cicatrices, des érosions ou des gelures [1] et n'est, au commencement, qu'un simple nodule. S'il est en train d'augmenter et de s'ulcérer, la destruction marche très rapidement et souvent on ne peut plus limiter le foyer pathologique, même par l'amputation de tout le pavillon et l'énucléation du conduit membraneux. Les ganglions voisins infiltrés devront dans ce cas être aussi extirpés pour prévenir les récidives.

Parmi les tumeurs rares, mentionnons le molluscum contagiosum du pavillon. Enfin, outre les variétés de lupus (lupus vulgaire et érythémateux), dont nous avons parlé, on trouve encore, au pavillon, une forme particulière de tuberculose, la tuberculose nodulaire circonscrite du lobule qui certainement, dans pas mal de cas, est due à une infection spécifique des perforations destinées aux boucles d'oreilles (Haug, von Eiselsberg). Le traitement est purement chirurgical. L'ulcération tuberculeuse simple, très rare à l'oreille externe, ne se différencie en rien, quant au traitement, de la tuberculose cutanée des autres régions.

Tandis que le traitement des tumeurs du pavillon et du méat ne présente, au point de vue de la spécialité, aucune particularité, il n'en est pas de même pour les polypes et les néoplasmes qui ont leur siège dans la profondeur. Il faut déterminer, pour le diagnostic différentiel, si la tumeur provient réellement du conduit ou si elle ne prend pas naissance dans la caisse ; on y arrive facilement par l'examen au stylet, l'emploi du diapason, l'étude de la fonction auditive et des commémoratifs. L'ablation des tumeurs du conduit exige l'emploi de couteaux annulaires, de curettes ou de serre-nœuds. Voir pour cette question le paragraphe concernant les polypes de l'oreillle dans le chapitre : « Otite moyenne suppurée chronique ».

Difformités de l'oreille externe.

Les diverses malformations du pavillon (absence du conduit externe, difformités du pavillon, appendices auriculaires) ne sont, en général, l'objet d'aucun traitement [2]. Tout au plus, le colo-

1. Ici encore les traumatismes, les irritations locales, semblent avoir une certaine influence sur la pathogénie.
2. Si le pavillon est hypertrophié dans sa totalité, on pratiquera une résection cunéiforme à sommet dirigé vers la conque ; lorsque le lobule seul a un volume exagéré, l'excision d'un lambeau triangulaire à sommet

boma du lobule, excessivement rare, pourrait être l'occasion d'une intervention chirurgicale.

Le déplacement des oreilles trop écartées du crâne soulève fréquemment des réclamations au point de vue esthétique ; mais il ne présente rien de particulier qui relève de la spécialité.

Prurit cutané de l'oreille externe.

Le prurit cutané du conduit est souvent un phénomène d'ordre purement nerveux sans modifications palpables des téguments. Mais, le plus souvent, il accompagne le défaut de cérumen ou bien il persiste à la suite d'une furonculose guérie ou d'un eczéma de cette région. Dans les formes particulièrement opiniâtres, on pensera au diabète ou aux troubles digestifs, et, dans ces cas, le traitement des causes aura les meilleurs effets. Pour la médication locale, nous pouvons recommander les badigeonnages soit avec la vaseline liquide pure ou mentholée (1 : 20), la lanoline boriquée (1 : 20) ou la pommade à l'épicarine.

    ℞. Epicarine......... 2 gr. 50 à 5 grammes
        Talc de Venise.... 5 —
        Vaseline jaune..... 45 —

Citons encore, parmi les solutions antiprurigineuses employées en badigeonnages du conduit : la solution concentrée, saturée à chaud, d'acide picrique (Hammerschlag), l'alcool ichthyolé :

    ℞. Sulfo-ichthyolate d'ammoniaque. 5 grammes.
        Alcool à 95°.................. 100 —

Filtrer.

Le naphtol :

    Naphtol β........ 0 20
    Alcool absolu..... }
    Ether sulfurique.. } āā 10 grammes.

Le naphtol peut aussi s'employer sous forme de pommade :

    Naphtol.............. 0, 50 à 5 grammes.
    Pommade émolliente.... 50 —

Quelquefois les accès de prurit peuvent être coupés par une pulvérisation d'ichthyol et d'éther :

    Sulfo-ichthyolate d'ammoniaque. 1 à 50 grammes.
    Ether sulfurique.............. 100 —

L'emploi de ces pulvérisations ne saurait être recommandé

également dirigé vers la conque. Les petites oreilles surnuméraires (polyotie) seront enlevées avec l'instrument tranchant (bistouri, ciseaux). Lorsque le lobule fait défaut, on peut le reconstituer à l'aide d'un lambeau cutané latéro-cervical (procédé de Gavello, de Turin).

que pour le pavillon ; il ne faut pas en faire usage dans le conduit.

Pour calmer les douleurs, on peut avoir recours à des solutions très concentrées de cocaïne (10 à 20 %) ; pour combattre les formes rebelles, on se servira de nitrate d'argent (1 à 10 %) en badigeonnages méthodiques. (Voir les paragraphes : Défaut de cérumen, et Furonculose du conduit).

Hyperesthésie de l'oreille externe.

Elle existe quelquefois après les eczémas guéris et après les congélations. Dans ce dernier cas, les ablutions froides méthodiques du pavillon et de la région externe de l'oreille auraient les effets relativement les meilleurs. S'il y a hyperesthésie du conduit, en particulier, les onctions avec les pommades à la cocaïne, à la belladone, à l'opium, l'application du courant faradique [1] sont indiquées. L'affection est rarement observée.

Inflammation aiguë primitive du tympan (Myringite aiguë).

Cette affection n'est, dans la plupart des cas, qu'une manifestation partielle d'une otite externe, diffuse, occupant tout le conduit. Il y a cependant des inflammations aiguës qui sont limitées au tympan et qui, suivant la gravité, siègent ou dans les couches superficielles ou dans les couches profondes de l'épiderme de la membrane. Celle-ci est alors atteinte d'hyperhémie à des degrés variables ; elle est recouverte d'ecchymoses ou de petites bulles remplies de sérosité ou d'un exsudat séro-hémorragique, ou enfin de pus. Les symptômes subjectifs consistent en douleurs modérées, qui, dans les formes graves, peuvent être violentes et irradiées. Chez les sujets jeunes, il peut y avoir des phénomènes fébriles. Nous devrons faire le diagnostic différentiel avec l'otite moyenne aiguë ; mais nous pourrons l'éliminer à coup sûr dès que nous verrons qu'au cours de la maladie, l'audition n'est pas du tout ou n'est que très peu diminuée. De même, l'examen au diapason donne des résultats différents en cas de myringite simple et d'otite moyenne. Dans la première, le Rinne est positif, la conduction par les os de la tête n'est pas prolongée.

A la période aiguë, le traitement consistera dans l'application

---

1. Les effluves statiques sont parfois de quelque efficacité ; mais il faut les répéter souvent. Le traitement anti-arthritique trouve des indications chez certains malades.

de compresses chaudes ou froides pour faire disparaître la douleur. Les vésicules volumineuses seront ouvertes avec l'aiguille à paracentèse pour amener une détente et par là indirectement la diminution des douleurs. S'il s'écoule des quantités assez notables de pus venu de petits abcès de la membrane, on lavera à fond le conduit avec une solution tiède d'acide borique (1 à 2 %, ou de lysol (1 %); le tympan macéré sera recouvert d'une fine couche de poudre d'acide borique ou d'airol. Grâce à ce traitement, l'affection rétrocède complètement en quelques jours. Il est nécessaire de faire quotidiennement, pendant le traitement, un examen sérieux de l'audition pour la voix chuchotée. En effet, dès que l'ouïe commence à diminuer progressivement en même temps que les douleurs augmentent, on posera le diagnostic d'otite moyenne aiguë et on modifiera le traitement en conséquence.

Inflammation chronique du tympan (Myringite chronique).

Cette affection est, elle aussi, soit la manifestation locale, soit le reliquat d'une dermatite chronique du conduit ; dans d'autres cas, la forme chronique est consécutive à la variété primitive aiguë. Le tympan est macéré ; aux endroits où la couche d'épiderme a disparu, on voit la substance propre de la membrane mise à nu et très rouge. Parfois, il se forme de petites granulations multiples et papillaires. Dans le cas où ces dernières n'occupent qu'un territoire déterminé, on doit songer à l'existence d'une petite perforation dont les bords seraient recouverts de granulations (ce qui est souvent le cas dans les suppurations chroniques). L'insufflation d'air servira au diagnostic. Si l'air s'échappe par le conduit externe avec un bruit de perforation bien distinct, c'est que nous sommes en présence d'une otite moyenne suppurée; si l'insufflation ne provoque qu'un bruit de bombement du tympan, la caisse est libre et il s'agit de la myringite chronique dont nous nous occupons. Dans ces cas encore, l'état à peu près normal de l'audition (voix chuchotée entendue à plusieurs mètres) permet de faire le diagnostic différentiel entre la myringite et la suppuration de la caisse.

Le traitement consiste en lavages avec la solution boriquée à 1 ou 2 %, celles de lysol ou d'acide phénique à 1 %, et en insufflations d'acide borique, d'iodoforme, d'airol ou de dermatol. Quand la desquamation est considérable, on fera avec avantage des instillations d'alcool boriqué (1 p. 50) ou d'alcool phéniqué de concentration égale. On mettra 10 à 15 gouttes tièdes de ces solutions dans l'oreille et on les y laissera pendant un quart d'heure. Cette manœuvre sera répétée trois fois par jour pendant des jours ou des semaines jusqu'à qu'il y ait dessiccation et rénovation complètes de l'épiderme du tympan. Pour accélérer la guérison, il est bon dans quelques cas de pratiquer des cautérisations avec des solutions très concentrées de nitrate d'argent :

   Nitrate d'argent,............... 1 gramme
   Eau distillée................,, 10 —

Un tampon d'ouate imbibé de cette solution est enfoncé jusqu'au tympan ; on le laissera quelques instants en place. Après l'avoir enlevé, on lavera le conduit avec la solution de sel marin, tiède et stérilisée, pour neutraliser le nitrate. Les granulations du tympan seront cautérisées à plusieurs reprises avec la solution concentrée de perchlorure de fer. Une goutte de solution sera appliquée avec l'extrémité de la sonde sur l'endroit à traiter. On ne doit pas enlever l'escarre qui se formera ; la cautérisation suivante ne sera faite qu'après la chute spontanée de cette dernière.

Il est inutile dans ces interventions d'insensibiliser le tympan ; on peut, si on le veut, y arriver en versant dans l'oreille quelques gouttes d'une solution de cocaïne à 3 ou 5 %. Quand les granulations auront complètement cédé aux cautérisations, on prescrira, jusqu'à guérison complète, des instillations d'alcool que le malade fera lui-même.

Rupture traumatique du tympan.

Les ruptures traumatiques du tympan sont directes ou indirectes.

a) Ruptures directes. — Elles sont dues à la pénétration d'instruments variés (cure-oreilles, allumettes, cure-dents, épingles à cheveux) que beaucoup de personnes, atteintes de prurit du conduit, emploient pour calmer les démangeaisons. Il est plus rare qu'un corps étranger ou les tentatives maladroites pour l'extraire produisent une solution de continuité de la membrane. On a vu les ruptures directes être aussi causées par des bougies employées pour le tubage, poussées trop avant dans la caisse. Ces accidents sont malheureux, en ce sens qu'ils sont suivis le plus souvent d'une infection de cette cavité et par conséquent d'une suppuration aiguë. Dans ce cas, le traitement est le même que celui de l'otite moyenne suppurée aiguë dont nous parlerons plus tard. Si, par exception, la rupture directe marche, de façon aseptique, vers la guérison, son traitement est le même que celui de la rupture indirecte dont nous allons nous occuper.

b) Ruptures indirectes. — Dans de rares cas, elles peuvent accompagner une fracture de la base du crâne. Cette forme exceptionnelle n'a, de ce fait, aucune importance clinique particulière. Si du sang ou du liquide céphalo-rachidien font issue par le conduit, on protègera celui-ci en le fermant soigneusement avec de la gaze stérilisée, et on s'abstiendra de toute intervention sur l'oreille.

Les ruptures traumatiques dues à la compression de la colonne d'air contenue dans le conduit sont de beaucoup plus fréquentes.

Ces augmentations brusques de la pression de l'air sont souvent la conséquence de détonations et d'explosions, et, plus souvent encore, de chocs atteignant l'oreille[1]. Quand un coup vient à fermer brusquement et hermétiquement l'ouverture externe du conduit, la colonne d'air est portée subitement à une haute pression, le tympan subit ainsi une extension rapide et considérable vers l'intérieur. La chaîne des osselets, suivant ce mouvement, se déplace aussi en dedans et la base de l'étrier est repoussée vers le labyrinthe ; ce qui provoque un excès de pression momentané et plus ou moins marqué dans ce dernier organe. La conséquence du traumatisme variera donc suivant la force de celui-ci et l'état particulier de l'oreille atteinte. Grâce à son élasticité, le tympan peut subir un certain degré de distension, sans qu'il y ait de lésion. Dans beaucoup de cas, par conséquent, un coup sur l'oreille pourra ne produire aucune lésion ; dans d'autres cas, au contraire, la force sera suffisante pour faire dépasser à un tympan, même normal, les limites de son élasticité et amener sa rupture. Cette possibilité est encore augmentée par les modifications pathologiques de la membrane ; un tympan cicatriciel ou atrophié par places se rompra plus facilement que s'il est normal ou épaissi ; dans les cas de rétrécissement pathologique ou de gonflement catarrhal de la trompe, la rupture se produira plus facilement que si la trompe avait son calibre habituel. En effet, quand l'air de la caisse vient à être comprimé, il se produit parfois un équilibre grâce à la trompe, si elle est à l'état de santé. La rupture du tympan doit être, en quelque sorte, considérée comme une mesure de protection pour l'oreille interne. En effet, la force vive du coup s'épuisera par

1. Un plongeon peut amener les mêmes résultats, ainsi que cela a été observé parfois chez les baigneurs.

cette déchirure de la membrane et le labyrinthe sera mieux ainsi à l'abri de tout traumatisme. Si, par contre, le tympan épaissi ne se rompt pas, malgré la violence du coup, il pourra, comme nous l'enseigne l'expérience, survenir des lésions du labyrinthe ; la violence agit ici sur la périlymphe et l'endolymphe, par l'intermédiaire de la base de l'étrier. Enfin, dans des cas exceptionnels, il peut y avoir à la fois rupture du tympan et lésions du labyrinthe. Le médecin devra toujours se souvenir des éventualités que nous venons d'énumérer.

Le diagnostic de la rupture traumatique est relativement facile. Il s'agit le plus souvent de pertes de substances dont les dimensions peuvent varier de celles d'une tête d'épingle à celles d'une lentille, les bords sont bien délimités, ecchymotiques[1] ; à travers la déchirure, on voit la muqueuse normale, jaune et luisante, de la paroi moyenne de la caisse. Le tympan est lui-même injecté dans le triangle du marteau, et peut, en diverses régions, être parsemé de petites hémorrhagies. Au contraire, la déchirure, dans d'autres cas, est une solution de continuité, dirigée à la façon d'un rayon et qu'il n'est pas toujours facile à l'inspection de distinguer d'une ecchymose linéaire. Ici, on fera exécuter au malade l'épreuve de Valsalva. Le bruit de perforation qui se produira alors confirmera le diagnostic. Il est toujours excellent de faire exécuter cette épreuve au moins une fois, parce que, du bruit de perforation minime ou marqué, on peut par induction connaître l'état de la trompe. Si le malade ne peut pas, par cette épreuve, ouvrir sa trompe, ou si, avec une expiration puissante, il ne produit qu'un sifflement, cela prouve que ce conduit est plus ou moins imperméable, circonstance, qui, nous l'avons déjà dit, favorise la production des déchirures traumatiques du tympan.

L'examen, pour être complet, exige, que le tympan présente ou non une perforation, une étude exacte de l'audition et des résultats fournis par le diapason. Dans la rupture traumatique simple, sans complications, la distance d'audition n'est que peu ou pas diminuée. Le diapason placé sur le vertex est perçu dans toute la tête ou latéralisé à l'oreille atteinte. Le Rinne, vu la conservation de la distance d'audition, est le plus souvent positif, la durée de perception pour le diapason est parfois prolongée ; elle reste intacte pour l'acoumètre et la montre. S'il existe, au contraire, une lésion labyrinthique, le diapason-vertex sera latéralisé à

---

1. L'hémorragie qui suit la rupture du tympan est fort variable. Parfois, elle est assez abondante pour remplir une partie du conduit et masquer entièrement la membrane ; parfois elle est nulle (tympan atrophié).

l'oreille saine, et ce résultat positif de l'épreuve de Weber est parfois si marqué que le diapason placé sur la mastoïde du côté atteint est entendu par l'oreille saine à travers toute la tête. Si ce n'est pas le cas, le Rinne est alors positif du côté malade et la perception osseuse est très diminuée, la perception de la montre et éventuellement de l'acoumètre lui-même est supprimée au temporal du côté atteint. S'il existe une lésion labyrinthique, l'ouïe est très diminuée pour l'oreille traumatisée, et le chuchotement n'est pas perçu. Suivant le degré de gravité de la lésion, les autres symptômes subjectifs et objectifs varient aussi d'intensité.

Si le coup a produit une simple déchirure, le malade au moment du choc ne sent qu'une légère douleur, ou que quelque chose s'est brisé dans son oreille. Il y a assez souvent un léger bourdonnement intermittent et le patient se plaint qu'en se mouchant l'air s'échappe par le conduit.

En cas d'une lésion labyrinthique, au contraire, le sujet est pris d'un violent vertige. Quelquefois il y a aussi un vomissement unique ou répété ou simplement des nausées. Le vertige est souvent si violent quelques jours après, que le malade ne peut ni marcher ni rester debout. Au bout de quelques semaines on peut encore voir des troubles dus à l'excitation de l'organe de l'équilibre.

Les symptômes décrits doivent être interprétés avec précaution. La simulation et l'exagération peuvent faire croire à un praticien peu au courant qu'il y a une lésion labyrinthique.

Le pronostic est favorable ; la rupture guérit en peu de jours sans aucune trace ou en laissant une cicatrice. Le traitement consistera à obstruer le conduit de façon aseptique et hermétique. Il faut absolument éviter toutes les injections ou les interventions avec les instruments pour enlever le sang coagulé ou les croûtes cérumineuses. Quand le malade se mouchera, il fermera tour à tour l'une et l'autre narine ; il évitera ainsi le passage désagréable de l'air [1] à travers la perforation et supprimera un facteur nuisible qui retarde la guérison.

Le pronostic de la lésion labyrinthique n'est pas favorable ; le plus souvent, il reste une dureté d'ouïe durable plus ou moins marquée. Pour le traitement, voir les paragraphes : Commotion du labyrinthe, hémorrhagies et blessures du labyrinthe.

[1]. S'il y a infection, la suppuration peut se produire dès le deuxième jour ; mais elle peut être beaucoup plus tardive, quand le tympan est atrophique.

Catarrhe récent exsudatif ou secrétoire de l'oreille moyenne. Catarrhe muco-séreux. Catarrhe tubo-tympanique (otite moyenne séreuse).

Ces catarrhes [1] séreux ou muqueux, accompagnés de légères douleurs, de sensibilité et de pression dans l'oreille, de bourdonnements peu marqués, souvent intermittents, n'ont pas une étiologie unique. Les infections de la caisse [2] par la cavité naso-pharyngienne, les simples occlusions mécaniques de la trompe par gonflement et relâchement de la muqueuse, par tumeurs du naso-pharynx ou par paralysie de la musculature tubo-pharyngienne, jouent un rôle les unes aussi bien que les autres.

Le diagnostic se fonde sur la constatation otoscopique d'un exsudat légèrement mobile, apparaissant à travers le tympan. Ce dernier est en même temps plus ou moins déprimé et quelquefois légèrement injecté. Le trouble auditif n'est pas toujours très marqué au point de vue objectif ; par contre, il est très pénible au point de vue subjectif ; souvent aussi il varie rapidement.

Le traitement aura d'abord pour but de rétablir la perméabilité de la trompe ; on y arrivera par les insufflations d'air de Politzer qu'on pratiquera quotidiennement [3]. L'effet sur les troubles subjectifs : plénitude et pression dans l'oreille et sur l'audition, est immédiat et souvent considérable. Les progrès du côté de l'ouïe seront contrôlés avant et après l'insufflation par des examens ; car c'est de cette manière seulement qu'on peut faire le pronostic pour l'acuité qu'on pourra obtenir et pour la durée du traitement. Quand l'occlusion des trompes sera exceptionnellement marquée, on remplacera pour un jour ou deux la douche par le cathétérisme.

En règle générale, il vaut mieux se passer du cathétérisme dans les états récents d'irritation de la muqueuse naso-pharyn-

---

1. A propos de cette division, il est bon de remarquer que les diverses formes cliniques et anatomo-pathologiques de l'otite sont peut-être de simples variétés de l'otite moyenne aiguë ou chronique avec des états intermédiaires assez nombreux.

2. L'étiologie nous semble encore plus complexe. A côté des infections naso-pharyngiennes, dues à des microbes à virulence probablement atténuée, des facteurs mécaniques, il y a vraisemblablement des hypersécrétions dues, ici comme ailleurs, à des réflexes vasodilatateurs dont l'origine peut être assez éloignée.

3. Pour que la douche soit applicable, il faut qu'il n'existe, depuis plus de deux jours, aucune douleur ; car, celle-ci serait notablement ainsi exacerbée. D'autre part, bien qu'il ne s'agisse que d'une phlegmasie bénigne et d'un exsudat presqu'hydropique, l'inflammation pourrait s'aggraver par des tentatives prématurées.

gienne. C'est pourquoi, après avoir eu une ou deux fois recours
à la sonde, on reviendra à la douche d'air dès que la résistance
existant dans la trompe semble avoir disparu. L'effet de la douche
peut encore être renforcé par la raréfaction quotidienne de l'air
à l'aide du spéculum de Siegle. Voici comment on procède :
l'embout du spéculum est bien adapté dans le conduit, puis, on
exécute avec la bouche, de préférence, trois ou quatre légères
aspirations du tympan. Souvent le procédé réussit à faire disparaître l'exsudat. Pour abréger le traitement, il est préférable
cependant d'évacuer plus rapidement et mieux. On y arrive au
moyen du procédé de Politzer, modifié par lui-même. Le malade
incline la tête en avant et la tourne du côté sain, de sorte que
l'oreille malade regarde en bas, la trompe étant à peu près verticale ; il a pris auparavant une gorgée d'eau dans la bouche. On
fait alors une insufflation puissante qui souvent réussit à faire
couler en masse par la trompe et par le nez la sécrétion accumu-
lée à l'ouverture tympanique de la trompe. Comme les cavités
voisines de la caisse, et surtout l'antro, sont parfois remplies par
cet exsudat, il est bon aussi de faire l'insufflation, la tête du
malade étant simplement inclinée en avant.

Une méthode qui n'est plus que rarement en usage aujour-
d'hui consiste à faire une aspiration par la trompe au moyen de
la canule de Weber-Liel. Cette canule, de 1 millimètre d'épaisseur et de 17 centimètres de long, est introduite dans la caisse à
travers la sonde ; au moyen d'une petite poire, on essaie d'enlever la sécrétion ; on n'y arrive le plus souvent que d'une manière
imparfaite. La paracentèse, au contraire, permet d'obtenir un
résultat complet. On peut l'exécuter dans le catarrhe secrétoire
de l'oreille moyenne, en l'absence de phénomènes de réaction
ou à condition qu'ils soient très peu marqués, sans que l'anesthésie locale soit nécessaire. On choisira le segment postéro-infé-
rieur ou l'inféro-antérieur. L'aiguille sera stérilisée par le flambage. Il n'est pas nécessaire d'aseptiser particulièrement le
conduit auditif externe, si on sait manœuvrer de façon à ne pas
toucher les parois. Après l'opération, on fera deux à trois puissantes insufflations ; de cette manière la sécrétion est évacuée
complètement. L'expulsion pourra être facilitée par la raréfaction de l'air et des insufflations faites pendant que le patient
incline la tête en avant ; on peut ainsi chasser les masses d'exsudat contenues dans l'antro [1]. Les lavages sont absolument interdits

---

1. Si l'exsudat est très épais, ce qui arrive parfois, on pourrait, comme le
recommande Politzer, tâcher de le fluidifier en pratiquant des injections
sous-cutanées de pilocarpine.

après la paracentèse, ainsi que la coutume, autrefois répandue, d'aspirer la sécrétion à l'aide de minces canules introduites par l'ouverture. On recommandera au malade le repos et des ménagements pendant un à deux jours. On continuera les insufflations jusqu'à ce que l'amélioration de l'audition soit permanente.

Dans les cas opiniâtres, les rétrécissements de la trompe par gonflement exigent un traitement spécial. On y introduit diverses solutions médicamenteuses, sulfate de zinc (0,10 pour 10 d'eau distillée), tannin (1 à 2%), vaseline liquide pure ou combinée à l'oléate de zinc (0,30 pour 30 gr. de vaseline). Pour y arriver, on fait passer la sonde dans la trompe; le malade incline la tête du côté atteint, tout en la penchant un peu en arrière. On met environ 10 gouttes du médicament dans le cathéter au moyen d'une petite seringue; obéissant à l'inclinaison de la tête, elles coulent d'elles-mêmes dans le conduit tubaire. On emploie aussi de cette manière la glycérine iodée :

Iode pur...............	0 gr. 30 centigr.
Iodure de potassium....	3 grammes.
Glycérine...............	10 à 20 —

(HARTMANN).

Tröltsch et Bürkner ont recommandé (v. plus haut) dans les cas particulièrement rebelles l'emploi de vapeur d'eau et de chlorhydrate d'ammoniaque. Alt a obtenu récemment de bons résultats avec la vapeur d'eau. Politzer emploie les vapeurs d'essence de térébenthine qu'on aspire d'abord dans la poire.

Bronner préconise l'insufflation de vapeurs de menthol sous la forme suivante :

Menthol..................	0 gr. 50 centigr.
Alcool absolu...............	25 grammes.

tout en administrant la poudre à priser :

Menthol....................	0 gr. 50 centigr.
Acide borique..............	25 grammes.

Le traitement du gonflement de la trompe par les médicaments, tel que nous venons de l'indiquer, doit alterner avec les insufflations d'air et sera suspendu dès que le malade se plaindra que son oreille est très obstruée. Si, par ces méthodes, on n'obtient aucun résultat, on peut quelquefois amener le dégonflement de la muqueuse en introduisant des bougies médicamenteuses (v. plus haut). Les plus employées sont de fines cordes à boyau qu'on fait séjourner quelques heures dans une solution concentrée de nitrate d'argent (1 gr. pour 10 d'eau). On les laisse sécher pendant 24 heures et, après les avoir lubréfiées avec l'huile de vaseline, on les fait passer par la sonde dans la trompe où elles resteront de trois à cinq minutes. Si l'effet désiré ne se produit pas après trois à cinq séances de ce bougirage, fait à deux ou trois jours d'intervalle, on suspendra ce traitement pour éviter l'apparition de phénomènes inflammatoires du côté de l'oreille moyenne. On peut alors, après un repos convenable de plusieurs jours, introduire les bougies préparées, selon la formule de Marshall, avec une pommade au nitrate d'argent à 3 %.

Nitrate d'argent.............. 0 gr. 30 centigr.

Lanoline.................... 10 grammes.

Une bougie en celluloïd ou en crins de Florence est imprégnée de cette pommade et on la laisse séjourner sur place de vingt minutes à une demi-heure. Cette intervention ne sera pas répétée plus de deux fois par semaine. On emploie dans le même but des bougies plongées dans la solution d'iodure de potassium.

Comme moyen adjuvant pour la résorption des exsudats, citons encore le massage par frictions. On le fait à partir de l'apophyse mastoïde en passant sur la région cervicale latérale en allant jusqu'à l'épaule : deux fois par jour, cinq à dix minutes chaque fois.

Le massage pneumatique du tympan, jusqu'à retour complet de l'audition, termine le traitement.

Catarrhe chronique de l'oreille moyenne. Processus catarrhal d'adhérences de l'oreille moyenne (Catarrhe chronique. Otite moyenne catarrhale chronique. Otite moyenne plastique [Gruber]).

Les processus pathologiques de l'oreille moyenne, réunis sous le nom de processus chroniques d'adhérences, ne forment pas, au point de vue étiologique, un groupe unitaire ; car il y a parmi eux des altérations pathologiques qui sont la conséquence de catarrhes sécrétoires récents et répétés et, d'autre part, des affections à début sournois, amenant la sclérose et l'hyperplasie de la muqueuse de l'oreille moyenne [1].

Dans les deux cas, le tableau pathologique est caractérisé par la rétraction du tympan, le raccourcissement du tendon du muscle tenseur, les adhérences conjonctives des osselets entre eux et avec les parois de la caisse ; la logette de l'étrier est un lieu de prédilection de ces productions hyperplasiques.

Le tympan, toujours déprimé, est épaissi, opaque ou atrophié

---

1. Quelles que soient les différences de pathogénie, les lésions, grosso modo, notamment les synéchies, sont assez semblables et la symptomatologie par cela même présente des analogies évidentes.

par places, parfois fixé par des adhérences à la paroi du promontoire. La dureté d'ouïe atteint souvent un degré très considérable, surtout avec les progrès de l'âge; il y a des bruits subjectifs intermittents au début et qui, devenant plus tard permanents, sont excessivement pénibles; il existe aussi de la lourdeur de tête. L'affection est habituellement bilatérale; pour ce motif, dans la majorité des cas, l'épreuve de Weber ne donne aucun résultat, le Rinne est manifestement négatif, la durée de perception par les os de la tête est prolongée. Avec l'âge, il survient peu à peu une diminution de la durée de perception, bien que le Rinne demeure toujours négatif.

Le traitement du catarrhe chronique de l'oreille moyenne est conservateur et chirurgical.

a) Traitement conservateur. — Celui-ci a pour but de corriger la position pathologique du tympan, de diminuer la rigidité des hyperplasies de l'oreille moyenne, pour rétablir ainsi le pouvoir vibratoire de la chaîne des osselets. Il consiste, en première ligne, en insufflations d'air par la trompe, soit par le cathéter, soit à l'aide de la méthode de Politzer[1]. On ne les pratiquera pas plus souvent que tous les deux ou trois jours. On ne se contentera pas de la simple insufflation; mais on emploiera le cathétérisme pour injecter dans la caisse des médicaments liquides ou gazeux ou pour faire disparaître, par le bougirage, les rétrécissements de la trompe qui existent presque toujours. Parmi le grand nombre de vapeurs médicamenteuses, citons : celles d'éther acétique, soit seul, soit combiné à parties égales avec la solution analgésique de Holland; celles de chlorhydrate d'ammoniaque préparées au moyen de l'appareil de Gomperz (voir plus haut); celles de térébenthine, les vapeurs d'eau chaude que Alt a tout dernièrement préconisées contre les gonflements catarrhaux de la trompe. On a encore recours aux vapeurs de carbonate d'ammoniaque, d'acide acétique, d'alcool menthol é, dans le cas de gonflement prononcé de la muqueuse tubaire :

Menthol......................   0 gr 50 centigr.
Alcool absolu...............   25 grammes.

On les introduira deux ou trois fois par semaine. On fait aujourd'hui usage d'un nombre restreint de liquides médicamenteux, qu'on employait autrefois beaucoup. Citons en première ligne les prescriptions suivantes les plus usitées :

---

[1]. La pression doit être proportionnelle à la perméabilité de la trompe (Politzer). Ces douches seront continuées tant qu'elles paraîtront améliorer l'audition.

Rp. Bicarbonate de soude...   0 gr. 50 centigr.
    Eau distillée..............   10 grammes
    Glycérine..............   2   —

8 à 10 gouttes pour une injection.

Rp. Chlorhydrate de pilocarpine..   0 gr. 10 centigr.
    Eau distillée................   10 grammes

4 à 6 gouttes pour une injection.

Rp. Vaseline liquide...........   30 grammes
    Oléate de zinc...........   0 gr. 30 centigr.

10 à 15 gouttes,

Quand il existe de la syphilis et surtout quand on soupçonne que le gonflement de la muqueuse de la caisse et du tympan est dû à cette cause, on emploie :

Iodure de potassium......   4 grammes
Eau distillée...........   40   —

10 à 15 gouttes pour une injection.

Les gouttes médicamenteuses seront chauffées à la température du corps dans la petite seringue qui sert à les injecter. Pour la technique, voir le paragraphe : Injection de médicaments liquides dans la caisse à l'aide du cathéter.

Ces injections provoquent chaque fois un état d'irritation léger de la muqueuse de l'oreille moyenne ; c'est pourquoi on laissera entre elles des intervalles convenables[1]. Voici, du reste, la meilleure manière de procéder. Le jour de l'intervention est suivi d'un jour de repos. Le surlendemain, on fait un simple cathétérisme ou on insuffle des vapeurs médicamenteuses : puis encore 24 heures de repos ; on ne fera d'injection que le quatrième jour. Ce cycle ne doit pas être prolongé au delà de quatre semaines. S'il y a en même temps des symptômes évidents d'une sténose tubaire, soit par gonflement chronique, soit par épaississement calleux de la muqueuse, nous combinerons les traitements exposés plus haut avec le bougirage. Ces dilatations méthodiques seront faites tous les trois ou quatre jours, pas plus souvent ; nous nous servirons des bougies de celluloïd, plus rarement de celles de crins de Florence ou de cordes à boyau. On commencera par le numéro le plus faible pour augmenter progressivement ; nous laisserons, suivant les cas, l'instrument en place 1 à 30 minutes dans la trompe. Pour faire disparaître les rétrécissements organiques, étendus, difficilement perméables, nous emploierons les bougies en baleines,

---

1. Suivant Schwartze, on ne doit répéter une injection médicamenteuse que si l'otoscope ne décèle, pendant la douche d'air, aucun craquement.

très rigides ; leur usage exige beaucoup de précautions et une grande habitude. Nous pourrons, comme nous l'avons expliqué à propos du catarrhe récent, avoir recours à des bougies médicamenteuses, telles que les cordes à boyau préparées et plongées dans la solution concentrée de nitrate d'argent, ou les bougies en celluloïd imprégnées de la pommade : Lanoline et nitrate d'argent à 3 %. Pour les rétrécissements organiques qui ne peuvent pas être franchis, nous recommandons le procédé de l'électrolyse indiqué par Duel. Voi… comment on l'exécute :

On emploie des bougies d'or (n⁰ˢ 2, 3 et 4 de la filière française). On les introduit dans la trompe et on les relie au pôle négatif ; le malade tient à la main le pôle positif. Dès qu'en poussant la bougie en avant avec précaution, on perçoit une résistance, on fait passer avec une augmentation prudente un courant de 1 à 3 milliampères pendant 20 secondes à 1 minute ; à ce moment-là, on sent qu'on peut franchir la résistance par une légère pression. Quand l'obstacle est notable, on peut aller jusqu'à 5 milliampères et prolonger la durée de l'application, qui ne doit pas dépasser cependant 5 minutes. On renouvellera les séances à intervalles d'une semaine tout au plus et, pendant ce temps, on pourra faire des insufflations par la méthode de Politzer ou à l'aide de la sonde. Enfin, l'on associera le massage [1] pneumatique à toutes ces mesures thérapeutiques. On pourra l'exécuter tous les jours, soit à l'aide du spéculum de Siegle, soit avec celui de Delstanche, soit enfin avec le masseur électrique. Une fois le traitement fini, on pourra confier au malade l'appareil de Delstanche pour qu'il masse lui-même son tympan et on lui prescrira le massage une à deux fois par semaine, pendant une à deux minutes chaque fois.

b) Traitement chirurgical. — Les interventions opératoires [2] sont les suivantes : 1° Perforation artificielle ; 2° Section du repli postérieur du tympan ; 3° Section du repli antérieur (ligament antérieur du marteau) ; 4° Section du tendon du muscle tenseur du tympan ; 5° Section du muscle de l'étrier ; 6° Mobilisation de l'étrier ; 7° Section des adhérences des branches de l'étrier ; 8° Excision du tympan ; 9° Ablation de l'enclume et du marteau ou de l'enclume seule ou de sa grande branche ; 10° Extraction

---

1. Le tympano-moteur de Bonnier peut rendre également des services.
2. Il est évident que l'on se comportera différ. mment suivant l'idée que l'on se fait du rôle du tympan et de la chaîne des osselets. Si l'on accepte la théorie classique de Helmholtz, on sera surtout conservateur et si l'on est partisan de la conduction osseuse, comme Hansen, on les sacrifiera plus volontiers.

de l'étrier. La description de ces méthodes se trouve à la partie générale.

On a combiné de diverses manières les procédés opératoires que nous venons d'énumérer.

Ainsi, on a fait la myringectomie dans le segment postéro-supérieur, l'extraction de l'enclume, la rupture des branches de l'étrier, la perforation de la base de l'étrier, du reste sans succès (Alderton) ; dans un cas il y eut même perte totale de l'audition. Par contre Burnett, après l'extraction de l'enclume seule, constata la diminution et même la disparition des bruits subjectifs.

D'autre part, on a de nouveau récemment préconisé (Miot) l'excision totale du tympan et l'ablation du manche du marteau, de manière à créer une perforation durable ; si une cicatrice vient à se former, on peut renouveler l'opération ; quand elle est suivie de succès, l'application d'un tympan artificiel, sur la tête de l'étrier mise à nu, amène parfois l'amélioration de l'audition et la disparition des bruits. Gleason recommande la section du tendon du muscle de l'étrier, la division de l'articulation incudo-stapédienne et la mobilisation de l'osselet. Burnett, dans les cas de vertiges et de nausées, consécutifs aux processus chroniques d'adhérences, a vu la guérison ou l'amélioration survenir après l'extraction de l'enclume ou de l'enclume et de l'étrier : il croit que ses succès sont dus à la diminution de la pression exercée sur le labyrinthe.

Ces opérations sont indiquées dès que le traitement conservateur n'a amené ni l'amélioration de l'audition, ni la disparition des bruits subjectifs, ni même leur diminution, ni enfin la suppression des vertiges intermittents. Un épaississement anormal et une rétraction irrémédiable du tympan compliqués d'adhérences entre cette membrane et la paroi du promontoire serviront d'indications pour la création d'une perforation artificielle ou pour l'excision totale du tympan, ainsi que pour l'ablation du manche du marteau ; car, dans les premières interventions, l'ouverture se reforme vite au moyen de tissu cicatriciel. Le raccourcissement et la tension des ligaments qui maintiennent le marteau, la rétraction irrémédiable de ce diaphragme ainsi produite servent d'indication pour la section du pli postérieur ; après cette dernière intervention, on observe quelquefois que la chaîne des osselets vibre mieux, que, par suite, l'ouïe est améliorée et les bourdonnements diminués [1]. Si, dans ce cas, la mobili-

---

1. Suivant Schwartze, pour que l'opération puisse donner quelques résultats, au moins temporaires, il faut que l'audition des voyelles soit conservée.

sation de la chaîne des osselets, sur laquelle on comptait, ne survient pas, on peut attribuer l'adhérence au raccourcissement du ligament antérieur du marteau ; la section du repli antérieur est alors indiquée. Quand néanmoins on n'a pas obtenu de résultat, on peut tenter d'améliorer l'état en incisant le tendon du muscle tenseur ; enfin, on a, comme dernière ressource, la section du tendon du muscle de l'étrier, dont l'indication encore n'est pas strictement délimitée. La destruction des synéchies des branches de l'étrier ou la rupture de celles-ci est justifiée dans les cas d'adhérences ligamenteuses entre les branches de l'étrier et la base de cet osselet, d'une part, et la loge de la fenêtre ovale d'autre part. C'est la même notion sur laquelle se base l'extraction de l'étrier, rarement pratiquée aujourd'hui. L'ablation de l'enclume ou de sa grande branche et la séparation de l'articulation incudo-stapédienne ainsi produites sont indiquées quand on suppose qu'il s'agit d'une syndesmose de cette articulation.

Enfin, dans chaque cas d'adhérence, on fera suivre un traitement approprié pour le catarrhe chronique concomitant qui atteint les voies respiratoires supérieures, le naso-pharynx et le larynx.

On tâchera de rétablir la respiration nasale dont les troubles jouent un grand rôle dans l'étiologie des catarrhes chroniques de l'oreille moyenne et on soustraira le malade à toutes les influences nuisibles qui, ainsi que nous l'enseigne l'expérience, augmentent les inflammations naso-pharyngiennes chroniques et hypertrophiques. Le malade évitera de séjourner dans des locaux mal aérés et pleins de fumée, comme les restaurants et les salles des cafés ; il restera le plus possible au grand air. Pour les mêmes raisons, l'usage du tabac à fumer sera réduit au minimum. Les spiritueux seront absolument interdits. Pendant la saison chaude, il fera bien d'habiter dans des régions alpestres d'une altitude élevée ; parfois un séjour prolongé au bord de la mer donne d'excellents résultats. Si l'on veut ordonner une cure hydro-minérale assez longue, on devra toujours tenir compte de l'état général. En somme, nous pouvons dire que les méthodes hydrothérapiques, celles surtout qui sont un peu énergiques, provoquent souvent une aggravation de l'état et une augmentation des bourdonnements ; c'est pourquoi, dans le cas où ce traitement serait indiqué pour d'autres causes, la tête sera toujours mise à l'abri. Nous déconseillons surtout les douches froides et les plongeons, tandis que souvent les douches chaudes en pluie agissent favorablement sur les bruits subjectifs. Nous dirons encore que les bains salins sont contre-indiqués, tandis

que les eaux chlorurées sodiques[1] (Baden-Baden, Hombourg,
Kissingen, Kreuznach) et les eaux indifférentes (Gastein, Teplitz
en Bohême, Römerbad en Styrie, Ragaz-Pfäffers en Suisse,
Landeck en Silésie) ont donné de bons résultats. Si, surtout
chez les jeunes malades atteints de catarrhes subaigus avec sécré-
tion, il existe en même temps de la scrofulose, on donnera les eaux
chlorurées sodiques iodées ou bromées (Hall dans la Haute-
Autriche, Darkan en Silésie, Lipik en Croatie, Iwonicz en Galicie,
Kreuznach dans les Provinces Rhénanes, Bex en Suisse, etc.).
S'il y a de l'anémie ou de la chlorose, on aura recours aux eaux
contenant du fer(Brückenau près de Kissingen, Reinerz en Silésie,
Elster en Saxe, Cudowa en Silésie, Franzensbad et Marienbad en
Bohême, Lévico-Vetriolo dans la partie méridionale du Tyrol,
Saint-Moritz et Tarasp en Suisse). Dans la syphilis, l'usage des eaux
iodées citées plus haut et des eaux sulfureuses est tout indiqué
(Baden près Vienne, Pystian en Hongrie, Aix-la-Chapelle); les
eaux acidulées alcalines rendront des services quand il existe une
prédisposition particulière aux catarrhes des voies aériennes
(Giesshübl-Puchstein en Bohême, Ems)[2].

Parfois les bruits subjectifs très pénibles réclament une médication spéciale ou une intervention thérapeutique; voir le
paragraphe : Bruits d'oreille subjectifs.

Otosclérose (Capsulite labyrinthique de Politzer).

Cette maladie *sui generis*, qu'il ne faut pas confondre avec
les processus d'adhérences de l'otite moyenne chronique, doit
être attribuée à une phlegmasie primitive de la capsule du
labyrinthe, laquelle inflammation, au cours des années, amène
une soudure osseuse complète de l'étrier avec le pourtour de la
fenêtre ovale. L'étiologie de l'affection, qui frappe surtout le
sexe féminin, n'est pas encore bien éclaircie. Il est certain que
le mal est héréditaire dans de nombreuses familles, dont elle
atteint plusieurs membres. D'autre part, on a accusé la syphilis
héréditaire et acquise, la diathèse urique, les états de dépression
mentale et l'état puerpéral. L'otosclérose qui, le plus souvent,
débute vers trente ans, a une marche lente, mais constamment
progressive[3]. Les phénomènes subjectifs surtout se montrent à

1. Nous avons employé le chlorure de sodium dans le traitement de
diverses otites ; mais ce traitement, qui nous a donné quelques succès, est
encore à l'étude.

2. Nous avons en France toute une série de stations de même ordre,
bien connues de nos lecteurs.

3. Cependant parfois on observe des temps d'arrêt et même des rémissions plus ou moins marquées.

une époque où le malade ne s'aperçoit pas encore de la diminution de l'audition [1]. Les bruits deviennent ensuite continuels et excessivement pénibles, produisent parfois une certaine lourdeur de tête et assez souvent une profonde dépression mentale [2]. Les douleurs auriculaires légères sont un symptôme rare ; les accès de vertige caractérisent surtout les stades avancés de l'affection, dans lesquels il existe des modifications profondes de l'oreille interne [3].

Le tympan peut être complètement normal ou présenter un reflet rougeâtre, pathognomonique de la sclérose et qu'on doit attribuer à l'hyperhémie du promontoire (Politzer).

L'examen au diapason indique, à la période de début, un obstacle à la propagation du son (Rinne négatif, augmentation très marquée de la durée de perception par les os de la tête, gêne de la perception des sons graves transmis par l'air, alors que celle des sons élevés reste normale.)

Plus tard, mais seulement au bout de plusieurs années, à cet ensemble de symptômes viennent s'ajouter les signes d'une perturbation concomitante de l'appareil récepteur [1] (perte de la perception par la voie osseuse pour la montre et même pour l'acoumètre). La perte de la perception par la voie aérienne des sons élevés, l'apparition de bruits subjectifs de timbre très haut au lieu des bruits graves (de bourdonnement) qui prédominaient au début de l'affection, permettent de conclure à une participation du labyrinthe. L'affection

1. Parce que le mal n'est pas égal des deux côtés et que l'oreille relativement saine fait suppléance, cela d'autant mieux que les phénomènes auditifs n'ont pas l'objectivité qui décèle d'emblée les perturbations visuelles d'un seul œil. D'autre part, il y a une valeur minima de perception : au-dessus d'elle, les sensations auditives sont perçues avec une intensité que nous n'apprécions pas toujours. Au contraire, au-dessous, la moindre diminution nous apparaît comme le prélude d'une surdité, qui évoluait depuis longtemps à notre insu.

2. Chez les sujets prédisposés à la mélancolie ou à l'hypocondrie, ces troubles auditifs peuvent aboutir à des désordres psychiques plus ou moins persistants, à des hallucinations sensorielles, etc.

3. Chez quelques malades, les phénomènes de cette nature prennent une gravité et une fréquence toutes particulières. Il est très probable que les canaux demi-circulaires sont excités directement ou d'une façon réflexe. Peut-être aussi, dans ce dernier cas, l'irritation agit, non sur ces canaux, mais sur les centres nerveux qui président à l'équilibre ou concomitamment sur ces deux points de l'organisme.

4. Les phénomènes subjectifs apparaissent les premiers, parce qu'ils sont le résultat d'une irritation de l'appareil de réception : quand le fonctionnement de celui-ci est compromis, l'audition, à son tour, est plus ou moins supprimée.

est, le plus souvent, bilatérale [1] : le pronostic est très mauvais.

Etant donné cette dernière circonstance, les efforts thérapeutiques se borneront à calmer les bruits subjectifs si pénibles. L'insufflation d'air par la méthode de Politzer, le cathétérisme et le bougirage de la trompe, l'introduction de médicaments gazeux et liquides, en un mot, toute la thérapeutique qu'on emploie souvent avec succès contre les processus chroniques d'adhérences, ne donnera aucun résultat dans la sclérose ou ne produira qu'une amélioration subjective passagère. On ne prolongera pas le traitement au-delà de trois ou quatre semaines; car, l'expérience nous enseigne que souvent, au cours de celui-ci, il survient des aggravations rapides. On obtiendra de meilleurs résultats par le massage du tympan soit avec la sonde de Lucae ou le masseur de Delstanche, soit avec la pompe électrique.

C'est dans la sclérose surtout qu'on devra essayer quelle est la forme de massage pneumatique qui donne au malade le plus grand soulagement subjectif. Beaucoup de patients trouvent que les effets ressentis avec l'appareil électrique de Breitung sont les plus agréables, malgré la grande fréquence de vibrations; d'autres, au contraire, préfèrent l'usage du masseur de Delstanche mû à la main.

Dans beaucoup de cas, principalement ceux qui ne sont pas très avancés, l'administration de préparations iodées a rendu des services, en ce sens qu'après leur emploi on a remarqué un arrêt dans les progrès de la maladie. Nous donnons l'iodure de sodium en solution aqueuse :

      Iodure de sodium................ 5 grammes
      Eau distillée.................... 300 —

2 cuillerées à soupe par jour, au moment des repas.

On ne continuera pas l'usage du médicament au delà de trente jours, puis on intercalera une période de repos de un à deux mois. S'il survient du coryza ou de l'acné iodiques, on suspendra, évidemment, son emploi; on n'en recommencera l'usage à dose plus faible, du reste, qu'après la disparition de ces phénomènes.

Le traitement à la thyroïdine, préconisé il y a quelques années (1 à 2 tablettes par jour pendant 4 à 5 semaines avec de petits repos) n'a pas tenu ce qu'on attendait de lui. En tout cas, on peut tenter, dans un cas donné, l'emploi de cette substance à cause de sa teneur en iode.

[1]. Malgré cette bilatéralité, les deux oreilles sont loin d'être malades au même degré à une époque donnée, quand le mal n'est pas très avancé.

On a recommandé et prescrit dans l'otosclérose une série d'interventions opératoires. Nommons entre autres : la mobilisation de l'étrier ; 2° l'extraction de cet osselet ; 3° la perforation de la base de l'étrier ankylosée. Les résultats défavorables de ces opérations ont été si évidents qu'aujourd'hui on a renoncé complètement à toute tentative de ce genre.

L'otite moyenne aiguë simple, sans perforation.

Les catarrhes aigus des voies aériennes supérieures jouent le rôle principal dans l'étiologie de l'inflammation aiguë simple (c'est-à-dire sans perforation) de l'oreille moyenne. Cette forme légère se montre le plus souvent après les refroidissements; les individus anémiques et scrofuleux, les enfants atteints de végétations adénoïdes, les adultes avec des rhinites hypertrophiques chroniques y semblent particulièrement prédisposés.

L'inflammation est le plus souvent unilatérale. Au point de vue objectif, l'inflammation de l'oreille moyenne est caractérisée par une hyperhémie plus ou moins intense du tympan, qui peut quelquefois être le siège d'un gonflement et d'une infiltration marqués. Dans les cas peu graves, l'exsudat de la caisse est muqueux et peu abondant ; dans les autres, il est muco-purulent et plus copieux. Il existe toujours des douleurs peu prononcées ; il est rare de voir survenir des souffrances plus fortes s'irradiant vers la tête [1].

Parmi les autres symptômes subjectifs plus fréquents est une sensation de plénitude et de pesanteur dans l'oreille malade avec parfois un léger bourdonnement intermittent.

Au début de l'affection, tant qu'il n'y a pas encore de formation d'exsudat, l'ouïe n'est que très peu diminuée; dès que celui-ci a fait son apparition, la voix chuchotée n'est entendue que très près du pavillon, ou même pas du tout. La maladie a le plus souvent une marche cyclique [2] et guérit en quelques jours.

Lorsqu'au début, le malade vient se faire traiter quelques heures après l'apparition des douleurs, on peut essayer, comme l'a proposé Roosa, de couper l'inflammation par des lavages du conduit à l'eau très chaude. Pour ces lavages qu'on répétera

1. Parfois cependant la forme névralgique est des plus nettes et peut entraîner des erreurs de diagnostic.

2. On se souvient de la discussion entre l'école de Prague et celle de Halle, la première soutenant que l'otite a une forme cyclique analogue à celle de la pneumonie, la seconde niant cette marche régulière. La clinique semble justifier ces opinions divergentes, les cas n'étant pas identiques.

toutes les 15 à 30 minutes, on emploiera chaque fois 1/2 litre à 1 litre d'eau chaude stérilisée par l'ébullition. Si elles n'arrivent pas à faire avorter la phlegmasie, ces manœuvres produisent cependant un grand soulagement. Du reste, dans les premiers jours, le traitement consistera surtout à combattre l'élément douleur. Quand cette dernière est d'intensité moyenne, on aura recours à des compresses à l'eau chaude ou avec la solution de Burrow, chaude, très diluée (1 pour 10 d'eau).

Dans beaucoup de cas, on obtiendra un bon résultat par l'introduction d'une mèche de gaze imbibée de quelques gouttes d'une huile narcotique employée chaude.

Huile de jusquiame..............	0 gr. 80
Huile d'olives..................	10 grammes

ou

Phtaléinate de morphine........	0 gr. 20
Huile d'olives..................	10 grammes

Le moyen le plus simple et le meilleur, c'est encore le bain d'oreille chaud et prolongé ; on remplira le conduit d'eau à 37° ou 39°, stérilisée. La durée est d'environ quinze minutes ; s'il se prolongeait plus longtemps, l'eau deviendrait trop froide.

On pourra répéter ces bains, suivant les besoins, aussi souvent qu'on le voudra.

Les instillations chaudes de glycérine phéniquée rendent aussi de grands services.

Acide phénique..........	0 gr. 35 à 0,50
Glycérine..............	10 grammes

5 à 6 gouttes tièdes en instillation.

On peut prescrire aussi des instillations de solution aqueuse chaude de cocaïne à 5 % (5 à 6 gouttes).

L'introduction de vapeur d'eau, remède domestique très en faveur, exige de la prudence à cause du danger de brûlure. Les compresses froides sont très souvent mal tolérées et augmentent parfois la douleur au lieu de la calmer ; au contraire l'enveloppement de toute la tête avec des compresses chaudes et humides (Politzer) a une action merveilleuse.

Nous ne nous expliquons pas pour quel motif ces compresses agissent mieux quand on les plonge, comme on l'a dit récemment, dans des solutions chaudes d'acide borique (1 à 20 %) ou de phénosalyl (1 pour 500 d'eau). Lermoyez vante beaucoup l'action calmante des instillations suivantes :

Eau phéniquée (à 1 pour 100)......	10 grammes
Chlorhydrate de cocaïne..........	2 —
Sulfate d'atropine................	0 gr. 05.

Dans le cas où les douleurs priveraient le malade de sommeil, on lui donnera du chloral ; on évitera les opiacés qui peuvent, au réveil, provoquer des congestions de la tête. Pour les enfants, on renoncera à leur emploi ainsi qu'à celui des hypnotiques.

Pour combattre les souffrances violentes, on a recommandé des injections d'antipyrine sous la peau de la région mastoïdienne.

Antipyrine.................... }
Eau distillée................. } āā 10 grammes

3 à 5 divisions d'une seringue de Pravaz pour une injection.

Ces injections sont parfois suivies d'une gangrène de la peau ; on tâchera donc de s'en passer. Les émissions sanguines locales arrêtent l'inflammation et sont souvent calmantes. On appliquera des sangsues à l'apophyse mastoïde et à la région située sous le lobule. Pour les enfants, une à deux sangsues suffiront suivant l'âge ; pour l'adulte on en appliquera de trois à six.

La région de l'oreille sera désinfectée avec le savon, l'eau et l'alcool ; on fermera le conduit avec de l'ouate, le médecin appliquera toujours les sangsues lui-même. S'il ne survient aucun incident qui oblige à les faire tomber, ce à quoi on parvient en saupoudrant de sel de cuisine le corps de ces animaux, on attendra leur chute spontanée, et, suivant la constitution du malade, on laissera ensuite les morsures saigner pendant cinq à trente minutes. On arrêtera le sang par compression avec la gaze iodoformée ou, suivant les cas, avec la gaze au perchlorure de fer. Exceptionnellement, un plus grand nombre de piqûres pourra être nécessaire.

Le médecin, tout en s'occupant de l'affection locale, portera aussi son attention sur l'état général. Les adultes seront tenus dans une pièce à température uniforme et régulière, les enfants garderont le lit à la moindre ascension fébrile, laquelle ne fait presque jamais défaut. Il faudra donc prendre régulièrement la température et modifier le régime suivant le degré de fièvre. Les boissons alcooliques seront interdites, même aux adultes ; les malades fumeront le moins possible.

S'il existe en même temps, comme c'est fréquemment le cas, une affection catarrhale des voies aériennes supérieures, on veillera à ce que l'atmosphère de la chambre ait un degré suffisant d'humidité, en faisant évaporer de l'eau chaude dans des plats peu profonds ou en suspendant des linges humides.

Il n'y a pas, le plus souvent, besoin de modifications particulières du traitement. Le cas échéant, si la fièvre était tant soit peu forte, on donnerait de l'antipyrine. Pour régler les selles, un peu difficiles quelquefois au début de l'affection, on sera obliger d'administrer un médicament. On essaiera toujours d'arriver au but d'abord par des lavements ; ceci est surtout important en médecine infantile.

Chez les nourrissons, si les clystères à la solution chaude de sel marin ne produisent aucun résultat, on donnera des lavement de glycérine (2 à 5 grammes) (Hénoch), avant d'avoir recours aux médicaments internes.

Aux adultes, s'ils s'y refusent, on donnera de préférence des purgatifs salins.

Tant qu'on ne constatera pas sur le tympan des phénomènes inflammatoires bien marqués, on attendra avant de faire un traitement local. Pendant ce temps, on éloignera toutes les influences nuisibles. C'est pourquoi on interdira au patient de se moucher avec force. Si une rhinite aiguë l'oblige à le faire fréquemment, on lui enseignera à se moucher en fermant une seule narine, celle à évacuer restant ouverte (à la paysanne). Pendant la durée de l'otite moyenne, on s'abstiendra de tout traitement, quel qu'il soit, d'une rhino-pharyngite concomitante aiguë ou chronique ; l'interdiction ne s'étend pas aux inhalations.

Dès que les phénomènes phlegmasiques du côté de l'oreille auront disparu, on pourra commencer à traiter le trouble auditif par des insufflations de Politzer qui seront quotidiennes et plus tard plus espacées. En même temps, elles pourront, tous les deux ou trois jours, être associées au massage pneumatique. Dans certains cas, elles devront être remplacées par le cathétérisme (Voir le paragraphe : Indications du cathétérisme).

Ordinairement la résorption de l'exsudat, suivie de la guérison complète, se produit, grâce à ce traitement, en deux ou trois semaines.

Des examens quotidiens de l'audition renseigneront le médecin et lui indiqueront le moment où elle se produit.

Otite moyenne aiguë suppurée (avec perforation). Appendice : la suppuration tuberculeuse de l'oreille moyenne.

L'otite moyenne suppurée aiguë ne peut pas être complètement séparée de l'inflammation aiguë simple, ni au point de vue clinique, ni sous le rapport anatomo-pathologique, parce que la forme aiguë peut souvent, malgré un début peu grave, se transformer en variété suppurée[1]. Les deux formes sont dues

1. Il s'agit d'une question de virulence et d'abondance des germes patho-

à une infection bactérienne de la muqueuse de l'oreille moyenne ; dans la grande majorité des cas, cette infection se fait par la voie de la trompe d'Eustache. Pour cette raison, les mêmes facteurs étiologiques rentrent en jeu, en particulier les affections catarrhales aiguës du naso-pharynx.

Dans l'étiologie de l'otite moyenne aiguë, les maladies infectieuses générales jouent un rôle capital : influenza, pneumonie, fièvre typhoïde, varicelle ; c'est surtout au cours des maladies exanthématiques aiguës de l'enfance : scarlatine, diphtérie, rougeole, que nous voyons survenir les formes les plus graves et les plus défavorables quant au pronostic. De plus, certaines actions traumatiques peuvent donner aussi naissance à l'otite avec perforation ; telles sont par exemple les déchirures directes du tympan accompagnées d'infection, les brûlures du conduit et du tympan, les infections artificielles ayant leur point de départ dans la trompe, et qui sont une conséquence certainement non voulue de la douche de Weber et du tamponnement des fosses nasales avec la sonde de Belloc.

Donc, dans un grand nombre de cas, on pourra, en se basant sur l'étiologie, dire d'avance, avec une assez grande vraisemblance, si l'inflammation qui est en train de se développer sera grave ou légère et produira ou non la perforation tympanique. En général, on pourra asseoir son pronostic plus sûrement sur l'ensemble des symptômes de début ; car les inflammations qui arrivent à la perforation ont toujours un commencement et des symptômes plus graves que les phlegmons simples de l'oreille.

Les premières débutent ordinairement par des douleurs subites, extraordinairement violentes, ayant quelquefois un caractère pulsatile, et s'irradiant à l'occiput, au front, au pharynx, à l'articulation temporo-maxillaire et aux dents. Il existe, en même temps, une sensation de plénitude dans l'oreille, de lourdeur à la tête et un bourdonnement plus ou moins intense souvent pulsatile. Les mouvements de déglutition, l'action de se moucher avec force, augmentent les douleurs. Au début, tant qu'il n'y a pas encore de formation d'exsudat, le trouble auditif est minime ; le Rinne peut aussi être positif dans les premières heures ou encore pendant les premiers jours. L'apparition de la suppuration se reconnaîtra, même sans examen otoscopique, à la diminution de l'ouïe, tandis qu'en même temps que le trouble auditif augmente, le Rinne devient négatif.

gènes. Dans les deux cas, il y a des globules de pus et des éléments de la fibrine ; la quantité seule diffère.

Le tympan présente, à la période de début, une rougeur diffuse, de sorte que tous ses détails s'effacent [1]. Bientôt, son épiderme et celui du conduit osseux commencent à se soulever par places. L'exsudat, libre dans la caisse, amène le plus souvent un bombement du tympan [2] ou la formation de saillies en forme de sac dans le segment postéro-supérieur. L'apparition de ces voussures partielles précède de peu de temps la perforation [3] spontanée et, à ce stade, les douleurs prennent une intensité extraordinaire. La fièvre ne manque jamais ; elle peut chez les enfants atteindre un degré très élevé.

Le traitement doit, au début, viser à combattre surtout la souffrance. On emploiera ici tous les remèdes énumérés lors de l'otite moyenne simple et aiguë, en particulier les lavages du conduit à l'eau très chaude et les bains d'oreille chauds et prolongés, puis, les cataplasmes chauds à l'eau pure ou à la solution de Burrow diluée au dixième, les enveloppements de la tête dans des compresses chaudes et humides, les instillations de glycérine phéniquée chaude (0,30 à 0,50 : 10 gr.) ou de solution chaude de cocaïne (1 à 5 %). On veillera à ce que les selles soient abondantes ; on les provoquera par des lavements ou des purgatifs salins et on ordonnera éventuellement des bains de pied très chauds qui exercent une action dérivative. Les émissions sanguines locales à la mastoïde (voir le paragraphe précédent) calment souvent la souffrance et on devrait les essayer surtout dans les douleurs précoces apparaissant du côté de l'apophyse mastoïde.

Les malades ayant de la fièvre garderont le lit ; il en sera de même pour tous les enfants, sans exception. L'antipyrine suffira pour les températures très élevées ; les douleurs qui, souvent, privent de sommeil les adultes nerveux obligent parfois à l'administration de sulfonal [4] ou de chloral ; on tâchera, si possible, de se passer de la morphine.

Si, malgré les mesures thérapeutiques que nous venons d'exposer, les troubles subjectifs, au lieu de diminuer, vont en augmentant, si la fièvre persiste, si la distance d'audition diminue

1. Ici, on ne voit pas, comme dans la variété non purulente, les lésions, au début, se réduire parfois à de la congestion. Il y a toujours infiltration séreuse du tympan.

2. Quand il y a cicatrice préexistante, le bombement de la membrane devient très rapidement notable (Bezold).

3. Suivant Bezold, la perforation se ferait surtout dans le quadrant inférieur et postérieur, bien qu'elle puisse se produire partout. La membrane de Schrapnell est rarement intéressée.

4. Le trional réussit quelquefois où le sulfonal échoue.

et qu'ainsi l'existence d'un exsudat purulent de la caisse soit rendue manifeste, si l'examen otoscopique indique aussi la présence de pus (voussure partielle ou totale du tympan enflammé et imbibé de sérosité, desquamation épithéliale marquée), le moment est venu de procéder à la paracentèse.

Dans la question de savoir quand elle est indiquée, l'expérience du médecin, acquise par de nombreuses observations, sera plus décisive que la connaissance théorique de règles, quelque précises qu'elles soient. Quand on est certain de l'existence d'un exsudat séro-purulent dans la caisse, on ne doit pas hésiter à inciser le tympan. Dans tous les cas, on essaiera, et cela pour plusieurs raisons, de prévenir par la paracentèse la rupture spontanée de la membrane devenue inévitable.

Il est assez rare que le liquide se résorbe spontanément sans perforation. Cette éventualité favorable a pour ombre au tableau les graves conséquences qui pourraient survenir, si le pus, gêné dans son écoulement, se trouvait sous une forte pression dans les cavités de la caisse.

En second lieu, les perforations spontanées peuvent se produire en des régions élevées du tympan, mal situées pour l'écoulement du pus; elles sont quelquefois trop petites, ou ont un trajet étroit en forme de canal (comme les perforations spontanées au sommet des voussures sacciformes). Les orifices opératoires ont par contre l'avantage de pouvoir être pratiquées au lieu d'élection, c'est-à-dire en une région plus inférieure et sur une étendue suffisante. Enfin, la paracentèse faite à temps abrège considérablement les douleurs du malade et influence favorablement toute la marche de l'affection.

La paracentèse sera précédée du nettoyage du champ opératoire et de l'anesthésie. Pour le premier point, on devra, habituellement, se contenter du lavage de la région externe de l'oreille et du pavillon avec le sublimé et l'éther. Il est à peu près impossible de désinfecter le conduit d'une façon suffisante et, d'ailleurs, cela amène le plus souvent de grandes douleurs. Ce n'est que dans le cas où celui-ci aura été souillé par des instillations mal comprises, faites par des gens étrangers à la médecine, qu'on pourra, suivant le conseil de Zaufal, le savonner avec un pinceau à aquarelle plongé dans la mousse de savon et le laver ensuite largement avec la solution de sublimé (1 : 1000). On évitera de frôler les parois du conduit avec l'aiguille à paracentèse. Étant donné que cette intervention est très douloureuse, on fera une anesthésie aussi profonde que possible (voir le paragraphe : Anesthésie dans la paracentèse). Elle ne sera cependant jamais absolue et complète; pour ce motif, on y renoncera chez les enfants, évitant ainsi ce qui augmenterait leur crainte avant l'intervention et retarderait cette dernière.

L'aiguille à paracentèse sera fixée en position angulaire dans le manche universel de Politzer, dont il a si souvent été question, de façon à ce que la lame soit verticale. L'aiguille aura été stérilisée[1] par l'ébullition ou le flambage.

Il est nécessaire d'avoir un aide pour maintenir la tête. On enfonce rapidement[2] le couteau dans le tympan et on prolonge l'incision vers le bas, par un mouvement de levier du manche tenu entre le pouce d'une part, l'index et le médius de l'autre.

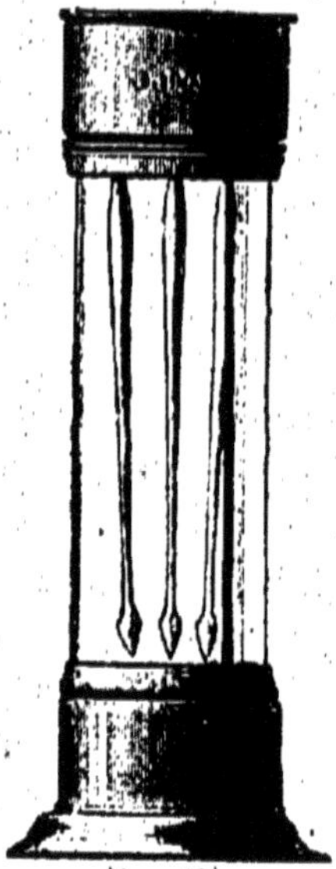

Souvent, immédiatement après l'opération, on voit sourdre par l'incision du tympan une sécrétion séreuse, ou séro-purulente, ou séro-hémorragique. Si cela ne se produit pas, on n'essaiera pas d'amener l'écoulement par la raréfaction de l'air dans le conduit ou par des insufflations. Ce serait une manœuvre inutile et douloureuse. La sécrétion se produira dans le cours de la journée sans autre intervention. On évitera aussi d'essayer de calmer, par une nouvelle instillation de cocaïne, les douleurs qui suivent immédiatement la paracentèse. Les solutions de cocaïne n'étant pas exemptes de germes, la caisse pourrait ainsi s'infecter.

Fig. 37.
Tube du Dr Lermoyez pour conserver les aiguilles à paracentèse aseptiques.

L'objection, que nous avons à faire du reste à une cavité en suppuration, ne soutient pas la discussion; c'est ce que nous montre l'expérience; la marche des otites, traitées d'après les principes chirurgicaux et mises à l'abri des infections mixtes, le prouve suffisamment.

Après la paracentèse, le conduit, sans autre lavage, sera tamponné de façon peu serrée[3] avec une mèche de gaze stérilisée (à l'airol, au xéroforme, à l'iodoforme), poussée jusque près

1. En faisant bouillir ou en flambant l'aiguille, on l'émousse quelque peu. Il vaut mieux conserver les aiguilles à paracentèse dans le chloroforme.
2. Le mouvement inverse peut aussi être exécuté.
3. Le liquide devra trouver toute liberté pour arriver au dehors, le long d'une mèche de gaze, qui sert de drain. Il ne faudra pas accumuler, ni trop presser contre elle les pièces de pansement. Ce qu'il faut, c'est fermer simplement le méat à l'accès des germes pathogènes.

du tympan ; puis on applique par dessus un pansement occlusif à la gaze blanche. Au cas où il y aurait des douleurs considérables, on peut, pour le premier pansement, imbiber la couche de gaze avec de l'eau chaude ou de la solution chaude de Burrow (1 à 5 pour 10 d'eau) ; on recouvre le tout de batiste de Billroth et d'ouate. Pour fixer le pansement, on préférera les bandes de crêpe souples et molles à celles de calicot. Le pansement a l'avantage de préserver de façon absolue des souillures extérieures et épargne au patient le fréquent renouvellement des tampons d'ouate ou de gaze souillés par le pus.

La mèche de gaze produit en effet un drainage parfait ; elle aspire la sécrétion et la fait passer aux couches de gaze placées par-dessus. Le conduit est ainsi protégé contre l'action irritante du pus ; on évite de cette façon les eczémas si désagréables, qui peuvent survenir facilement chez les enfants et les femmes à peau délicate, après les suppurations de l'oreille moyenne, et troublent le cours normal de l'affection. Pour ce motif, on se servira de gaze simple, stérilisée, de préférence aux gazes antiseptiques, qui, elles, peuvent provoquer de l'eczéma du conduit et du pavillon.

Quand il existe une fièvre violente avant la paracentèse, on observe, une à deux heures après l'intervention, une chute de la température jusqu'à 37°,5 et même au-dessous. Si la sécrétion est complètement en train, cela se manifeste cliniquement par le retour à la normale.

Les données thermométriques sont aussi indispensables après l'issue du pus. De nouvelles ascensions, sans que l'écoulement ait diminué, sont souvent le premier symptôme d'une mastoïdite ou, si la sécrétion a diminué, d'une rétention du pus.

On laissera le premier pansement en place pendant 24 heures. Plus tard, on le changera une fois par jour, deux fois si l'écoulement est très abondant.

A chaque renouvellement, on débarrassera doucement, au moyen de tampons d'ouate ou de gaze stérilisée, le pavillon et la partie externe du conduit, du pus qui y adhère. On évitera de toucher le tympan et les parois adjacentes du conduit. Les lavages [1] et les instillations sont inutiles. S'il y a tendance à l'eczéma, on oindra le pavillon et la partie externe du conduit avec de la vaseline liquide pour mettre la peau à l'abri. Quand il existe une forte desquamation épithéliale, un léger saupoudrage avec l'acide borique ne peut pas nuire.

1. Nous ne partageons pas tout à fait cette opinion. Nous estimons que si la suppuration est abondante, des lavages peuvent rendre des services.

A chaque changement de pansement, il faut examiner et palper avec soin l'apophyse mastoïde.

Avec le traitement que nous venons d'indiquer, des suppurations aiguës à marche normale, chez des individus sains et robustes, guérissent en 8, 10 ou 15 jours[1].

Dans ces cas favorables, il n'y a pas de modifications à apporter au traitement. Tout au plus, quand la suppuration est devenue moins abondante et plus muco-purulente, pourra-t-on renoncer au pansement occlusif ; cependant il vaut mieux ne le faire que si la suppuration est devenue tellement minime que la mèche de gaze qu'on laisse toujours et qui sert au drainage du conduit, puisse suffire seule à absorber le pus sécrété en 24 heures. On n'abandonnera pas au patient le soin de changer lui-même la mèche.

Souvent l'action drainante de la gaze échoue, quand on a affaire à une sécrétion muco-purulente ; il reste alors dans la partie moyenne du conduit des masses de pus grumeleuses et épaissies. A cette période, on ne pourra pas se passer de lavages, qu'on fera une fois par jour, avec l'asepsie la plus scrupuleuse en employant de l'eau chaude bouillie.

L'addition d'un antiseptique quelconque (acide borique, crésol, acide phénique) ne peut pas nuire ; mais elle est inutile, parce qu'ici il s'agit d'une action mécanique et non d'une action médicamenteuse sur la muqueuse malade. Il ne faut pas croire qu'une asepsie défectueuse puisse être compensée par l'antisepsie. Quand on est obligé de laisser au malade le soin de pratiquer les lavages, on lui enseignera, ainsi qu'à ceux qui le soignent, les règles les plus importantes de l'asepsie concernant le nettoyage des mains, la conservation des objets de pansement et l'entretien de la seringue (voir le paragraphe : Injections de l'oreille).

Après le lavage on enlèvera les petites quantités de liquide qui seraient restées dans le conduit, au moyen de tampons d'ouate stérilisée.

Si, à cette période, on veut employer une poudre antiseptique, on donnera la préférence à l'acide borique qui est soluble dans le pus[2]. Citons encore l'airol à cause de ses bons effets siccatifs.

---

1. Comme le font remarquer Gradenigo et Pès, il faut surtout respecter l'évolution du mal. La nature du pansement est assez indifférente, pourvu qu'il soit sec. Comme gaze aseptique, celle à la chinoline naphtolée n'est pas du tout irritante.

2. Si cependant la perforation est petite et mal située, c'est-à-dire élevée, la poudre, en formant des magmas, pourrait boucher celle-ci et amener des phénomènes de rétention (Schwartze, Kretschmann, Haug).

Nous recommanderons encore des mélanges d'airol, d'iodol, de xéroforme ou d'iodoforme avec l'acide borique, à la proportion de 1 pour 10.

Chez les vieillards, mais aussi chez les enfants anémiques en mauvais état de nutrition et parfois sans cause appréciable, les suppurations aiguës prennent une marche atypique, en ce sens que l'écoulement devenu muqueux demeure stationnaire. On emploiera, pour les cas subaigus, les insufflations de Politzer qu'on associera au traitement décrit. Elles servent ici à expulser mécaniquement la sécrétion visqueuse et grumeleuse ; elles améliorent l'audition, hâtent la résorption et d'une façon générale, abrègent la durée de ces cas subaigus.

Les mesures thérapeutiques indiquées suffisent, sans exception, pour amener la guérison de tous les cas à marche typique et aussi pour ceux légèrement prolongés.

Dans les lignes qui suivent, nous allons signaler quelques moyens dont l'emploi n'est indiqué que si la suppuration, ayant perdu son caractère aigu, se prolonge plus qu'il ne faut pour une raison quelconque, et si en même temps on peut exclure avec certitude l'existence d'une complication mastoïdienne.

Mentionnons tout d'abord les instillations antiseptiques et destinées à diminuer la sécrétion. A l'heure actuelle, par suite des progrès effectués dans le traitement de l'otite moyenne, un grand nombre de médicaments, autrefois en faveur, sont tombés en désuétude. Nous nous servons, mais assez rarement, d'instillations de sulfate de zinc (0,20 à 1 %) et de sulfate de cuivre (0,30 %) en solution aqueuse ou de tannin (0,50 pour 25 gr. de glycérine). La solution de sous-acétate de plomb, préconisée par Schwartze, est encore employée de temps en temps. On fait usage des solutions aqueuses récemment préparées et de concentration progressive ; on débute par une goutte pour 30 gr. d'eau distillée, et successivement on augmente jusqu'à 5 gouttes pour 30 gouttes. Chaque bain durera 2 à 5 minutes (voir le paragraphe : Instillation de médicaments liquides dans le conduit).

Aujourd'hui, on a plutôt recours à l'eau oxygénée (3 % pour les enfants, 6 % pour les adultes) soit en instillations, soit pour le lavage de la caisse [1].

Vacher a obtenu de bons résultats avec les solutions aqueuses de formol. Il emploie celles à 5 % pour les lavages et les bains, celles à 10 % pour imbiber des mèches de gaze qu'on laisse

---

1. Schwartze lave la caisse avec une solution de sel marin à 1 %, dont la température est de 30°.

un à deux jours dans le conduit. On veillera, en faisant ce traitement, à ce qu'on n'ait pas d'écoulement dans le pharynx par la trompe. Il vaut mieux renoncer à l'emploi de ce médicament chez les enfants. Pownitzki a recommandé dernièrement des instillations d'une durée de 3 minutes avec les solutions de ferripyrine (1 à 20 %).

Parfois, l'étendue insuffisante de la perforation est la cause de la durée considérable de l'otorrhée. Il faut alors l'élargir avec l'aiguille à paracentèse en employant l'anesthésie. Si cette ouverture insuffisante est placée au sommet d'une voussure sacciforme du tympan, il faut enlever cette dernière complètement au moyen de l'anse.

Si, au cours de l'otite moyenne suppurée aiguë, on voit pointer de petites granulations au voisinage de la perforation, comme elles pourraient empêcher l'occlusion de cette dernière, il faut les faire disparaître en les cautérisant à l'aide de solutions concentrées de perchlorure de fer ou d'acide trichloracétique à 10 %[1]. On attendra, avant d'intervenir, que les phénomènes aigus aient complètement disparu ; on insensibilisera en outre les régions à traiter, ce qu'on peut faire très bien en appliquant la cocaïne sous forme de poudre, au moyen de l'extrémité humide du stylet.

Dès que l'otite suppurée aiguë est guérie et que la perforation s'est fermée, on recouvrira le conduit et le tympan d'une mince couche de poudre d'acide borique ou d'airol et on protègera encore pendant quelques jours le conduit contre les influences extérieures, au moyen de tampons de coton qu'on changera quotidiennement.

Il reste à faire disparaître la gêne de l'audition ; habituellement les insufflations d'air y suffisent. Au début, on ne les fera pas avec beaucoup de force, mais on les dosera prudemment. On y arrivera en les exécutant avec la bouche, à l'aide d'un tube en caoutchouc dont une extrémité sera introduite hermétiquement dans le nez du sujet. Si l'on veut se servir de la poire, on ne la prendra pas, au début, à pleine main ; mais on la saisira de la main droite, de manière que le pouce soit d'un côté, l'index et le médius de l'autre ; on peut se servir de l'autre doigt et plus tard on emploiera toute la main. De cette manière, on réussit à graduer la force du courant d'air. Le massage pneumatique pourra être utilisé concurremment avec la douche d'air. Il n'est pas nécessaire de combattre, comme on l'a proposé, par

1. C'est la conduite de Schwartze. Il ne faut pas oublier que l'essentiel ici est le bon drainage.

des injections de pilocarpine, les troubles auditifs consécutifs aux suppurations aiguës. On pourrait avoir recours à ce traitement si, pendant l'otite aiguë, il survenait une hyperhémie du labyrinthe (voir le paragraphe : Hyperhémie du labyrinthe).

Après guérison complète et retour du pouvoir auditif, on traitera convenablement les obstacles à la respiration nasale : végétations adénoïdes, hypertrophies des cornets, rhino-pharyngites chroniques hypertrophiques ; ce traitement aura un but prophylactique.

Mastoïdite aiguë. — Nous ne parlerons pas ici du traitement chirurgical de l'abcès déjà formé dans l'apophyse, mais seulement de la prophylaxie.

Faisons tout d'abord remarquer qu'un traitement sévèrement aseptique et suffisamment actif sans l'être trop, dans l'otite moyenne suppurée aiguë, est en même temps la meilleure prophylaxie de la mastoïdite aiguë [1]. Au début, on s'en tiendra au traitement sec, décrit plus haut, qui a pour but d'éloigner les influences extérieures nuisibles et d'éviter les traumatismes ; on n'essaiera pas de modifier ou d'abréger le cours de la maladie par des interventions inopportunes. D'autre part, c'est une grosse faute, que, même aujourd'hui, les médecins et les gens du monde commettent, que de n'attribuer à l'affection qu'une importance minime.

Les malades qui, désobéissant aux prescriptions du médecin, ne voudront pas garder le lit et observer un repos absolu, seront avertis de la gravité de l'affection et de ses complications possibles.

L'état général, comme nous l'avons déjà dit, ne sera pas négligé. Le médecin ne manquera donc jamais de faire, dès les premiers jours, un examen complet et de prendre en conséquence des dispositions particulières.

Nous ne voulons pas dire qu'un traitement convenable empêchera, dans chaque cas, la participation de l'apophyse. L'apparition de la mastoïdite, tout en dépendant de la nature et de la virulence de l'agent infectieux, relève également de l'état général du malade, de la structure de la mastoïde elle-même, en un mot, de circonstances qu'on ne peut influencer.

---

[1]. Il est certain qu'une intervention précoce, un bon drainage sont en général d'excellents préservatifs. Mais on peut se demander si des communications ou très larges, ou propres à assurer la stagnation du pus, par suite d'une disposition anatomique congénitale, ne seraient pas à incriminer. Peut-être, y a-t-il aussi une influence de terrain ; car bon nombre de cellulites ont été retrouvées sur le cadavre, qui n'avaient pas pris l'allure de la mastoïdite (Bezold).

Il est rare que la mastoïdite aiguë se développe avant la perforation du tympan. Dans ces cas, la paracentèse immédiate et le traitement antiphlogistique local, n'auront presque pas d'action sur le cours ultérieur de l'affection. En règle générale, le processus mastoïdien aigu ne se montre que plusieurs jours après l'apparition de l'otorrhée et avec des symptômes progressifs. Le médecin, s'il applique assez son attention à ces faits, sera en mesure de reconnaître la mastoïdite à son début et de prendre ses précautions en conséquence [1].

Tout d'abord, on sera frappé de voir la température augmenter progressivement, alors qu'après la perforation, elle était redevenue normale. En même temps surviennent des douleurs spontanées et à la pression dans la région de l'apophyse ; au début, elles sont diffuses, mais se localisent bientôt en un point situé le plus souvent au sommet de la mastoïde [2].

L'état de la suppuration est moins utile pour le diagnostic. Mais, si une diminution marquée de la sécrétion coïncide avec les symptômes décrits, c'est un indice précieux. L'abcès mastoïdien peut cependant se produire sans que la sécrétion diminue [3].

Plus tard encore, la mastoïdite se manifeste par une série de modifications palpables des téguments de la région de l'oreille et de l'apophyse. D'abord, les petits plis délicats qui sont à l'insertion du pavillon et surtout du lobule s'effacent. On ne négligera jamais d'examiner tous les jours ces détails, en ayant recours à la comparaison, à l'inspection et à la palpation.

Parmi les premiers symptômes, il y a aussi une légère infiltration analogue de la paroi postéro-supérieure du conduit, qui amène un rétrécissement en forme de fente, caractéristique. Si l'on attend encore davantage on voit survenir à l'apophyse tous les signes de la périostite : rougeur, gonflement et enfin fluctuation. Les abondantes collections de pus sous le périoste décollent le pavillon du crâne, le repoussent en avant et le conduit peut être tellement rétréci que sa lumière n'existe plus.

Au début, on peut encore espérer arrêter la fonte de l'os au moyen de médicaments antiphlogistiques et d'émissions sanguines locales. On abandonnera les pansements, on ordonnera

1. Urbantschitsch conseille dans un but de prophylaxie l'emploi du thigénol (thigénol 5gr., alcool 20 gr., eau 10gr.). Cette solution d'ailleurs amènerait une sédation rapide et marquée des douleurs dans l'otite moyenne aiguë et permettrait parfois d'éviter la paracentèse.

2. Le point central à la base est vraiment significatif.

3. Au contraire, elle peut être notablement augmentée, d'autres parties de l'oreille moyenne participant à la suppuration (Bezold).

des applications de glace, de vessies de glace, ou l'appareil de
réfrigération de Leitner (voir le paragraphe: Emploi local du
froid et de la chaleur).

Il est inutile d'appliquer sur l'apophyse des remèdes résolutifs.
En aucun cas, on ne la badigeonnera avec de la teinture d'iode,
ce qui permettrait aux premiers signes de la périostite [1], d'échapper
à l'observation. Il vaudrait mieux plutôt faire faire des onctions
sur la région avec gros comme un pois de pommade argentique
de Crédé. Si les phénomènes ne rétrocèdent pas, on ne s'en tiendra pas à la simple incision des parties molles (incision de Wilde) [2],
mais on procédera sans tarder à l'ouverture opératoire du foyer
purulent de l'os.

L'otite moyenne tuberculeuse. — L'infection de l'oreille
moyenne par le bacille tuberculeux donne naissance à une
suppuration qui se distingue de la suppuration aiguë que
nous venons de décrire, par son début indolore [3], la diminution extraordinairement rapide de l'audition et par l'apparition, sans douleurs, de la suppuration. L'otite moyenne
tuberculeuse frappe toujours des individus qui sont à
un stade plus ou moins avancé de cachexie ; il est excessivement rare de ne pas rencontrer chez un malade d'autres localisations [4].

La marche et l'état général suffisent souvent seuls à assurer
le diagnostic. Ce dernier sera absolument certain quand l'examen otoscopique indiquera, comme c'est souvent le cas, non pas
une seule, mais deux ou plusieurs perforations survenues en
même temps ; chacune d'elles correspond à un nodule tuberculeux ulcéré de la surface muqueuse interne du tympan. Ce tympan pathognomonique disparaît, il est vrai, bientôt, par suite
de la dégénérescence rapide des tissus et de la confluence des
perforations ; il survient des pertes de substance très étendues.
La recherche des bacilles dans le pus est le plus souvent inutile ;
elle est impossible quand la maladie existe depuis assez longtemps
et surtout si une infection par d'autres germes est venue se
surajouter.

Le pronostic n'est pas absolument défavorable ; il dépend tout

1. Rougeur de la peau.
2. Chez l'enfant, la mastoïdite évolue souvent, et le pus s'extériorise parfois avec une extrême rapidité.
3. Dans quelques cas exceptionnels, l'allure aurait été celle de l'otite
aiguë ou subaiguë (Schwabach).
4. Cependant, celles-ci peuvent échapper (ex : végétations tuberculeuses).

d'abord de l'état général. Plus le stade de cachexie tuberculeuse est avancé, plus il sera difficile d'empêcher la propagation à l'os de l'affection de la muqueuse. La carie et la nécrose du temporal terminent alors le processus.

Au début, il est avantageux d'avoir recours au traitement sec ; introduction d'une mèche de gaze faisant office de drain et application d'un pansement occlusif. Quand la suppuration est très abondante, on sera obligé d'employer des lavages aseptiques et antiseptiques et des insufflations ; on préférera pour celles-ci les poudres d'iodoforme et d'iodol. Du reste, pour le traitement local, on sera moins large que pour la suppuration ordinaire de l'oreille moyenne. Par contre, il est excessivement important de relever l'état général du patient. C'est l'état général qui décidera en grande partie si une opération est indiquée, au cas de propagation au temporal, et à quel moment il faut la faire.

La forme osseuse de tuberculose primitive du temporal, est très rare [1] et n'a par suite que peu d'importance au point de vue pratique. Le traitement, exclusivement chirurgical, aura d'autant plus de chances de réussir qu'il sera fait plus tôt (Barnick).

Inflammation chronique suppurée de l'oreille moyenne. Suppuration chronique de l'oreille moyenne. Otite moyenne chronique suppurée avec perforation.

1. — **Avant-propos.** — La suppuration chronique de l'oreille moyenne est toujours la conséquence d'une suppuration aiguë non guérie de l'oreille moyenne. L'observation nous enseigne que, d'une façon générale, la majorité des suppurations chroniques date de l'enfance [2]. L'expérience est ainsi d'accord avec le fait que les inflammations de l'oreille moyenne, consécutives aux maladies infectieuses aiguës exanthématiques de cet âge, ont une tendance à devenir chroniques.

Il est plus rare de voir, chez l'adulte, les suppurations aiguës prendre la forme chronique. Les inflammations de l'oreille moyenne causées à ce moment par les affections du naso-pharynx ont une marche très favorable ; de même, les otites aiguës graves, qui surviennent surtout en temps d'épidémie d'influenza, guérissent toutes, presque sans exception, ou bien amènent des

---

1. On en connaît quelques cas, notamment ceux de Steinbrügge.
2. Chez l'enfant la nutrition a une allure particulière. Le système lymphatique est très développé et la réaction antimicrobienne souvent faible, à cause d'infections antérieures tégumentaires, qui paralysent la phagocytose et la sécrétion des antitoxines.

manifestations aiguës du côté de la mastoïde ; par contre il est
très rare de les voir devenir chroniques. On ne peut pas, dans
chaque cas particulier, indiquer les motifs du passage à l'état
chronique ; parfois, la nature et la virulence de l'agent de l'inflammation sont coupables ; d'autres fois, c'est le manque de
traitement, dans d'autres cas encore, la responsabilité retombe
sur des anomalies de constitution du malade, des troubles de
son état général, en particulier des dyscrasies dues à la syphilis
et à la tuberculose. Souvent les causes locales n'ont pas d'autre
explication qu'une destruction étendue du tympan amenée par
la suppuration aiguë. Ces pertes de substance ne se comblent
pas facilement, et la muqueuse de la caisse, en état d'inflammation, reste ainsi exposée d'une manière permanente aux agents
nuisibles venus de l'extérieur ; parfois encore, l'origine de l'état
chronique doit être cherchée dans la production rapide d'ulcérations profondes de la muqueuse avec érosion superficielle
de l'os[1].

Le diagnostic de l'otite moyenne chronique suppurée s'appuie
surtout (en dehors des commémoratifs) sur le résultat de l'examen. Grâce à ce dernier, aidé au besoin du stylet, nous arrivons
encore à reconnaître l'existence des granulations, des polypes ou
des adhérences cicatricielles de la caisse. Le diagnostic des suppurations des cavités accessoires de l'attique et de l'antre se
fonde principalement sur le siège de la perforation. La présence
du pus se décèle par l'aspiration au moyen du spéculum de Siegle.
Nous parlerons en temps voulu de la valeur à donner aux phénomènes concomitants : douleurs, bourdonnements, vertiges,
paralysie faciale.

Le traitement de l'otite moyenne chronique purulente suppose
aussi la connaissance des symptômes qui indiquent le début des
manifestations endocraniennes, qui si souvent viennent compliquer cette affection. Le médecin traitant doit se rendre compte
si une suppuration chronique n'est plus curable par les méthodes

---

1. Il y a un mauvais état général chez ces otorrhéiques, engendré par une
hérédité vicieuse (syphilis, tuberculose, parents vieux ou débilités, diabétiques, etc.), ou par le manque d'air, de lumière et surtout d'une nourriture
appropriée. Les gastroentérites chroniques sont très nuisibles à ce point
de vue, ainsi que d'autres affections chroniques ; les facteurs morbides
diminuent ou suppriment la réaction de l'organisme contre les infections.
D'autre part, les destructions étendues, lentes par cela même à se cica-
triser, surtout l'envahissement des os (voir carie) éternisent l'affection, si
l'on n'y met bon ordre. Enfin, la bactériologie nous apprend que les
microbes se remplacent (le staphylocoque succède dans l'oreille au strep-
tocoque, d'après Gradenigo).

conservatrices ou par les petites interventions endo-tympaniques et s'il faut intervenir par l'évidement pétro-mastoïdien.

Pour répondre aux besoins de la pratique, nous exposerons la thérapeutique dans des chapitres différents : 1° Traitement de la suppuration chronique, simple, de la muqueuse. 2° Traitement des granulations et polypes. 3° Traitement des suppurations des cavités accessoires. 4° Interventions opératoires endo-tympaniques dans la carie des osselets ou dans la carie circonscrite de la paroi externe de l'attique et de l'antre. Ce chapitre comprend le traitement des reliquats des suppurations chroniques de l'oreille moyenne, à savoir : 1° Traitement des troubles de l'audition. 2° Occlusion des perforations par où il n'y a plus d'écoulement.

II. — Suppuration chronique de la muqueuse, non compliquée. — Le diagnostic de cette forme se fonde principalement sur l'examen otoscopique.

La membrane du tympan est complètement absente ou bien elle présente une, rarement deux, perforations de grandeur et de siège variables ; la muqueuse visible est plus ou moins hyperhémiée, sa couleur va du rouge jaunâtre au rouge foncé ; elle est lisse et luisante ; son épaisseur est de beaucoup supérieure à celle qu'elle a à l'état normal, à cause d'infiltrations par des cellules rondes, de dilatations des vaisseaux ou de néoformations vasculaires. Le degré de l'épaississement peut s'évaluer à peu près par l'examen local, d'après la manière plus ou moins parfaite avec laquelle les divers détails de la caisse sont visibles. Si la muqueuse n'est que peu tuméfiée, on peut reconnaître facilement le promontoire et la niche des fenêtres ronde et ovale, ou bien on voit la tête de l'étrier et en partie ou en totalité les branches de cet osselet. Quand l'épaississement est diffus et considérable, tous ces détails disparaissent complètement ; on ne voit qu'une surface de couleur rouge. Evidemment, la visibilité de la partie médiane de la paroi interne dépend surtout de l'étendue de la perforation. La muqueuse fournit une sécrétion purulente ou muco-purulente, parfois sanguinolente et purulente en même temps, quelquefois fétide ; la quantité est très variable ; cette sécrétion s'écoule au dehors par le conduit auditif. L'audition est amoindrie à des degrés très divers ; sa conservation plus ou moins grande dépend toujours, en dernière analyse, de la mobilité de l'étrier et de l'état de la niche de la fenêtre ronde. Quand la chaîne des osselets n'est pas interrompue dans sa continuité, les adhérences du marteau ou de l'enclume pourront cependant provoquer une diminution de l'audition.

L'examen au diapason indique purement et simplement un obstacle à la propagation du son ; les bruits subjectifs sont rares, et, quand ils existent, leur intensité et leur durée sont souvent en raison du degré du trouble auditif.

Le médecin doit veiller à l'expulsion des liquides purulents et tendre à dessécher la muqueuse gonflée et sécrétante. L'enlèvement des exsudats se fera par des injections ou des tamponnements, et on agira sur la muqueuse par des médicaments astringeants et antiseptiques, employés en poudre ou en solution. De plus la douche d'air par le procédé de Politzer ou le cathétérisme quand la muqueuse de la trompe est très gonflée (ne l'employer que chez les adultes) aident à chasser de la trompe ou de l'oreille moyenne, dans le conduit, la sécrétion purulente[1]. Voici quelle sera, dans un cas quelconque, la marche du traitement : tout d'abord laver l'oreille, sous une pression légère avec de l'eau tiède (37 à 39° C), stérilisée par l'ébullition. Il faut laver jusqu'à ce que le liquide qui s'écoule soit clair et ne contienne plus de flocons de mucosités ou du pus caséifié. En règle générale, un demi-litre de liquide suffit (Voir paragraphe, Lavage de l'oreille).

On fera incliner ensuite la tête du côté traité pour faire écouler le liquide qui serait resté ; on s'efforcera de supprimer enfin les dernières traces en tamponnant au moyen de petites boulettes d'ouate stérilisée. Quand la caisse est complètement débarrassée de toute souillure, faire une ou deux insufflations d'air pour repousser dans la cavité tympanique la partie de l'exsudat qui aurait pu demeurer dans le récessus de la trompe ; s'il y a du pus, l'enlever à l'aide de boulettes d'ouate ou par un deuxième lavage. Il est mieux d'introduire un petit tampon jusqu'à la perforation ou, suivant le cas, près de la paroi de la caisse et de ne faire l'insufflation qu'après. La sécrétion repoussée hors de la trompe adhère à l'ouate et est enlevée avec elle. Cette petite manœuvre sera répétée tant qu'on trouvera du pus sur la boulette.

Quand la sécrétion est très abondante, on ne se contentera pas d'obturer simplement le conduit ; mais, après avoir nettoyé l'oreille, on appliquera un pansement occlusif (plusieurs couches de gaze, sans batiste de Billroth), tel que nous l'avons décrit

---

1. Dernièrement, Scheibe et Gomperz ont rejeté l'emploi de la douche tubaire comme insuffisante à chasser les liquides au dehors, et aussi comme dangereuse, sous prétexte qu'étant donnée la possibilité de lacunes et de perforations des parois osseuses, on s'exposait à faire pénétrer du liquide dans l'intérieur du crâne ; mais ces craintes un peu imaginaires ne doivent pas faire oublier les bons effets ordinaires d'un nettoyage convenable de la caisse.

en parlant de l'otite moyenne suppurée aiguë. La mèche de gaze placée dans le conduit amènera au pansement le pus qu'elle aura aspiré. Ce pansement restera vingt-quatre heures en place ; c'est le plus sûr moyen d'éviter que le malade ne souille son oreille ; il sera ainsi à l'abri de l'ennui que cause la sécrétion abondante.

Quand, pour un motif quelconque, on ne pourra pas appliquer un pansement, on le remplacera par des lavages fréquents suivis de l'introduction d'une nouvelle mèche. Comme les suppurations profuses sont le cas le moins habituel [1], on pourra donc, d'ordinaire, se contenter d'un seul pansement toutes les vingt-quatre heures.

Si, au fur et à mesure que l'amélioration fait des progrès, la sécrétion diminue, il suffira de faire trois à quatre lavages par semaine ; et ainsi, les soins deviendront moins fréquents tandis que la muqueuse se détergera peu à peu.

Il y a certains détails à donner pour ce qui concerne le liquide du lavage. Bien qu'on puisse, le plus souvent, obtenir un résultat avec de l'eau stérilisée, sans addition d'aucun médicament, il est parfois désirable, quand la sécrétion est fétide ou que la suppuration se prolonge et résiste à tous les traitements, de combiner le nettoyage à une thérapeutique médicamenteuse de la muqueuse. C'est pourquoi on emploie un grand nombre de substances qu'on ajoute au liquide de lavage, la plupart à cause de leur action antiseptique.

En voici quelques-unes.

1° Chlorure de sodium (sel marin) 3 gr. 50 pour un 1/2 litre d'eau.

2° Acide phénique [2] (5 gr. à 7 grammes pour 1/2 litre d'eau). Comby a vu survenir chez les enfants, après plusieurs jours de lavages à l'acide phénique, des phénomènes d'intoxication (hématurie), qui disparurent avec la cessation du médicament. Il faut donc, dans le jeune âge, être très prudent dans son emploi ainsi que dans celui des autres antiseptiques, surtout quand une partie du liquide passe dans le naso-pharynx par la trompe et est avalée.

3° Lysol (5 à 10 gr. pour 1/2 litre d'eau).

4° Crésol (15 gouttes pour 1/2 litre d'eau). Le crésol n'est pas

---

1. Les caisses sécrètent parfois des quantités vraiment surprenantes, par exemple chez certains sujets diabétiques.

2. L'acide phénique est aussi analgésique, propriété qui peut être utilisée dans certains cas. D'autre part, il est irritant et souvent mal toléré par l'épiderme du conduit.

assez facilement soluble dans l'eau et reste parfois au fond du récipient sous forme de gouttelettes ; on veillera donc à ce que la solution soit parfaite avant d'employer le liquide au lavage.

5° Formol (5 à 10 gouttes pour 1/2 litre d'eau).

Le plus souvent on ne peut s'en servir chez les enfants, à cause des douleurs qu'il provoque quand il vient à couler dans le naso-pharynx[1]. Pour le même motif, il ne faut y recourir qu'avec précaution chez l'adulte.

6° Bichlorure de mercure[2], sublimé (0,10 à 0,50 pour 1/2 litre d'eau). Ce que nous avons dit du formol s'applique aussi au sublimé ; il vaut mieux s'en abstenir tout à fait chez les petits sujets.

7° Permanganate de potasse[3] (ajouter au liquide du lavage quelques gouttes d'une solution mère, jusqu'à ce qu'il ait pris une faible teinte rosée).

8° Eau oxygénée (une cuillerée à café, d'une solution à 6 0/0 pour 1/2 litre d'eau)[4].

9° Essence de térébenthine (Politzer 5 à 10 gouttes pour 1/2 litre d'eau).

10° Acide borique (5 à 15 gr pour un litre d'eau).

11° Phénosalyl (2 gr. pour 1/2 litre d'eau)[5].

12° Créoline (commencer par 4 gouttes pour 1/2 litre d'eau, aller jusqu'à 6 et 8 gouttes (Eitelberg).

Ce médicament est abandonné à cause de son insolubilité.

13° Dans le cas de sécrétion fétide, on recommande l'emploi de l'eau chlorée (une partie d'eau chlorée pour 5 à 10 parties d'eau). Pour les motifs déjà énoncés ne s'en servir que chez l'adulte et avec une faible pression pour éviter que le liquide ne passe par la trompe ; l'eau chlorée ne doit pas être injectée au moyen d'une seringue métallique[6].

14° Le trichlorure d'iode (Trautmann). Ce médicament qui rend de grands services dans le cas de fétidité de la sécrétion, s'emploie en concentration progressive, en solution de 1/8 à 1 0/0.

1. Actuellement, on se sert volontiers du lusoforme, nouvel antiseptique, dérivé du formol, dont il possède les propriétés antiseptiques et non le pouvoir irritant.

2. Cet antiseptique a l'inconvénient de former avec les albuminoïdes des composés insolubles qui suppriment en grande partie son pouvoir bactéricide.

3. Le permanganate de potasse est un antiseptique très puissant et inoffensif

4. Elle est suffisamment antiseptique, mais un peu irritante.

5. Pour notre part, nous n'avons eu qu'à nous louer du phénosalyl qui est fort bien supporté.

6. Le chlore attaque le métal en se dégageant.

D'après Trautmann, on prescrira une solution-mère à 5 0/0, et au début du traitement, on ajoutera 25 grammes de cette solution à un litre d'eau, plus tard 50 grammes et enfin 200 grammes. Il ne faut pas que le trichlorure d'iode passe par la trompe et encore moins par le nez, dont il irrite considérablement la muqueuse. On doit donc l'injecter sous une faible pression, le malade étant couché ou la tête très renversée en arrière ; on fera mieux de renoncer tout à fait à son usage chez les enfants.

15° Lorétine (10 grammes pour 1/2 litre d'eau).

16° Antinosine (sel de soude du nosophène, en solution à 0,20 et à 0,50 0/0).

Le traitement par des lavages et des insufflations d'air est complété par des médicaments astringents ou antiseptiques, employés sous forme de poudres. On les applique, après lavage soigneux de la cavité, sur la muqueuse malade, en couche très mince, au moyen d'un insufflateur (Voir paragraphe : Insufflation de poudres médicamenteuses). Parmi eux, c'est encore l'acide borique, introduit dans la pratique otologique par Bezold, qui tient le premier rang, et c'est toujours lui dont on se servira pour les premières tentatives avant de passer à un des autres médicaments dont nous parlerons [1].

L'acide borique (soluble dans 25 parties d'eau froide, trois parties d'eau bouillante, 15 parties d'alcool rectifié et 10 parties de glycérine) est insufflé en couche très mince, après nettoyage soigneux de la cavité tympanique. Il n'y a pas à craindre qu'en faisant pénétrer de grandes quantités de poudre d'acide borique on amène une rétention, étant données les grandes pertes de substances du tympan dues à la suppuration ; d'ailleurs l'acide borique est soluble dans le pus ; il suffit cependant de recouvrir la muqueuse d'une couche très mince. Si la suppuration continue, le jour suivant le pus a dissous et entraîné l'acide borique ; on fera alors un nouveau lavage et une nouvelle insufflation. Si enfin, au bout de plusieurs jours de traitement, on constate que le lendemain du jour du pansement, l'acide borique sec et non altéré adhère à la muqueuse, on cesse les lavages et on ne touche pas à la couche de poudre. Le malade restera naturellement sous la surveillance du médecin jusqu'à ce que la poudre s'élimine spontanément par petites parcelles ; la paroi du promontoire desséchée se présente alors comme une surface lisse, luisante, ne produisant pas de sécrétion et, dans les cas

---

1. En effet, l'acide borique, en outre de ses propriétés antiseptiques faibles, mais évidentes, a une heureuse action sur le pus épais ; sa toxicité est très faible, ce qui autorise à l'employer à larges doses.

très favorables, la suppuration ne se montre plus pendant des semaines, des mois et même des années.

Bien qu'il y ait des cas dans lesquels on puisse, en un temps relativement court, arrêter l'otorrhée par le moyen de l'acide borique seul, il existe un grand nombre de suppurations chroniques de la caisse dans lesquelles la méthode décrite échoue ; on est obligé d'avoir recours à d'autres antiseptiques en poudre (ou en solution). Quand, au bout de huit jours de l'emploi quotidien suffisamment prolongé de l'acide borique, on ne remarque pas de diminution de la suppuration, comme c'est en général le cas, il est indiqué de changer à peu près toutes les semaines de poudre antiseptique. En effet, lorsqu'on a fait usage pendant plusieurs jours, sans succès, d'un médicament, il se produit une sorte d'accoutumance de la muqueuse. Une observation que les otologistes ont fréquemment l'occasion de faire peut mettre le fait en lumière : quand, après avoir employé l'acide borique sans résultat, on se sert d'une autre poudre, l'airol, par exemple, et qu'au bout d'une semaine, à peu près, on reprend l'usage de l'acide borique, on observe souvent une dessiccation extraordinairement rapide de la muqueuse qui, au début, était réfractaire.

Nous allons, dans les lignes suivantes, passer en revue les succédanés de l'acide borique.

Si la sécrétion est surtout muqueuse, on peut augmenter l'effet de cette substance par l'addition d'essence de térébenthine. (Politzer).

    Rp. Acide borique en poudre impalpable. 5 grammes
        Essence de térébenthine............ 5 gouttes.

(Bien mêler l'essence à la poudre dans le mortier).

Si la sécrétion n'a que peu de fétidité, le mélange de phénol à l'acide borique, dans le mortier, donne de bons résultats (Politzer).

    Rp. Acide borique en poudre impalpable. 5 grammes
        Acide phénique..................... 5 gouttes.

S'il y a fétidité très marquée, qui peut exister aussi dans les suppurations non compliquées et ne relève pas toujours de la carie, mais est parfois causée par des saprophytes inoffensifs, se servir de l'iodoforme après échec de l'acide borique[1].

Il n'y a pas grand'chose à dire sur l'emploi de l'iodoforme ; il ne faut pas en être trop prodigue, à cause du danger de l'ec-

---

1. C'est dans ces cas que Lucæ et Jacobson ont prescrit une solution chlorée. Eau chlorée : une partie. Eau : quatre.

zéma, chez les enfants et les femmes blondes[1]. Parfois, l'odeur pénétrante du médicament est un obstacle à son emploi. Pour la faire disparaître, mettre dans le flacon de l'iodoforme une fève Tonka, fendue en deux ; une fève suffit pour 150 à 200 grammes d'iodoforme ; ou bien encore, on mélangera à l'iodoforme dans le mortier la substance odorante de la fève Tonka (Coumarine) (1 partie pour 1000 parties d'iodoforme).

Parmi les autres antiseptiques pulvérulents[2], citons encore :

1° L'airol ; il est excellent à cause de sa remarquable action siccative ; l'employer pur ou mélangé, en toutes proportions, à l'acide borique.

2° Le Xéroforme (Spira).

3° Le Calomel à la vapeur (Gottstein), pur ou mélangé au sel marin.

4° Le salicylate de quinoline ajouté à l'acide borique.

    Rp. Salicylate de quinoline........   3 grammes
       Acide borique en poudre im-
       palpable....................   30   —

5° L'ourophène.

6° Le nosophène et son dérivé l'antinosine (Millener).

7° L'alumnol, de pouvoir antiseptique très faible.

8° La lorétine, efficace dans le cas de fétidité.

9° L'argonine.

10° L'iodomuth, préparation au bismuth contenant 25 % d'iode.

11° Le traumatol (iodocrésyl) peu efficace.

12° Le sozoiodolate de zinc sous la formule suivante :

    Rp. Sozoiodolate de zinc cristallisé,
       pulvérisé...................   2 grammes
       Talc de Venise...............   20   —

13° L'oxyde de zinc mélangé à l'iodoforme : parties égales.

14° Le salicylate de bismuth.

15° L'alun combiné à l'acide borique :

    Rp. Alun calciné ....   1 à 3 grammes
       Acide borique en poudre impal-
       pable q. s. pour faire.......   10   —

(Jacobson).

---

1. L'intoxication iodoformée survient facilement, même à dose faible, chez les sujets prédisposés ; elle peut déterminer des accidents nerveux et digestifs assez graves, en outre des éruptions cutanées souvent polymorphes.

2. Les poudres ne devront être employées évidemment que si la perforation est déjà de volume notable et les poudres insolubles ne seront utilisées avec réserve que dans les perforations larges.

16° Le naphtol mélangé à l'acide borique (Haug) sous la forme suivante :

> Rp. Acide borique...... 50 grammes
> Naphtol β.......... 10 centigr. à 2 grammes
> Alun calciné....... 50 — à 2 —

17° L'aristol (Rohrer) fait parfois diminuer rapidement les proliférations de la muqueuse.

18° La diaphtérine qui possède un très grand pouvoir bactéricide.

19° Le thioforme, doué d'une forte action dessiccative.

20° L'iodol auquel on attribue une puissance particulière dans les suppurations tuberculeuses de l'oreille.

. Concurremment avec les poudres ou pour les remplacer, nous employons des antiseptiques ou des astringents en solution, qu'on instille dans la caisse, le plus souvent après le lavage et le nettoyage ou entre le lavage et l'insufflation ; quelques instillations, comme celles d'eau oxygénée, précéderont le lavage, à cause de leur action spéciale ; de plus, de nombreuses instillations, combinées à la douche d'air, serviront à pratiquer un lavage à fond de la cavité tympanique ; d'autres enfin, comme celles d'alcool, seront, dans bon nombre de cas, continuées quotidiennement pendant longtemps, quand les lavages ne sont que rarement ou plus du tout nécessaires. Elles seront faites par le médecin lui-même ou peuvent être abandonnées au malade (Voir le paragraphe : Instillation de liquides médicamenteux dans le conduit auditif externe ainsi que le paragraphe : Raréfactions et compressions alternatives de l'air dans le lavage de la cavité tympanique).

Elles sont indiquées quand l'examen otoscopique montre que la muqueuse tympanique ne peut pas être atteinte dans sa totalité par une poudre, c'est-à-dire quand il y a des enfoncements, des sinuosités qui ne sont accessibles qu'aux médicaments liquides. Pour quelques-uns de ces derniers, tels que l'alcool et l'eau oxygénée, il y a des indications particulières, que nous mentionnerons en temps utile. Comme véhicule et dissolvant des divers antiseptiques, on emploie l'eau, l'alcool, la glycérine, seuls ou mélangés en proportions variables.

Nous allons d'abord nous occuper du traitement par l'alcool, de ses indications et de ses effets. L'alcool (esprit de vin concentré ou très rectifié contenant d'après la pharmacopée autrichienne 91,2 à 90,0 parties d'alcool absolu pour 100 parties volumétriques) s'emploie en instillations, pur ou dilué, ou additionné de diverses substances ; c'est un remède souverain pour le traitement des otorrhées chroniques. Outre son action anti-septique[1], que, du reste, en otologie, on évalue trop haut (ses effets bactéricides pour un bouillon de culture donné sont quatre cents fois moindres que ceux du sublimé et de quatre fois infé-rieurs à ceux de l'acide phénique), il possède la propriété d'enlever de l'eau aux tissus et a ainsi une action desséchante, accélérant la rétraction des muqueuses hyperplasiées et surtout granuleuses. Comme il produit, s'il est concentré, dans l'oreille, une sensation de chaleur, qui peut s'exagérer jusqu'à la sensation de forte brûlure et de douleurs intolérables, il faut, quand on l'emploie, observer certaines précautions pour y habituer le malade. Si le médecin fait lui-même les instillations, il peut avoir recours au procédé suivant : laisser d'abord tomber du compte-gouttes, dans le conduit, une seule goutte de l'alcool réchauffé. Il se produit, comme nous venons de le dire, une forte sensation de brûlure qui s'efface au bout d'une minute et qui peut encore être dimi-nuée par l'insufflation d'air dans le conduit au moyen de la poire ordinaire. Dès que la sensation de brûlure a disparu, on peut remplir complètement le conduit d'alcool sans que le malade éprouve d'autres douleurs. Mais, si le patient doit faire lui-même les instillations, il est bon de commencer par une solution diluée et d'arriver peu à peu à une concentration plus ou moins élevée. On donne au malade les prescriptions sui-vantes :

> Rp. Acide borique................   1 gramme
> Alcool rectifié................ ⎫
> Eau distillée................. ⎭ āā 25 grammes.

En instillations n° I.

> Rp. Acide borique.............   1 gramme
> Alcool rectifié............. 30   —
> Eau distillée............. 20   —

En instillations n° II.

> Rp. Acide borique.............   1 gramme
> Alcool rectifié............. 40   —
> Eau distillée............. 10   —

En instillations n° III.

> Rp. Acide borique.............   1 gramme
> Alcool rectifié............. 50   —

En instillations n° IV.

Chacune de ces solutions, de concentration progressive, est

---

1. Si l'alcool n'est qu'un antiseptique assez faible, il diminue cependant la virulence des germes et nettement leur pullulation.

employée (1 à 2 instillations par jour de 15 minutes de durée chacune) jusqu'à ce qu'elle soit parfaitement supportée, sans réaction aucune; on passe alors à la solution plus concentrée. Cette méthode prudente ne doit être, cependant, mise en œuvre que chez les malades très sensibles [1]; dans beaucoup de cas, on peut commencer immédiatement par l'alcool non dilué; s'il en est ainsi, on prendra toujours la précaution de faire soi-même la première instillation.

Voici comment on procédera : D'abord on nettoie l'oreille par des lavages (exception faite pour les cas dans lesquels on emploie le procédé sec que nous décrirons plus tard; on enlève alors au moyen du tamponnement le pus qui recouvre la muqueuse). Puis, on essuiera le liquide qui aurait pu rester dans le conduit ou dans la cavité tympanique, ou bien on le laissera écouler en inclinant la tête, quand c'est le malade qui fait lui-même le traitement : ensuite on pratique l'instillation d'alcool.

On assèche ensuite de nouveau le conduit au moyen de boulettes d'ouate et on pratique alors l'insufflation ou on introduit une mèche de gaze. La durée probable du traitement à l'alcool, jusqu'à dessiccation de la muqueuse ne peut pas être déterminée à l'avance; mais en règle générale, celui-ci se prolonge pendant des semaines, des mois même. Pour rendre plus rapide l'action de ce médicament [2], il est avantageux de l'additionner de temps en temps de diverses substances antiseptiques. Voici quelques formules qui peuvent remplacer l'alcool borique :

```
    Rp. Acide salicylique..........   1 à 2 grammes
ou bien : Acide phénique.........   1        —
ou bien : Sublimé...............   5 centigrammes
ou bien : Europhène.............   5 grammes
        Alcool rectifié...........  50        —
```

En instillations.

Ou encore :

```
    Rp. Thymol .....................   1 gramme
        Alcool rectifié..............  50        —
```

Le thymol pourrait s'employer dans le même but, en solution queuse; mais il est, sous cette forme, bien moins actif, car il ne se dissout dans l'eau que dans la proportion de 1 pour 1200.

1. Sujets aux réflexes exagérés, tels que nausées, vertiges.....
2. L'oreille s'accoutumant vite à un médicament.

Rp. Teinture d'iode............   3 grammes
    Alcool rectifié.............   50   —
Rp. Naphtol.....................   1   — 50 à 3 gr.
    Alcool absolu..............   100   —

Instiller une à deux fois par jour pendant 2 à 5 minutes. Fermer ensuite le conduit avec de la gaze naphtolée (Haug).

Parmi les instillations non alcooliques citons :

Rp. Diaphtérine...........   25 centigrammes
    Eau distillée...........   50 grammes
Rp. Permanganate de potasse.   20 à 80 centigrammes
    Eau distillée...........   50 grammes

Instiller deux fois par jour, de 10 à 15 gouttes, pendant 5 à 10 minutes. On n'enlèvera pas les croûtes qui se formeront.

Rp. Acide chromique............,   1 grammes 50
    Eau distillée..............   50   —

Instiller 6 à 8 gouttes pendant 2 minutes. — Il faut faire disparaître par des lavages le liquide qui serait resté ; cette formule ne doit pas être employée chez les enfants (Katz).

Rp. Ferripyrine......   2 grammes 50 à 25 gr.
    Eau distillée......   50   —

Une instillation de trois minutes de durée, tous les jours (Pewnitzki)

(Quand nous n'indiquons pas le nombre de gouttes, il s'agit de remplir complètement le conduit).

Rp. Borate de soude.............   3 grammes.
    Eau distillée...............   50   .—
Rp. Aseptol.....................   1   —   à 2 gr.
    Eau distillée...............   50   —
Rp. Lorétine....................   50 centigrammes
    Glycérine...................   50 grammes

Puis, fermer le conduit avec de la gaze à la lorétine.

Rp. Menthol...........   2 grammes 50 à 5 gr.
    Vaseline liquide....   50   —
Rp. Phénosalyl..........   1   —   à 2 gr. 50
    Glycérine.........   50   —   (V. Stein).

Brandeis a obtenu de bons résultats[1] du boroglycéride en solution aqueuse de 10 à 50 pour %. Kafemann a eu des succès avec le tétraborate de soude neutre ou alcalin en solution aqueuse concentrée. Dans les suppurations avec fétidité, le formol est très efficace ; mais, à cause de son action irritante, on ne doit

---

1. Comme nous l'avons dit plus haut, Urbantschitsch a vanté le thigénol (autre formule : thigénol, 5 gr. ; Eau oxygénée à 6 0/0, 20 gr. ; eau 10 gr.).

l'instiller qu'en dilutions faibles. Lucæ emploie une solution de
20 gouttes de formaline pour un litre d'eau.

Les astringents, qui étaient autrefois si en vogue dans l'otologie, font de plus en plus place depuis les dernières années aux
antiseptiques que nous venons d'énumérer.

Néanmoins, on prescrit encore de temps à autre des instillations de cette nature, surtout à cause de leur action sur les
sécrétions qu'elles diminuent.

Remarquons cependant que parfois ces substances peuvent
provoquer une irritation assez violente de la muqueuse de
l'oreille moyenne ; c'est pourquoi leur emploi est contre-indiqué
dans les récidives aiguës des otites moyennes chroniques et dans
tous les cas, où des douleurs viennent s'ajouter à la suppuration.

On utilise encore le sous-acétate de plomb, introduit dans
la thérapeutique par Schwartze ; on se sert d'une solution
récente, qu'on prépare soi-même et qu'on instille à des degrés
progressif de concentration (une goutte de solution d'acétate
pour trente gouttes d'eau ; on augmente jusqu'à six gouttes pour
trente gouttes d'eau). Citons encore : le sulfate de cuivre :
10 centigrammes pour 20 grammes d'eau ; le sulfate de zinc :
0,05 à 20 centigrammes pour 20 grammes d'eau ; l'azotate de
plomb : 0,20 centigrammes pour 20 grammes d'eau ; l'alun calciné : 0,10 à 0,20 pour 20 grammes d'eau ; l'acétate de zinc : 0,20
pour 20 grammes d'eau ; l'acide tannique : 0,50 centigrammes
pour 25 grammes de glycérine [1].

Au cours du traitement par les astringents, il est également
nécessaire d'alterner. Voici les règles particulières qu'il faut
observer dans leur emploi : l'oreille doit d'abord être nettoyée
avec beaucoup de soin, de façon que le remède vienne en contact aussi intime que possible avec la muqueuse et qu'il n'y ait
pas formation de grandes quantités d'albuminates métalliques.
Si le traitement n'est pas bien supporté et provoque des phénomènes inflammatoires assez violents, il faut revenir aux antiseptiques.

Après les astringents, nous devons dire un mot du traitement
cautérisant par le nitrate d'argent. En solutions de concentra-
tions différentes, il donne souvent de très bons résultats, quand la
muqueuse est très épaissie, décollée et qu'il y a un écoulement
surtout muqueux. On l'emploie en dilutions de 30 centigrammes

---

1. Nous aimons assez un vieil astringent faible, qui n'a pas les inconvénients des astringents forts (grumeaux), le sulfate d'alumine, que nous
allions volontiers à un antiseptique qui a sa valeur, le chloral.

à 1 gramme pour 10 grammes d'eau distillée. Il faut d'abord nettoyer l'oreille très soigneusement par le lavage et les tampons, puis, badigeonner l'ouverture du conduit avec une solution d'iodure de potassium à 30 % pour éviter la formation de taches brunes. Quand les solutions de nitrate arrivent dans le naso-pharynx par la trompe, elles peuvent facilement y provoquer de violents phénomènes d'irritation ; on fera donc bien d'y renoncer chez les enfants d'abord et ensuite chez les individus, pour lesquels on aura pu, à l'occasion des lavages, se convaincre que de grandes quantités de liquide passent sans difficulté par ce conduit. Le malade ne devra pas exécuter de mouvements de déglutition pendant l'instillation. Comme, quelquefois, il survient dans l'oreille des douleurs[1] violentes qui rendent nécessaire l'expulsion de la solution qu'on vient d'y instiller, il faut avoir toujours dans la main une seringue pleine d'eau tiède pour pouvoir pratiquer immédiatement un lavage complet (Urbantschitsch).

Quelques auteurs ont proposé de faire renverser au malade la tête en arrière pour rendre ainsi impossible l'écoulement du liquide par la trompe dans le pharynx. Mais, avec cette modification, une portion de la solution de nitrate pourrait traverser l'antre et arriver dans les cellules de l'apophyse mastoïde et y provoquer une violente réaction (Urbantschitsch) ; c'est pourquoi il vaut mieux que le patient soit couché ayant la tête inclinée en avant et en bas. Il faut d'abord laisser tomber une ou deux gouttes de la solution de nitrate dans la cavité tympanique et, si elles sont supportées sans trop de douleurs, on instille le reste, soit dix à quinze gouttes. La durée de la manœuvre est de deux à trois minutes ; après quoi on chasse le caustique par un abondant lavage à l'eau chaude ou avec la solution faible de sel marin. Politzer déconseille l'emploi de cette dernière pour la neutralisation, parce qu'il se produit ainsi des précipités de chlorure d'argent, qui restent longtemps adhérents à la muqueuse de la cavité tympanique. Après avoir expulsé complètement la solution de nitrate et avoir bien essuyé par tamponnement, on voit la muqueuse recouverte d'une escarre gris-blanchâtre, qui s'élimine au bout de vingt-quatre heures ou parfois même seulement au bout de plusieurs jours. Une nouvelle séance n'aura lieu que si l'escarre a été éliminée spontanément et complètement ; ce serait une faute que de vouloir l'enlever avec un instrument. Parfois, grâce à un petit nombre d'instillations de ce genre, on peut arri-

---

1. Quand il y a des points cariés, qui ont échappé à l'examen.

ver à diminuer considérablement la sécrétion [1]. D'après ce que nous avons dit, on voit qu'il ne faut pas confier cet agent médicamenteux au malade pour qu'il se traite lui-même.

L'effet reste insuffisant quand il y a une grande abondance de granulations ou de polypes. Le nitrate est contre-indiqué dans le cas de toutes petites perforations, dans les suppurations des cavités accessoires, de carie avérée, et enfin s'il existe, comme nous l'avons déjà dit, des phénomènes d'irritation intercurrente.

Depuis quelques années, la thérapeutique de la suppuration chronique de l'oreille moyenne a été enrichie d'un médicament très efficace : l'eau oxygénée. Elle trouve son application, en solution de 3 à 6 %, en instillations dans le cas de suppurations fétides, pour ramollir les masses de pus épaissies, caséifiées, pour dissoudre et détacher les sécrétions qui, desséchées, ont formé des croûtes; on l'ajoute aux liquides de lavage.

La formule de l'instillation est la suivante :

Eau oxygénée (3 à 6 %) fraîchement préparée : 50 grammes en flacons colorés.

Le remède sera conservé à l'abri de la poussière et de la lumière. Bien veiller à la prescription : récemment préparée [2] et se convaincre, par la réaction suivante, que l'eau oxygénée est fraîche et active : 3 à 5 centimètres cubes du remède sont mis dans une éprouvette, en présence d'une solution faible de permanganate de potasse. Si l'eau oxygénée est bonne, il se produit de l'oxydation et une coloration jaunâtre, sinon, le mélange reste rose. Chez les enfants nous prescrivons des solutions à 3 % ; car, une concentration plus forte amènerait de l'irritation du revêtement du conduit. Chez l'adulte, on ne dépassera pas les solutions à 6 %. A cause de son action spécifique, l'eau oxygénée sera instillée avant le lavage ; ce que nous avons dit des autres instillations s'applique aussi ici : on fait couler dans le conduit 15 à 20 gouttes de la solution portée à la température du corps et on les y laisse environ 10 minutes. Le contact du médicament avec le pus donne lieu à une abondante production de bulles, qui peut aller jusqu'à la formation d'une grande quantité de mousse quand la sécrétion est purulente ou pyo-sanguinolente. Les bulles qui se dégagent entraînent

---

1. Il ne faut pas oublier qu'outre son action caustique, cette substance est, comme tous les sels d'argent, un antiseptique de premier ordre, ainsi que l'ont démontré les recherches de Credé.

2. Actuellement, l'eau oxygénée peut se préparer instantanément à l'aide du sel instable de baryte. On évite ainsi les ennuis d'une longue conservation.

avec elles le pus et les débris d'épiderme, ce qui amène un nettoyage mécanique de la surface en suppuration.

Pour augmenter la formation de bulles et par suite le nettoyage mécanique ou mettre le liquide en contact avec la muqueuse des cavités accessoires, qui autrement seraient inaccessibles, on peut employer les deux méthodes proposées par Politzer : 1° Association de l'instillation à la douche d'air (Voir plus haut) et 2° Association de l'instillation au massage pneumatique (Voir plus haut). L'instillation ou le lavage par la trompe seront suivis d'un lavage complet.

L'emploi de l'eau oxygénée peut être combiné de diverses manières avec les insufflations et les instillations, surtout avec celles d'alcool. Toujours ici l'eau oxygénée précédera le lavage et l'alcool ne viendra qu'en dernier lieu.

L'influence de l'eau oxygénée sur la fétidité de la suppuration est des plus évidentes, pourvu que la fétidité ne soit pas due à la carie. A ce point de vue, l'action de ce remède peut servir de critérium : quand la mauvaise odeur ne disparaît pas après l'emploi de l'eau oxygénée continuée pendant plusieurs jours, on a toutes raisons de supposer qu'on a affaire à un processus relevant d'une ostéite de cette nature et on doit le rechercher[1].

Villa et Neumann ont, chacun de son côté, décrit une modification du traitement à l'eau oxygénée, qui mérite de retenir l'attention, car, grâce à elle, l'action antiseptique du médicament est de beaucoup renforcée. Villa instille 10 gouttes d'une solution d'iodure de potassium (1 gramme pour 3 grammes d'eau) dans le conduit auditif, puis la même quantité d'une solution à 6 % d'eau oxygénée. Lors du mélange il se forme de l'iode qui, à l'état naissant, possède une puissante action bactéricide. Neumann emploie une solution faible de permanganate de potasse, qui est instillée dans l'oreille avant l'eau oxygénée.

Lavage par la trompe. — Quand, malgré l'emploi des méthodes décrites, la suppuration ne diminue pas, ce qui est le cas parfois dans certaines formes opiniâtres, on peut tenter le lavage de la caisse par la trompe tel que nous l'avons décrit à la partie ayant trait à la technique générale. Cette méthode a été chaudement recommandée par plusieurs auteurs ; ainsi Politzer, par exemple, dit qu'elle rend de très grands services, quand la muqueuse de l'oreille moyenne en état de granulation vient faire

---

1. Nécrose trabéculaire avec ostéite raréfiante.

saillie dans le conduit auditif par la perforation du tympan ;
d'autre part, on a élevé contre cette méthode un certain nombre
d'objections et dit que, lorsque la perforation du tympan n'est pas
assez large, il peut survenir du vertige [1] et de la douleur et même
de l'aggravation de l'état général. Nous devons dire que, dans
les cas de suppuration chronique de l'oreille moyenne compliquée
de carie [2] et entre les mains d'un médecin peu exercé, ce procédé
peut devenir dangereux pour le malade. C'est surtout lorsqu'il
s'agit de pertes de substance du tegmen *tympani et antri*, dues à
la carie et qui ont échappé au diagnostic ; le lavage forcé
pourrait alors provoquer des complications intracrâniennes.
Nous répéterons donc que l'on ne recourra à ce moyen thérapeutique que, quand la perforation sera assez large, quand
l'issue du liquide se fera par un jet continu et non goutte par
goutte et que, pendant le traitement, le malade n'éprouvera
aucun symptôme fâcheux. Si l'on a des motifs de supposer qu'une
des cavités accessoires, l'attique ou l'antre, participe à la suppuration, il faudra renoncer, *à priori*, au lavage par la trompe. Pour
exécuter ce dernier, on emploiera de préférence de l'eau stérilisée pure, sans addition d'aucune substance ; car le malade avale
toujours des quantités plus ou moins grandes de liquide. Cette
méthode est, presque sans exception, inapplicable aux enfants.

Un procédé qu'on emploie encore plus rarement, c'est le
lavage de la cavité tympanique par le conduit auditif externe.
On le pratique au moyen d'une seringue qui, grâce à son
embout olivaire, est placée dans le conduit de façon à le fermer
hermétiquement. Les conditions nécessaires existant (perforation large, trompe suffisamment perméable) le liquide de lavage
s'écoule par le nez. Cette méthode est passible de plus d'objections que la précédente ; car, si l'écoulement par la trompe est
gêné, elle amène des compressions très fortes de l'étrier et de la
fenêtre ovale, c'est-à-dire qu'elle agit immédiatement sur le
labyrinthe.

Traitement sec. — Le traitement sec des écoulements chroniques
est indiqué d'abord dans les cas où les lavages de la cavité tympa-

---

1. Bien entendu, en amenant un excès de pression sur une muqueuse
très sensible et à connexions nerveuses abondantes, jusqu'à la production
de réflexes désagréables ou même dangereux.

2. Le dermatol (gallate de bismuth) mis dans l'oreille deviendrait noir
quand il y a carie osseuse. La coloration noire proviendrait de la formation
d'hydrogène sulfuré :

    Dermatol.................................... 1 gramme.
    Glycérine.................................... 10   —

nique ne sont pas supportés, parce qu'ils occasionnent du vertige, des nausées et des vomissements. On peut cependant aussi l'employer avec succès, même en l'absence de cette contre-indication absolue, pour remplacer les méthodes que nous avons décrites[1]. Pour que ce traitement réussisse, il faut, comme condition préalable, que la béance de la perforation soit aussi grande que possible. Les cas qui sont propres à être traités de cette façon sont ceux dans lesquels le tympan est complètement détruit et la paroi interne de la cavité tympanique facilement visible. Cette méthode donne de meilleurs résultats dans la sécrétion purulente pure que dans l'écoulement muco-purulent ; elle est sans effet quand la sécrétion est fétide. Dans ce cas, on s'efforcera d'abord de faire disparaître la fétidité au moyens de lavages et d'instillations antiseptiques, puis on pourra alors employer avec succès le traitement sec. Voici le procédé : au moyen d'une douche d'air, on chasse dans la caisse la sécrétion qui pourrait se trouver dans la trompe et on l'enlève ensuite soigneusement au moyen de tampons de ouate stérilisée. Puis, la muqueuse bien desséchée est recouverte d'une mince couche d'une poudre antiseptique et l'on introduit dans le conduit, à l'aide de la pince, une mèche de gaze de dix centimètres de long et d'un centimètre de large, assez profondément pour que la gaze vienne en contact avec la surface qui suppure. Le choix de la gaze n'a pas grande importance ; on pourra employer simplement de la gaze stérilisée, ou de la gaze au sublimé, à l'iodoforme, à l'airol, à la lorétine, à la quinoline-naphtolée (Haug), ou bien un certain nombre de petites boulettes de ouate avec lesquelles on remplit complètement la caisse et le conduit. Parfois, on obtient, par cette méthode, un succès rapide et éclatant dans des cas où toutes les autres avaient échoué. Déjà, au bout de quelques jours, on remarque parfois au promontoire un début d'épidermisation. Mais ce traitement sera suspendu immédiatement et remplacé par des lavages, dès que les boulettes de ouate les plus profondes, placées sur la paroi de la caisse, auront une mauvaise odeur au bout de vingt-quatre heures. Quand l'irritation, due à la ouate, amène une augmentation de sécrétion, c'est aussi un signe que, dans ce cas, la méthode est inapplicable. Toutefois, le tamponnement à la ouate doit être renouvelé chaque fois.

A propos de cette façon de combattre la suppuration de l'oreille moyenne, disons brièvement que, dans ces dernières années, on a introduit en otologie l'emploi de l'air sec et chaud.

---

1. Son usage va se généralisant ; car il présente de multiples avantages.

Andrews a fait construire un petit appareil composé d'une double soufflerie, d'un cylindre métallique et d'un tube conducteur pour le conduit auditif externe; grâce à cet appareil, l'air desséché et réchauffé par l'échauffement préalable du cylindre métallique peut être, sous le contrôle de la vue, appliqué en des régions limitées de la muqueuse de l'oreille moyenne.

Tandis que cet auteur se sert de l'air sec et chaud, Hecht a adapté pour l'otologie, grâce à l'addition d'une canule métallique, la soufflerie à air brûlant qui est employée dans le traitement du lupus.

Les deux auteurs sont disposés à accorder à leur méthode toutes les qualités d'efficacité et ils la jugent digne d'être suivie. Par contre, Hessler, qui, il y a déjà vingt ans, se servait d'air phéniqué sec (air saturé de vapeurs de phénol), renonçait [1] au bout de quelques années à ce mode de traitement qu'il reconnaissait inefficace. D'après ses expériences, il pense que l'air sec et chaud n'a aucune valeur et que l'air brûlant n'est pas sans danger.

III. — Granulations et polypes. — Les polypes qui surviennent au cours des otites moyennes chroniques sont, pour la plupart, de simples végétations charnues avec la structure typique du tissu de granulation. Ce sont des granulations transformées en polypes et qui doivent être considérées comme produites par l'inflammation (Brühl). Mais, il y a aussi des polypes ayant le caractère du fibrome et présentant, par conséquent, une consistance plus dure. Les polypes à caractère myxo-fibromateux ou myxomateux sont beaucoup plus rares que les deux premières variétés [2].

Bien qu'ici nous ne parlions que des polypes consécutifs aux suppurations chroniques de l'oreille moyenne, ce que nous dirons du traitement (surtout des polypes pédiculés) pourra s'appliquer aux tumeurs provenant du conduit auditif externe.

Les polypes à cellules embryonnaires, auxquels on a surtout affaire dans les suppurations chroniques de l'oreille moyenne, sont le plus souvent des masses granuleuses cylindriques, plus rarement en forme de concrétion ou mûriformes, qui, la plupart du temps, prennent naissance sur une des parois de la cavité tympanique

---

1. Il surviendrait des poussées aiguës et parfois de véritables brûlures, suivies d'élimination d'escarres.

2. Les prétendus fibromes sont en général des végétations à structure plus adulte que d'habitude et les myxomes des végétations œdématiées et à matière cellulaire abondante. Les véritables myxomes sont rares.

par un pédicule mince ou large, tant soit peu dur. Ils siègent le plus ordinairement sur la paroi supérieure et interne de la caisse, mais peuvent évidemment naitre en toute autre région. Leur grosseur est très variable ; quand ils sont nombreux, le volume de l'un d'entre eux peut aller de la tête d'une épingle au volume d'un petit pois. Les gros polypes, remplissant tout le conduit et faisant saillie au dehors, se rencontrent rarement.

Bien qu'on ait observé, même lorsque leur volume est considérable, un ratatinement spontané[1] ou dû au traitement et que parfois l'élimination spontanée des polypes pédiculés, due à la torsion du pédicule et à la nécrose consécutive, ait pu survenir, il ne faudra pas, dans la pratique, compter sur cette terminaison très rare, mais exécuter au plus tôt leur ablation. Quand les granulations sont petites, l'extraction diminue considérablement la durée du processus de suppuration ; quand ces tumeurs sont volumineuses et obturent le conduit auditif, l'opération est nécessaire à cause du danger de la rétention du pus. Chez les malades très pusillanimes, s'il n'y a que des granulations toutes petites, qui ne peuvent pas entraîner ce danger, on aura recours au procédé moins douloureux, mais plus long, de la destruction par les caustiques. Enfin, dans le traitement par l'alcool, nous possédons une méthode moins douloureuse encore, qui ne sera préférée aux précédentes que dans des circonstances exceptionnellement favorables.

a) Traitement à l'alcool (Voir p. 163). Cette méthode[2] est de mise dans les cas où le processus de granulation est plutôt diffus et en surface et donne aux parois de la caisse, surtout au promontoire, un aspect inégal et bosselé.

Ici aussi, on peut, pour accélérer la guérison, faire, avant l'application, un râclage de la muqueuse avec la curette tranchante (employer l'anesthésie locale). Il n'est cependant pas possible d'atteindre avec l'instrument toutes les cryptes et tous les enfoncements de la paroi du promontoire, surtout quand la perte de substance du tympan n'est pas totale.

1. Dans les tumeurs bénignes et même malignes, il se produit souvent des processus plus ou moins étendus de nécrobiose interstitielle. Ceci peut se produire en apparence spontanément (oblitération vasculaire) ou sous l'influence d'une cause infectieuse. C'est ainsi que nous avons vu des végétations adénoïdes guérir complètement de cette façon.

2. Ce traitement a été préconisé, soit pour les petits polypes multiples, soit pour les débris de polypes qui n'ont pu être enlevés en une seule fois, soit pour empêcher les récidives par Lœwenberg, Weber-Liel et Politzer. Quand les végétations sont assez récentes et de structure franchement embryonnaire, les résultats sont assez rapides.

L'esprit de vin rectifié sera employé pur ou additionné d'un antiseptique, en instillations, deux fois par jour, avec les précautions indiquées dans le chapitre des généralités. Chaque instillation durera 15, 20, ou 30 minutes. Auparavant l'oreille aura été bien nettoyée par un lavage et ensuite bien asséchée.

Comme ce procédé demande le plus souvent un certain temps, le malade, pour pouvoir se soigner lui-même, doit être mis au courant de la manipulation. On appellera son attention sur la longue durée du traitement; mais on lui promettra un bon résultat, pourvu que la méthode soit employée avec persévérance. Au bout de plusieurs semaines, quelquefois de plusieurs mois, la muqueuse, qui auparavant était inégale et granuleuse, est lisse, son épaisseur est diminuée et, si les conditions étaient favorables, elle est épidermisée; en même temps la suppuration a diminué ou disparu. Chez les malades pusillanimes, on peut employer avec succès ce liquide, même pour les gros polypes solitaires qui se prêteraient bien à l'opération.

b) Traitement par les caustiques. — Le perchlorure de fer liquide est un caustique assez sûr et relativement peu douloureux. On humectera avec quelques gouttes d'eau deux à trois grammes de perchlorure de fer cristallisé (dans un flacon bouché à l'émeri); on obtient ainsi la solution concentrée destinée à la cautérisation. On prend sur l'extrémité du stylet une goutte de cette solution et on l'applique sur les points couverts de granulations. Il est évident qu'auparavant on aura nettoyé l'oreille moyenne de la façon la plus soigneuse. Chez les malades très craintifs, on peut anesthésier à demi le siège des végétations, en y portant de la cocaïne en poudre au moyen de l'extrémité humide de la sonde; cependant, en règle générale, l'anesthésie locale est superflue. Si des douleurs violentes surviennent quelques minutes après, on peut les faire facilement disparaître par des lavages ou par l'instillation d'une solution chaude de cocaïne de 2 à 5 %. Si l'on veut traiter une surface granuleuse assez étendue, on se servira d'un tampon de ouate, de forme allongée, imbibée de la solution à son extrémité antérieure, que l'on appliquera sur les parties malades. On enlèvera le tampon immédiatement, ou bien, si l'on veut produire une action profonde, on le laissera en place pendant 2 à 3 minutes. Pour détruire les productions volumineuses et résistantes, Politzer recommande l'application d'un petit cristal de perchlorure de fer. Un fragment du caustique, à peu près de la grosseur d'un grain de chènevis, est porté à l'aide de la pince dans la cavité tympanique et est fixé dans sa position au moyen d'un tampon de ouate qu'on fait pénétrer après lui. Le cristal, se liquéfiant peu à peu, produit une cautérisation énergique et profonde ; si les douleurs ne sont pas trop violentes, on le laisse agir pendant vingt-quatre heures [1].

Après chaque application, il se produit une escarre, brun jaunâtre, assez solidement adhérente, dont l'élimination spontanée exige une durée variable. Il ne faut jamais essayer d'enlever ces parties mortifiées avec des instruments ; mais, avant une nouvelle intervention, on attendra leur élimination. En général, les premières escarres ne restent que peu de temps. Plus l'on répète l'emploi du caustique, plus longtemps les portions sphacélées demeurent *in situ*, ce qui est un signe de son efficacité progressive. Si, pendant deux ou trois semaines, l'escarre présente un aspect complètement sec, c'est un indice qu'après sa chute la muqueuse sera lisse et d'apparence normale.

L'acide chromique a une action caustique plus énergique que la substance précédente.

Pour détruire les petites granulations solitaires, punctiformes, on peut se servir de ce caustique fondu à l'extrémité du stylet ; on plonge l'instrument dans l'acide chromique cristallisé, quelques cristaux restent adhérents à l'extrémité. Si l'on chauffe alors avec précaution, au-dessus d'une flamme, cette extrémité, les cristaux se transforment en une perle solidement fixée à l'instrument ; on touche légèrement et sans s'attarder les granulations. Cette opération doit être faite avec rapidité ; car, si la sonde demeure longtemps sur la région, la perle se liquéfie et il se produit une escarre trop étendue. Ensuite, si l'on veut atteindre une assez grande surface de muqueuse, on liquéfie une petite quantité d'acide chromique cristallisé, en y ajoutant quelques gouttes d'eau et, au moyen du stylet, on applique une goutte de cette solution plus ou moins concentrée. L'emploi de ce caustique est douloureux ; il exige l'anesthésie préalable et, après son application, il faut faire immédiatement un lavage à l'eau chaude ou avec une solution alcaline faible. Le traitement consécutif est le même que pour le perchlorure de fer ; il faut, en particulier, toujours attendre la chute spontanée de l'escarre avant de pratiquer une nouvelle intervention [2].

Le nitrate d'argent s'emploie, comme l'acide chromique, en

---

1. On reprochera peut-être à ce procédé son application difficile et lente, ainsi que la facilité avec laquelle le cristal, en se déplaçant, peut étendre son action au delà des limites prévues.

2. Au lieu d'acide chromique, Blau a recommandé l'usage d'une solution forte de sulfate de zinc.

substance et en solution. Si on veut s'en servir à l'état solide, on plonge une sonde d'argent dans le caustique, qu'on fait fondre au dessus d'une flamme et on laisse refroidir la perle ainsi formée. L'application de solution de nitrate d'argent s'exécute aussi au moyen de la sonde. L'action caustique de ce médicament est moins énergique que celle de l'acide chromique et même du perchlorure de fer ; l'escarre est moins profonde [1].

Quant à l'acide trichloracétique, qu'on a recommandé aussi dans ce but, en solutions à 10 °/₀ et même plus fortes, nous dirons qu'il produit des douleurs très violentes. Il n'offre aucun avantage particulier.

Lange a préconisé l'acide lactique. Les petites granulations sont touchées avec une solution à 30 °/₀, appliquée au moyen de l'extrémité du stylet ; ou bien l'on place dans la caisse des tampons d'ouate, imbibés d'une solution à 15 °/₀. Cette substance n'a sur les autres aucun avantage.

Si les cautérisations n'ont pu amener un dessèchement et un ratatinement parfait de la muqueuse, on a recours à l'emploi de l'alcool.

Brandeis aurait, surtout dans le traitement des polypes, obtenu de bons résultats de la boroglycéride qu'il emploie en instillations : la solution aqueuse à 50 °/₀ est mélangée à parties égales à de l'alcool à 85° [2].

c) *Traitement galvano-caustique.* — Cette méthode s'emploie surtout pour amener la disparition rapide des polypes peu volumineux et des granulations solitaires [3]. A l'heure actuelle, elle fait place en grande partie à l'ablation instrumentale (au moyen des couteaux annulaires et des anses) et elle trouve une indication exceptionnelle chez les malades timorés.

On emploie de petites pointes construites de telle sorte qu'elles ne rougissent qu'à leur extrémité, sur une surface de 2 à 3 millimètres environ (Jacobson). Avant de s'en servir, on les porte au rouge pendant quelques instants pour les stériliser. Du reste, dans ces derniers temps, on en a mis dans le commerce qu'on peut faire bouillir. Avant l'intervention, on nettoie avec

---

1. Elle est aussi plus molle, plus humide. Ce caustique amène parfois des douleurs assez violentes.

2. Nous employons souvent avec avantage la solution de résorcine au tiers, qui n'est pas douloureuse et ratatine assez rapidement des néoformations de constitution embryonnaire.

3. Cette méthode agit rapidement et aussi complètement qu'on le désire. La réaction inflammatoire est presque nulle, et l'atrophie du pédicule remarquablement rapide ; mais elle nécessite beaucoup de pratique, si l'on veut éviter sûrement des incidents désagréables et même dangereux.

soin le conduit auditif. On règle le courant de telle sorte que
l'extrémité de la pointe soit portée au rouge-blanc au moment de
la fermeture du circuit. L'anesthésie locale est inutile. L'instrument est alors porté sous le contrôle de la vue, à l'endroit à cautériser, et, dès qu'elle l'a touché, on ferme le circuit. Le passage
du courant doit durer quelques secondes.

Les gaz produits par la combustion et qui, à cause de leur
haute température, exercent une action délétère sur le revêtement
cutané du conduit, seront expulsés en soufflant. Les douleurs consécutives, peu marquées, pourront être calmées par des instillations de cocaïne, par des bains d'oreilles ou des lavages chauds.
La cautérisation galvanocaustique amène aussi parfois l'escharrifi-
cation de grandes surfaces granuleuses sur la paroi du promontoire. Il suffit de faire en divers endroits quelques applications
punctiformes; car l'expérience nous enseigne que les cicatrices
ultérieures dépasseront la région primitivement cautérisée et
que les parties de muqueuse non touchées directement partici-
peront à la mortification[1].

Dans le traitement galvano-caustique, il faut éviter les régions
de l'étrier et de la fenêtre ronde[2]. Si, après des cautérisations
uniques ou répétées, il reste encore des petits résidus de granulations, on emploie le traitement à l'alcool jusqu'à arrêt complet de
la suppuration ou épidermisation des parois de la caisse.

d) Traitement chirurgical. — Les productions solitaires et
les petits polypes sont susceptibles d'une ablation rapide et
radicale au moyen de la curette tranchante ou du couteau annulaire.

On préfère les curettes tranchantes quand il s'agit de granulations siégeant sur le rebord épitympanique et principalement sur
son côté interne. Elles sont de différentes grandeurs, coudées à
angles variables ; on les fixe sur le manche universel, suivant le
siège des granulations. L'intervention se fait après l'anesthésie
locale, qu'on peut réaliser très bien par l'application de cocaïne
sous forme de poudre. On applique la curette sur la granulation de telle sorte que cette dernière soit placée dans le creux
de l'instrument. Retirant alors ce dernier, tout en exerçant une
pression, on détache la granulation de sa base, grâce au
rebord tranchant; la granulation adhérant à la cavité de la
curette est amenée au dehors.

Les couteaux annulaires sont mieux adaptés à l'ablation de

1. A cause des thromboses oblitérant les vaisseaux.
2. Il faut éviter aussi de se diriger vers le canal de Fallope. On possède,
dans la littérature, des paralysies faciales dues à cette cause.

volumineuses végétations solitaires. Le diamètre de ces dernières ne doit pas dépasser 4 à 5 millimètres : quand elles sont
plus volumineuses, surtout quand ce sont des polypes pédiculés,
le polypotome doit entrer en jeu [1].

Les couteaux annulaires sont de petits anneaux tranchants
à l'intérieur, de diverses grandeurs (1 à 4 millimètres de diamètre d'ouver-
ture) et qui,
comme les cu-
rettes, peu-
vent être coudés à angles
différents par rapport à
leurs manches.

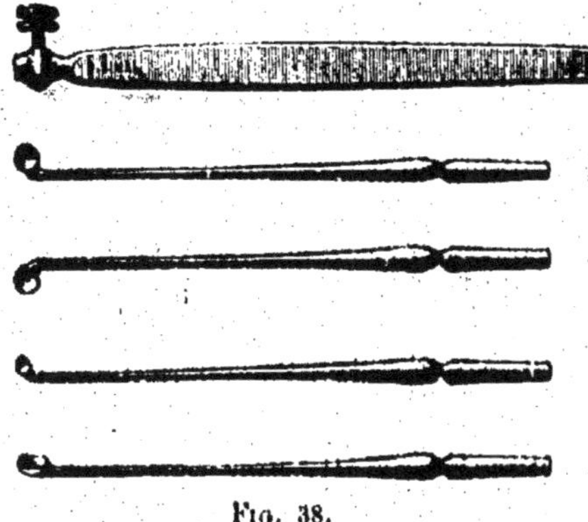

Fig. 38.
Séries de curettes de Kretschman pour le
recessus hypotympanique.

L'intervention exige
aussi l'anesthésie à la cocaïne ; on place l'instrument sur la granulation
de telle sorte que celle-ci
soit dans l'ouverture de
l'anneau. Puis on le re-
tire tout en exerçant une
légère pression. La gra-
nulation est ainsi sectionnée au ras de sa base.

L'hémorragie qui suit est, en général, si minime qu'elle ne
réclame pas de mesures particulières. Une légère insufflation
d'iodoforme ou d'alrol, avec tamponnement à la gaze imprégnée
de l'une de ces substances, est presque toujours suffisante.
Exceptionnellement, la cautérisation du point saignant, au moyen
d'une goutte de solution concentrée de perchlorure de fer,
pourrait être nécessaire. Elle est parfois indiquée, pour
détruire complètement la racine du polype, et on y procédera
alors à intervalles convenables.

Pour enlever [2] les polypes volumineux pédiculés, on se sert des
divers polypotomes. Les plus employés sont ceux de Wilde, de
Krause et de Blake.

Le premier s'emploie quand le polype doit être étranglé et
extrait, procédé rarement mis en usage aujourd'hui pour les

---

1. Nous croyons, pour notre part, que l'emploi de la curette doit être
plus généralisé et chaque fois que cet instrument ou le morcellement pourront être employés, ils donneront des résultats plus faciles à obtenir et
plus complets.

2. Il est essentiel d'y bien voir ; donc, spéculum aussi large que possible
et éclairage intensif.

polypes de l'oreille moyenne ; car il n'est pas à l'abri de tout
reproche. Quand on pratique l'extraction forcée de gros polypes
à racine résistante, il peut survenir des lésions secondaires, non
prévues, graves, surtout si la tumeur prend naissance sur le
tegmen tympani carié.
Il n'y a rien a objecter à
ce procédé quand on l'em-
ploie pour les polypes
du conduit ; pour ceux
de la caisse au contraire,
on fera mieux de choisir
la méthode plus douce
de section nette, bien

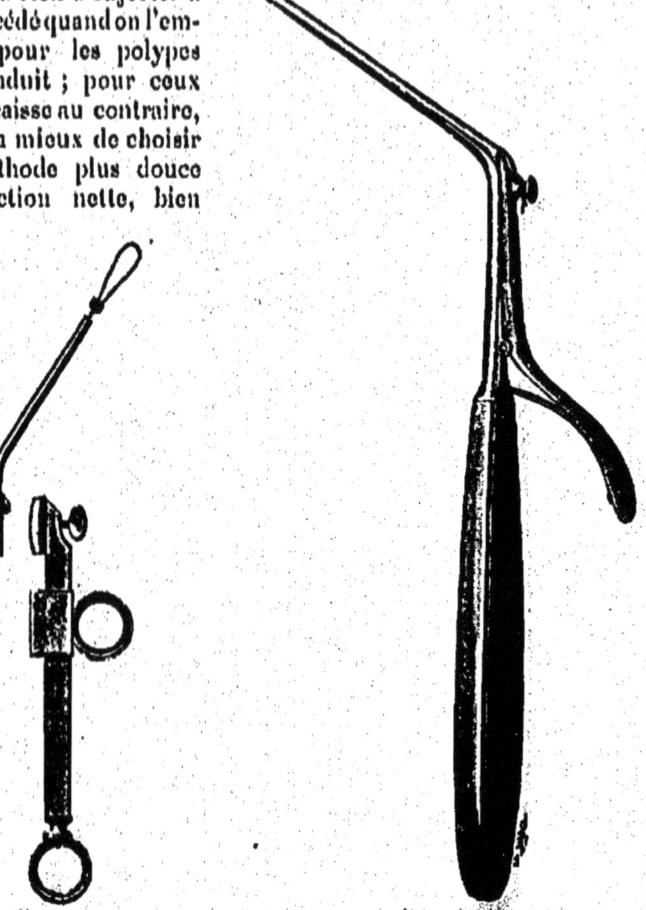

Fig. 39.
Anse à polype
de Krause.

Fig. 40.
Petit serre-nœud de Ladreit de Lacharrière
pour polype de l'oreille.

qu'avec cette dernière on ne réussisse que rarement à enlever les
polypes *in toto* par une seule opération. Pour cette section, on se
sert des polypotomes de Blake et de Krause. Ce dernier instrument surtout, qui est une reproduction en petit de l'anse indiquée

par Krause pour les polypes du nez, a fait ses preuves au cours des dernières années.

L'anse de Krause (fig. 30) se compose d'un manche et d'un tube, coudé en forme de genou, qu'on peut fixer par une vis à l'extrémité antérieure du manche. Dans ce tube glisse une petite plaque d'acier portant à son extrémité antérieure deux œillets destinés à recevoir l'anse de fil métallique. La partie de cette plaque d'acier qui fait saillie à l'extrémité postérieure du tube est fixée au moyen d'une vis à une gaine de métal, laquelle peut se mouvoir sur le manche avec un déplacement de 10 centimètres environ. Si on déplace cette gaine sur le manche, la plaque d'acier et l'anse qu'elle porte sont attirées dans le tube coudé, et le polype serré est ainsi sectionné. L'anse est constituée par un fil de fer (fil de fer de fleuriste) de 2 cent. 1/2 à 3 centimètres de long et de 1 millimètre de diamètre.

Avant l'opération, l'instrument est désinfecté par l'ébullition dans une solution alcaline. Il faut, dans le cas d'hémorragie, avoir sous la main de la gaze iodoformée, de l'ouate au perchlorure de fer, ou du perchlorure de fer liquide et de nombreux tampons d'ouate stérilisée. Dans tous les cas, l'opération doit être précédée d'un examen soigneux au stylet ; la palpation au moyen de ce dernier nous renseignera sur la consistance des polypes.

Parfois très durs et très vasculaires, ayant le caractère du fibrome et de l'angiofibrome, ils ne se prêtent pas à la section, mais doivent être enlevés par la méthode d'étranglement ou par l'anse galvanique, dont nous parlerons plus tard.

L'examen au stylet a, en second lieu, pour but de déterminer le siège précis de la masse morbide. Pour cela, on fait pénétrer l'instrument avec précaution entre le polype et la paroi du conduit et, le poussant doucement, on essaie de faire le tour de la tumeur. En pénétrant peu à peu plus profondément, nous arriverons à un endroit où la sonde contournant le polype est arrêtée par la racine de ce dernier. Quand on est renseigné sur la situation de celle-ci, on pratique l'anesthésie locale d'après une des méthodes décrites antérieurement. On introduit alors l'anse ; si la racine du polype, comme dans la majorité des cas, se trouve à la partie supérieure de la caisse, nous faisons pénétrer l'extrémité du polypotome le long de la paroi inférieure du conduit ; dans le cas contraire, nous l'introduisons entre la paroi supérieure et le polype. On enfonce l'anse le plus loin possible vers la caisse pour saisir la masse pédiculée au ras de sa racine. Le polype doit être coupé nettement à l'endroit où l'anse l'a embrassé[1] ; il ne faut pas, lors de la section, exécuter en même temps une traction au dehors. Le fragment sectionné de la tumeur demeure le plus souvent dans le conduit et il est enlevé par un lavage ou mieux au moyen des pinces.

Habituellement, l'hémorragie[2] est arrêtée par un tamponnement à la gaze iodoformée; si, par exception, elle est abondante, on peut employer de la ouate au per-chlorure de fer ou des tampons saupoudrés d'alun. Les instillations de solutions de 5 à 10 %, d'eau oxygénée possèdent aussi une excellente action styptique. Les polypes qui, par leur richesse vasculaire, se rap-prochent du type de l'angiome, provoquent parfois des hémorragies très profuses. On n'en sera pas surpris, si l'on a recueilli des commémoratifs exacts sur le développement de la tumeur et sur les pertes de sang spon-tanées qui auraient pu avoir lieu antérieu-rement. On recourra au tamponnement serré du conduit avec la gaze iodoformée, qu'on renforcera par une compression pro-longée exercée avec le doigt; on pourra, suivant les cas, employer le thermocautère ou le galvanocautère.

Pour extraire les tumeurs fibromateuses, qu'on supposera devoir opposer une trop grande résistance à la section, ainsi que pour faire l'ablation des productions vas-culaires qui pourraient faire redouter une forte hémorragie, on aura recours à l'écrasement ou à l'anse galvanique.

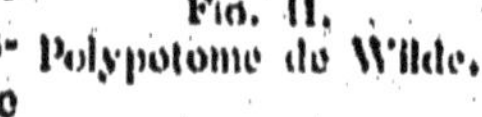

Fig. 11.
Polypotome de Wilde.

Pour l'écrasement, on se sert du polypotome de Wilde (fig. 11). L'instrument est armé de fil de fer de fleuriste de 0 mill. 1 de diamètre; les extrémités libres sont fixées par torsion autour de la barre transversale mobile sur le manche. L'introduction de l'anse se fait de la même manière que pour celle de Krause; on ira aussi haut que possible sur le pédicule et on serrera.

1. Quand la tumeur est très volumineuse et qu'il devient difficile de déterminer son insertion, il nous semble plus prudent et plus pratique de morceler la tumeur et de l'enlever progressivement.

2. Ici les parties molles reposant presque immédiatement sur un plan osseux, les résultats de la compression sont particulièrement favorables. Les solutions d'adrénaline, de ferripyrine, ou même d'antipyrine, peuvent rendre des services.

Puis, on tournera plusieurs fois l'instrument autour de son axe, serrant ainsi davantage l'anse autour de la masse morbide. On détachera alors de la barre transversale les extrémités libres du fil de fer et on enlèvera l'instrument. L'anse tournée restera autour du polype et on coupera à la pince coupante les extrémités libres qui font issue au dehors. On veillera, en faisant un tamponnement du conduit, à ce que les extrémités du fil ne blessent pas ce dernier ; on laissera l'anse en place jusqu'à ce que le fragment de polype, étranglé, mortifié, tombe spontanément ou par une traction légère. Ce procédé est utilisé rarement aujourd'hui et en grande partie remplacé par l'emploi de l'anse galvanique. Cette dernière, dont l'application dans l'oreille demande une prudence particulière à cause des brûlures possibles du conduit, permet d'opérer sans hémorragie, même quand les polypes sont très résistants et très vascularisés. L'anse ne sera portée qu'au rouge[1], après qu'on l'aura, froide, serrée aussi étroitement que possible autour du polype.

Une règle générale de l'emploi des anses dans le traitement des polypes, c'est qu'on doit se contenter d'une seule intervention par séance. L'ablation rapide de granulations multiples, ainsi que l'introduction répétée pour faire, par fragments, l'extraction de polypes solitaires et volumineux sont souvent suivies de violentes douleurs et d'une réaction locale intense.

Il est inutile d'ajouter que les petits résidus de polypes[2] qui n'offrent plus de prise pour l'anse doivent être enlevés au moyen du couteau annulaire, des curettes ou par la cautérisation.

IV. — Suppurations chroniques des cavités accessoires. —
a) *Suppurations de la cavité supérieure de la caisse (suppurations de l'attique).* — Les suppurations chroniques de la cavité supérieure de la caisse (cavité épi-tympanique, attique, coupole) sont le résidu d'une suppuration primitive, localisée, aiguë, de cette cavité ou d'une inflammation aiguë et généralisée, dès le début, de toute la caisse. Il est démontré que le premier cas, inflammation de la cavité épitympanique seule, peut exister ; mais il est si rare que cette éventualité n'a aucune importance au point de vue clinique. Les suppurations de l'attique, que le

---

1. Le rouge sombre est seul hémostatique ; au rouge cerise, l'anse coupe à la façon d'un couteau et les vaisseaux sectionnés saignent abondamment, comme lorsqu'on a employé l'instrument tranchant.

2. Nous avons trouvé dans l'arsenal de Pfau, de Berlin, un petit emporte-pièce qui nous rend de grands services dans ces cas. Son volume réduit le rend très maniable.

médecin a l'occasion d'observer, sont presque exclusivement chroniques et doivent être attribuées à une inflammation aiguë de l'oreille moyenne remontant le plus souvent à quelques années et qui, disparue dans la caisse proprement dite, a persisté dans la partie supérieure de cette dernière.

La guérison définitive des inflammations qui se produisent dans l'attique est rendue difficile par la structure anatomique de celle-ci, que la tête du marteau et le corps de l'enclume d'abord divisent en un segment interne et un segment externe (attique externe et attique interne) et que de nombreuses cloisons muqueuses viennent encore partager et subdiviser. C'est pourquoi les inflammations aiguës de cette région deviennent aisément chroniques, et, à cet état persistant, amènent la carie par rétention. La suppuration de l'attique atteint soit la cavité supérieure de la caisse dans son entier ou seulement son segment externe ou son segment interne.

Quand on y apporte un peu d'attention, il est impossible de ne pas constater l'affection par l'examen otoscopique. La partie épaisse du tympan jusqu'à la courte apophyse du marteau, en haut, est intacte ou souvent macérée superficiellement par le pus qui coule sur elle, tandis que la région de la courte apophyse et de la membrane de Shrapnell, ainsi que les parties voisines de la région la plus interne de la paroi supérieure du conduit, présentent les modifications les plus diverses. Parfois, ce point est recouvert d'une petite croûte jaune-brunâtre, due à la dessiccation du pus. Quand on l'a enlevée (soit avec la pince, soit par une injection après l'avoir ramollie), on voit une goutte de pus jaune-verdâtre, épais, le plus souvent très fétide et parfois très grumeleux [1]. Les suppurations assez abondantes n'échapperont pas à la vue ; mais, celles de la région supérieure de la caisse sont très fréquemment intermittentes ; ce qui peut, quelquefois, rendre le diagnostic assez difficile. Les malades viennent le plus souvent consulter le médecin pour un écoulement discontinu, peu abondant et fétide, des douleurs de tête et des sensations de lourdeur passagères, symptômes qui, à *priori*, font penser à une suppuration des cavités accessoires, sans que cependant l'examen démontre d'une façon certaine l'existence d'une perforation de la membrane de Shrapnell; dans ces cas, on peut arriver au diagnostic au moyen du spéculum de

1. Le pus est épais, fétide, et forme de petites masses qui tombent rapidement au fond de l'eau. Il peut donner au doigt une sensation sableuse (carie osseuse). Mais parfois le mélange de fortes quantités de mucus altère l'aspect précédent.

Siegle; introduit de façon hermétique dans le conduit, il aspire alors un peu de la sécrétion de l'attique. La suppuration n'échappe pas à la vue, quand une petite granulation fait saillie par la membrane de Shrapnell perforée. L'existence de ces productions permet le plus souvent de conclure à de la carie circonscrite du marteau ou du rebord épitympanique, qui en sont le plus habituellement le siège. Pour démontrer d'une façon certaine l'existence de cette lésion osseuse, l'examen avec le stylet est nécessaire. On rencontrera alors des inégalités sur le bord libre de la paroi externe de l'attique ou au collet du marteau ou même sur la tête de ce dernier.

Le résultat de l'observation fonctionnelle est variable. Si la suppuration est limitée à l'attique externe, la voix chuchotée peut souvent être entendue à plusieurs mètres et, au diapason, on constate un léger obstacle à la propagation du son. Dans d'autres cas, au contraire, le trouble auditif est très marqué. Il en est ainsi quand la mobilité de la chaîne a eu à souffrir par l'hyperplasie et la rétraction de l'appareil suspenseur, quand il s'est produit des altérations des osselets par carie, ou qu'il y a des ankyloses fibreuses et osseuses dans leurs articulations, ou que le processus morbide est passé de l'attique au seuil de l'antre et à l'ouverture de la fenêtre ovale. La détermination de l'acuité auditive est toujours très importante ; car, ainsi que nous le montrerons, le traitement est considérablement influencé par l'état de la fonction auditive.

Les troubles subjectifs, la lourdeur de tête, le vertige passager, les nausées, les douleurs de tête unilatérales ou diffuses viennent compléter le tableau clinique, symptômes qui s'expliquent par le voisinage du crâne et de l'antre et qui sont d'autant plus marqués quand la paroi osseuse supérieure très mince[1] de la cavité épitympanique prend part au processus. Ce voisinage dangereux, l'opiniâtreté particulière avec laquelle les suppurations de la région supérieure de la caisse persistent, les difficultés avec lesquelles le traitement conservateur est aux prises, nous expliquent pourquoi cette localisation a une si grande importance clinique.

α) *Traitement conservateur.* — Le traitement qui vise à faire disparaître la sécrétion et à diminuer la suppuration par le moyen des antiseptiques, ne donne de résultats satisfaisants qu'au bout de longs mois d'une exécution persévérante. Pour le

---

1. Non seulement elle ne consiste souvent qu'en une mince lame papyracée, mais cette paroi présente assez fréquemment des lacunes acquises ou plus probablement congénitales.

lavage on se sert des canules proposées par Hartmann et Politzer.

Celle de Hartmann[1] (fig. 42) qui, grâce à sa courbure, peut aller atteindre immédiatement le foyer purulent, est pourvue d'un ballon en caoutchouc, à fortes parois, de grandeur convenable, contenant le liquide destiné au lavage. On se sert, pour ce dernier, d'eau stérilisée tiède ou, mieux, d'une des solutions antiseptiques que nous avons énumérées au chapitre : Suppuration chronique de la muqueuse, sans complication. On ne doit opérer que sous le contrôle de la vue. Au lieu du bassin habituel, tenu par le malade lui-même, ce qui, dans ce cas, serait gênant, il est mieux d'employer une petite poche en caoutchouc (poche à salive des rhinologistes), qui sera fixée sous l'oreille par des cordons passant autour de la tête. Il faut toujours essayer de faire pénétrer l'extrémité de la canule jusqu'à la

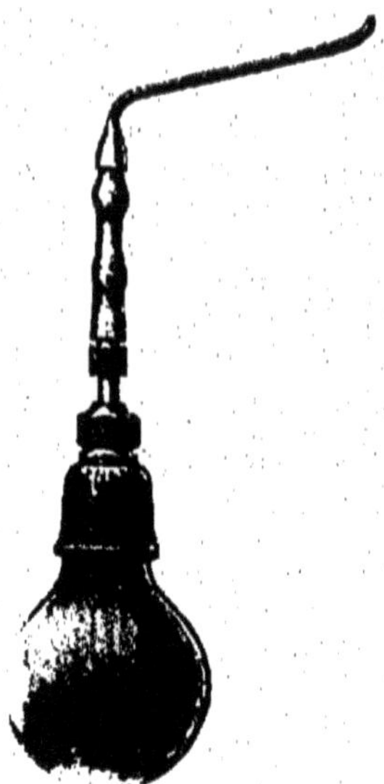

Fig. 12.
Canule de Hartmann avec
son ballon.

perforation de la membrane de Shrapnell. Souvent la manœuvre sera gênée par les mouvements intempestifs du patient; ou bien

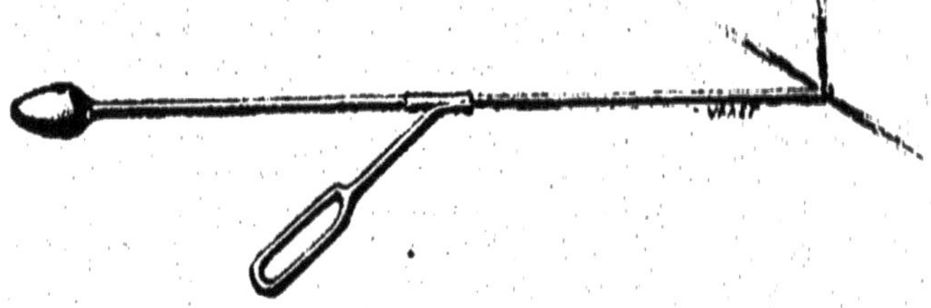

Fig. 13.
Canule de Courtade.

on réussit à introduire la canule, mais son ouverture est obstruée par les masses du pus épais qui l'entourent. Dans ce cas, on

1. En France, en outre de cette canule, on en emploie d'autres de divers modèles, par exemple, celle de Courtade dont l'extrémité en pomme d'arrosoir présente des avantages, par ses jets multiples.

doit se contenter de mettre l'extrémité de l'instrument aussi près que possible de la membrane de Shrapnell. La pression avec laquelle on fait l'injection dépendra de l'état du malade ; de violents accès de vertiges avertissent d'être prudent ou rendent les lavages absolument impossibles. Ensuite, on desséchera l'attique, en introduisant de très minces tampons d'ouate.

Si la sécrétion est très fétide, de simples instillations avec l'eau oxygénée à 6 °/₀ peuvent donner de bons résultats. Mais, comme, avec le procédé ordinaire, il n'y a que des quantités insuffisantes de liquide qui pénètrent, il vaut mieux, après le lavage, introduire une plus grande quantité d'eau oxygénée à 2 ou 3 °/₀ au moyen de la seringue que nous décrirons plus loin.

Si l'on veut employer le traitement à l'alcool qui réussit dans beaucoup de cas, l'on prescrira au malade d'exécuter les instillations ou bien on fera soi-même le traitement de la façon suivante qui est très efficace : Une petite quantité, 2 à 3 centimètres cubes, d'alcool pur ou additionné des antiseptiques ordinaires, est aspirée dans une petite seringue de verre (fig. 44) qui est alors armée de la canule de Politzer ou de celle que Frey a fait construire spécialement pour l'attique. L'alcool peut être porté à la température voulue en chauffant la seringue. On introduit la canule très près de la membrane de Shrapnell et l'on pousse, avec une légère pression, le contenu de la seringue dans l'attique. Par ce procédé, une petite quantité du liquide arrive toujours. Le traitement par les poudres ne peut guère s'employer pour la partie supérieure de la caisse. On évitera l'emploi des antiseptiques insolubles dans l'eau [1] et qui, par leur dessiccation pourraient amener la rétention du pus ; on s'en tiendra à l'acide borique.

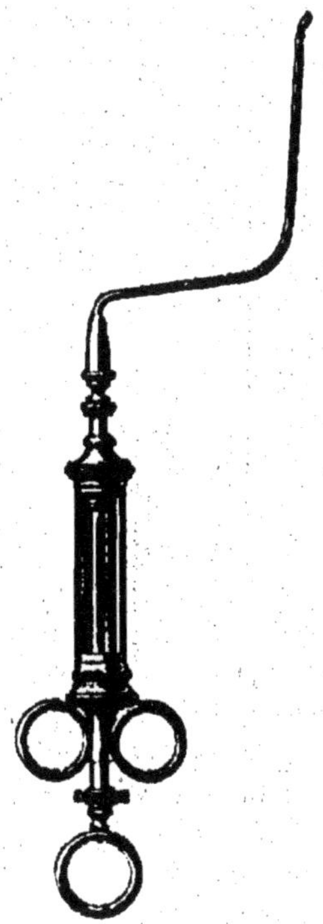
Fig. 44.
Canule d'Hugo Frey.

1. Comme le dit Jacobson, innombrables sont les antiseptiques employés contre les suppurations de l'attique avec un succès très relatif. La nature des lésions, la disposition anfructueuse des cavités expliquent du reste tout naturellement ces échecs, à côté desquels cependant il faut placer des suc-

Celui-ci peut être insufflé directement dans l'attique au moyen de l'appareil de Politzer (construit par Reiner à Vienne).

Les suppurations de l'attique non compliquées, limitées au segment externe, sont souvent très favorablement influencées par le traitement à sec. Après nettoyage du pus par aspiration et tamponnement, on introduit une mince mèche d'ouate dans la perforation de la membrane de Shrapnell. Le conduit est ensuite

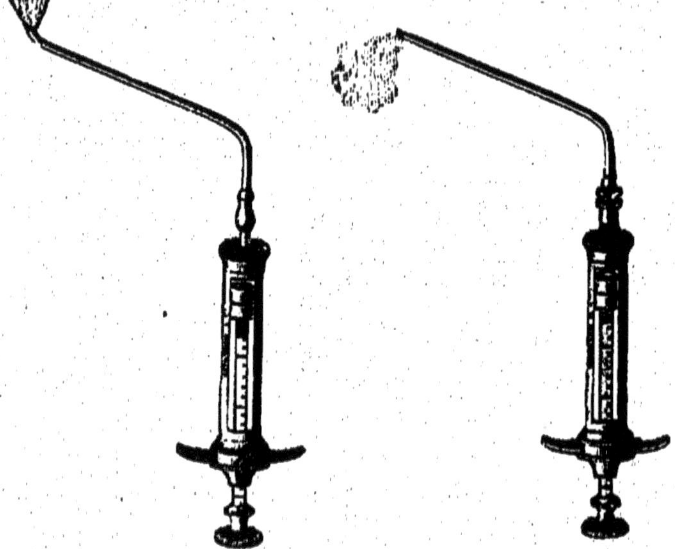

Fig. 45.
Canule de Hartmann montée sur
une seringue de Raoult.

Fig. 46.
Canule pulvérisante de Gellé pour
lavage de l'antre et des cellules
mastoïdiennes.

bourré d'ouate ou de gaze stérilisées, d'une façon peu serrée ; on la renouvellera tous les jours.

Les méthodes conservatrices, décrites jusqu'ici, n'amènent, comme nous l'avons dit, l'arrêt de la sécrétion qu'au bout de plusieurs semaines et même de plusieurs mois ; et encore le résultat n'est pas de longue durée. C'est pourquoi il est absolument nécessaire de surveiller constamment les malades qui ont eu une suppuration de l'attique guérie. Il faut aussi leur faire comprendre l'importance des troubles subjectifs qui pourraient survenir (vertiges, douleur céphalique unilatérale).

cès vraiment inespérés quand le drainage est suffisant et la persévérance tenace.

6) Traitement chirurgical. — Nous ne parlerons pas ici de l'ouverture opératoire de l'oreille moyenne, qu'on pratique pour guérir radicalement les suppurations chroniques des cavités accessoires ; mais il sera question d'un certain nombre de petites interventions endo-tympaniques, qu'on tentera dès que la suppuration de l'attique viendra à se compliquer de granulations et de cholestéatome ou de carie circonscrite.

Les végétations qui font issue par la membrane de Shrapnell seront enlevées, de la manière ordinaire, au moyen de curettes, couteaux annulaires ou polypotomes. Si l'injection vient à amener fréquemment au dehors des petits lambeaux épithéliaux, signe qu'il y a formation de cholestéatome, on peut essayer de pénétrer de temps en temps dans l'attique au moyen de curettes à manche coudé, pour enlever par râclage les masses épithéliales existantes.

Ces petits instruments coudés sont aussi indiqués pour râcler

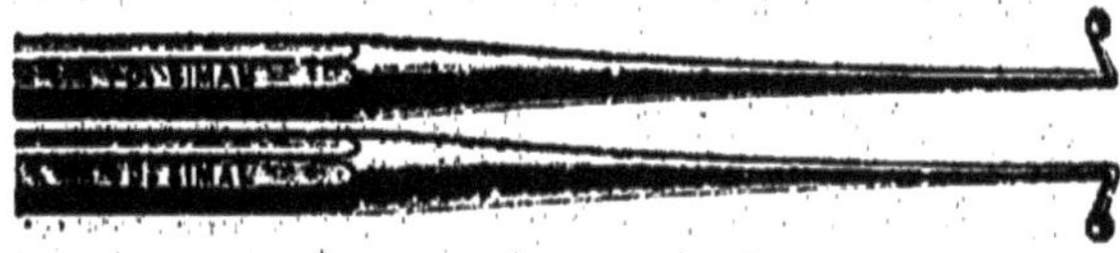

Fio. 47.
Curettes de Ludwig (droite et gauche).

les régions cariées circonscrites de la saillie libre du rebord épi-tympanique. Si, après avoir nettoyé chaque fois à fond la cavité en état de suppuration, on pénètre au moyen de la curette tranchante et si, sans déployer beaucoup de force, on la promène le long du bord libre de l'os en exécutant des mouvements de râclage, on peut réussir, par un traitement de plusieurs semaines, à enlever des portions cariées assez étendues. Pour atteindre ce but en une seule séance, on a construit une série d'instruments destinés à l'ablation de la paroi externe de l'attique : par exemple, la fraise coudée en genou, mue par l'électricité, et indiquée par Politzer, ainsi que diverses pinces-gouges.

Le maniement de tous ces instruments exige beaucoup d'habitude et une grande prudence, si l'on veut éviter une luxation des osselets ; le résultat de l'intervention n'est satisfaisant que par exception.

On pourrait obtenir de meilleurs résultats par la trépanation, au moyen de la gouge, de la paroi extérieure de l'attique, indiquée dans ce but par Stacke. En tout cas, la trépanation du rebord épitympanique sans décollement préalable du pavillon est une intervention qui n'est exécutable qu'avec les conditions anatomiques les plus favorables, quand le conduit auditif externe est très large. D'un autre côté, ce ne serait pas une opération justifiée, si l'on voulait décoller le pavillon et le conduit auditif membraneux pour se contenter ensuite de l'ablation de la paroi externe de l'attique.

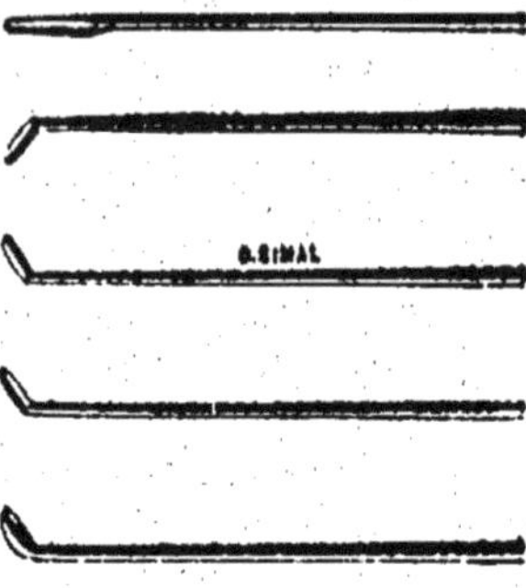

Le pronostic de ces opérations doit toujours être fait avec beaucoup de réserve; car, presque jamais, on ne peut dire que le rebord épitympanique soit seul le siège de la carie. Très souvent, le *tegmen tympani*, plus fréquemment encore les deux grands osselets, tous les deux à la fois ou un seul, sont également atteints.

Dans le cas où la carie des deux osselets sera évidente, on ne s'en

Fig. 48.

Bistouri boutonné de Sexton.
Ténotome de Sexton (droit et gauche).
Synéchotome de Sexton.
Petite curette[1].

tiendra pas à l'ablation de la paroi externe de l'attique, mais on pratiquera en même temps l'extraction des osselets (Voir : *Thérapeutique générale*[1]. Cette opération est également

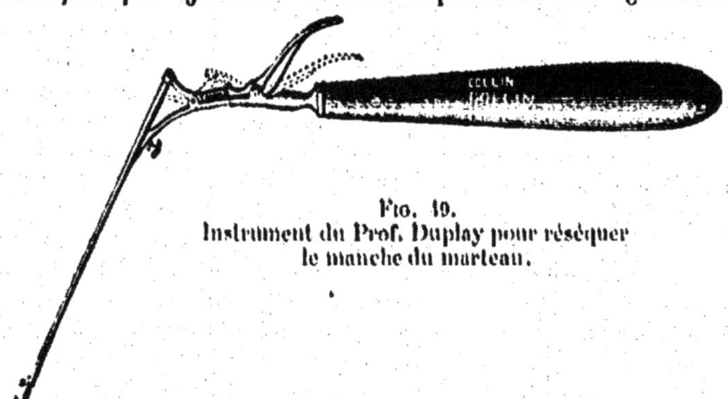

Fig. 49.
Instrument du Prof. Duplay pour réséquer le manche du marteau.

nécessaire quand, après l'ouverture de la région supérieure de la caisse, l'otorrhée ne s'arrête pas et qu'on trouve plus tard comme cause une carie des osselets.

L'extraction des osselets doit toujours être considérée comme

1. Il nous a paru utile de placer ici, en outre de la curette, ces divers instruments pour compléter les indications données aux généralités.

une dernière tentative thérapeutique avant l'ouverture radicale de l'oreille moyenne; le résultat est absolument incertain. Certes, les conditions anatomiques sont considérablement modifiées par cette ablation; la région supérieure de la caisse à structure compliquée est transformée en une cavité unique plus accessible au traitement médicamenteux, mais le pronostic sera toujours douteux. Cette incertitude est le motif pour lequel l'extraction des osselets, faite dans le but de guérir la suppuration chronique des cavités accessoires, s'est peu répandue et a été moins employée dans ces dernières années, surtout depuis le perfectionnement de la technique opératoire de l'ouverture de l'oreille moyenne.

Une autre cause qui tend à restreindre encore les indications de l'ablation des osselets est fournie par le fait que, dans les suppurations de la région supérieure de la caisse, quand elles sont limitées à son segment externe, l'ouïe n'est très souvent atteinte qu'à un degré très minime. Dans ce cas, l'ablation des deux grands osselets serait, très certainement, suivie d'une diminution considérable de l'audition. Si l'autre oreille est normale, le fait du trouble de la fonction auditive, après l'ablation des osselets cariés, ne pèsera pas trop lourdement dans la balance. Mais, il en est tout autrement, si l'autre oreille est atteinte dans sa fonction à la suite d'une suppuration encore existante ou guérie et si le malade n'avait comme ressource que l'oreille frappée de suppuration de l'attique et entendant suffisamment. Le malade s'opposera alors, et avec raison, à toute opération, quelque indication qu'elle présente et quelle que soit sa nature; et le médecin n'aura pas le droit de vouloir que le patient s'expose à une perte presque certaine de l'audition en échange d'une guérison très douteuse de la suppuration de l'attique.

Ici, on sera obligé de s'en tenir au traitement conservateur de la carie (Voir le § suivant : *Carie et nécrose*).

Dans ce cas, il faut que le malade reste sous la surveillance constante du médecin[1] et vienne se faire soigner par intervalles; notre attitude d'expectation se modifiera au moment où les symptômes d'une rupture menaçante vers le labyrinthe ou vers la cavité crânienne commenceront à faire leur apparition. Des vertiges assez violents, des nausées, des vomissements, des douleurs spontanées ou à la pression, localisées à la région tem-

---

1. Les complications mastoïdiennes et intracérébrales peuvent survenir à l'improviste, et avec une rapidité tout à fait inattendue; il ne faut donc temporiser qu'à bon escient. C'est pour ces raisons, que beaucoup se sont montrés, avec quelque exagération peut-être, partisans d'une intervention précoce et complète.

porale, seront les indications d'une intervention opératoire immédiate [1] ; alors, certes, on ne se contentera plus de l'ablation des
osselets cariés, mais on procédera à l'ouverture de l'oreille
moyenne.

En présence du danger qu'il y a pour la vie du malade, les
considérations que nous avons exposées plus haut n'ont plus à
être tenues en compte.

b) Suppurations localisées de l'antre mastoïdien [2]. — Entre
les suppurations isolées de l'attique et de l'antre, il existe une
forme de suppuration localisée qui, pour ainsi dire, représente
la transition entre les deux premières et qui, à l'examen otoscopique, est caractérisée par le siège de la perforation. Cette dernière, le plus souvent de peu d'étendue, est située derrière la
courte apophyse du marteau qu'elle touche par son bord ; elle
correspond à l'angle formé par le manche du marteau et la grande
branche de l'enclume.

Il s'agit ici d'une forme particulière, peu fréquente de suppuration de la région supérieure de la caisse, frappant surtout les
parties postérieures de l'attique et ayant attaqué *l'aditus ad
antrum* qui est voisin. Cette localisation se complique naturellement le plus souvent de carie du corps de l'enclume et de la grande
branche de cet osselet. Il est difficile d'établir une différence
tranchée entre cette forme et la suppuration de l'attique, d'un
côté, et entre la suppuration de l'antre, de l'autre.

Le traitement conservateur ne se distingue en rien de celui de
la suppuration ordinaire de l'attique. Quand il y a carie des
osselets, l'extraction de l'enclume, et peut-être aussi celle du
marteau en même temps, doivent être prises en considération.

La suppuration isolée de l'antre s'observe moins fréquemment
que celle de l'attique. Comme il s'agit toujours de reliquats d'une
otite moyenne généralisée, c'est presque constamment la région
supérieure de la caisse, très souvent aussi la caisse elle-même
au sens étroit du mot, qui sont également atteintes. L'aspect
otoscopique est très variable. Ou bien, le tympan manque sur
une grande étendue et la cavité de la caisse, visible, est épidermisée, lisse et brillante. L'otite moyenne suppurée chronique qui

1. Parfois le tableau morbide est loin d'être aussi accentué, sans que la
situation en soit moins dangereuse. Dans la sinusite par exemple ou la
thrombo-phlébite jugulaire, il peut n'y avoir, dans le début, que des symptômes généraux de pyohémie.

2. Elle a été révélée surtout par les investigations cadavériques et constitue plutôt une curiosité anatomo-pathologique qu'une forme clinique
isolée.

existait est guérie, et, seul, l'antre est encore le siège d'une inflammation purulente accompagnée le plus souvent de granulations, de cholestéatome [1] ou de carie. Parfois, une grande partie du tympan est conservée, modifiée ou épaissie par une cicatrice; et c'est seulement dans le segment postéro-supérieur qu'on voit une perforation de grandeur variable rasant le bord. Quelquefois, de petits polypes, venus de la région de l'antre, font saillie dans la perforation et il y a une sécrétion peu abondante, ayant le plus souvent les caractères du pus osseux. L'origine de ce pus peut être démontrée au moyen du spéculum de Siegle; on enlève avec soin le liquide qui existe et on pratique l'aspiration. On voit alors une goutte de pus venir de la partie postéro-supérieure, c'est-à-dire de la région de l'antre.

Le traitement de la suppuration de ce récessus, étant données les difficultés d'accès à ce dernier, se limite à l'évacuation, par des lavages, des masses purulentes et cholestéatomateuses. Ces lavages sont faits au moyen de la canule de Hartmann, laquelle est poussée jusqu'à l'*aditus ad antrum* par la perforation du segment postéro-supérieur. Il faut les pratiquer au début, avec une faible pression, et l'introduction de la canule doit s'exécuter avec précaution à cause de la luxation possible de l'étrier. Il faut aussi se souvenir que, par des lavages forcés, on peut facilement provoquer des complications endocrâniennes quand il existe de la carie du *tegmen antri* [2]. Un procédé moins dangereux consiste à aspirer le pus dans la caisse, au moyen du spéculum de Siegle, et à l'enlever ensuite par de simples lavages ou des tamponnements.

Les petites granulations qui prennent naissance sur la paroi osseuse externe de l'*aditus ad antrum* pourront être abrasées au moyen de curettes coudées. L'expérience nous enseigne que les suppurations de l'antre peuvent se tarir spontanément, mais cette issue favorable est rare [3] ; c'est pourquoi il ne reste plus, comme dernière ressource, que l'ouverture de l'oreille moyenne. Elle est indiquée quand la présence de petits débris épidermiques dans le liquide du lavage décèle l'existence d'un cholestéatome ou quand, malgré des injections antiseptiques longtemps continuées, malgré l'introduction d'eau oxygénée et d'alcool au moyen de la canule de Frey (fig. 44), la sécrétion ne perd pas

1. Le cholestéatome est l'accident le plus fréquent et le plus à craindre dans ces formes qui s'éternisent.

2. Ou des lacunes acquises ou congénitales; ce qui, bien entendu, ne peut être prévu.

3. Cependant quelques auteurs, comme Bezold, ont vu, pendant leurs investigations nécroscopiques, des suppurations de ce genre, restées latentes, qui étaient à divers degrés de guérison.

sa fétidité, ou quand des accès de vertige — spontanés ou provoqués par l'injection — et des douleurs sourdes, s'irradiant vers la tête, viennent compliquer le tableau de l'affection.

V. — Carie et nécrose. — Nous avons, dans le chapitre précédent, parlé de l'apparition et du traitement opératoire de la carie circonscrite du rebord épitympanique au cours des suppurations chroniques[1] de l'attique et de l'antre. Ce traitement est indiqué quand, pendant des suppurations chroniques et généralisées de l'oreille moyenne, la carie se présente de telle façon que l'intervention est facile et peut donner de bons résultats, et surtout lorsque le tympan, étant détruit en partie ou en totalité, les régions cariées sont plus aisément accessibles[2].

La carie des osselets exige leur extraction. Nous avons mentionné celle de l'enclume et du marteau quand nous avons parlé des suppurations des cavités accessoires ; le traitement opératoire est décrit en entier à la technique générale. Outre les deux grands osselets, la tête et les branches de l'étrier sont quelquefois atteintes ou la base de ce dernier. Ces cas ne sont pas justiciables d'un traitement endolympanique, conservateur ou opératoire; toute manipulation dans cette région au moyen des caustiques ou des curettes tranchantes ne pourrait que favoriser la pénétration intralabyrinthique du pus, si à redouter. La carie certaine de la base de l'étrier ou de l'ouverture de la fenêtre ovale est donc une indication absolue pour l'ouverture opératoire de l'oreille moyenne.

Ainsi seulement on pourra prévenir le danger d'une labyrinthite purulente et de ses conséquences (leptoméningite purulente diffuse, méningite séreuse, abcès du cervelet, abcès extra-duraux profonds de la fosse cérébrale postérieure). Le fait que des guérisons spontanées de carie de l'étrier ont été signalées, ne changera rien à cette indication; on a vu, en effet, souvent des suppurations étendues de l'oreille moyenne dans lesquelles la base de l'étrier est respectée.

Les lésions localisées à la paroi du promontoire méritent une

---

1. Les caries des parois de la caisse ou des osselets peuvent résulter parfois des otites aiguës des maladies générales, par exemple de l'influenza, la scarlatine, la diphtérie (Jansen); mais le fait est peu fréquent. Par contre, il faut se défier des otites, même d'apparence assez bénigne, chez les tuberculeux, bien qu'il ne faille pas exagérer les craintes dans le sens de l'ostéite destructive.

2. La largeur du conduit auditif externe sera plus encore la cause principale de cette circonstance favorable.

attention particulière[1]. D'une part, on ne devra pas essayer de se rendre maître de cette localisation par un curettage énergique; car une intervention forcée ne pourrait qu'accélérer la pénétration dans le limaçon. D'autre part, la question de savoir si l'opération radicale est indiquée, dépend de deux circonstances. D'abord, on devra se souvenir que l'ouverture opératoire de l'oreille moyenne ne va pas toucher la paroi du promontoire, et que l'opérateur n'augmente pas les chances de guérison. En second lieu, on devra se rappeler que la localisation à la paroi du promontoire plaide fortement pour le caractère tuberculeux de la suppuration. Dès que cette supposition deviendra vraisemblable, à cause de l'état général, les chances de succès diminuent considérablement.

Donc, dans chaque cas de carie du promontoire, on se tiendra sur l'expectative et on se contentera de désinfecter la caisse et de pratiquer de légères cautérisations suivant la méthode que nous allons décrire.

Le traitement conservateur a d'abord pour but de débarrasser complètement la caisse des masses purulentes, stagnantes et décomposées. Outre les lavages ordinaires avec les solutions antiseptiques usuelles, Politzer et Schwartze ont recommandé chaudement les lavages par la trompe. Pour les faire, on se sert soit d'eau stérilisée tiède, soit de solution de sel marin, d'acide borique (1 %), d'acide phénique (1/2 %). On agira avec beaucoup de précautions, même pour les simples lavages, et au début du traitement l'injection sera faite sous une faible pression. Mais il faut encore beaucoup plus de prudence pour les lavages par la trompe. On n'aura le droit de les pratiquer que si l'écoulement se fait librement de la caisse vers le conduit, quand les granulations qui font obstacle auront été enlevées, ou que les débris du tympan auront été excisés. Ce n'est que quand la première tentative ne produit pas de réaction qu'on pourra continuer ce traitement. On fera bien de toujours se souvenir que, surtout dans le cas de ramollissement par carie du tegmen de la caisse ou de l'antre, la méthode de lavage par la trompe, même entre les mains d'un otologiste très expérimenté, peut mettre le malade en danger et accélérer la pénétration du pus dans le crâne avec ses conséquences terribles. En dehors des lavages ordinaires, on peut nettoyer aussi les cavités accessoires

---

1. Des labyrinthites suppurées ou non coïncident parfois avec des otites moyennes de même nature sans que les parois osseuses soient intéressées. On admet que ces faits, assez exceptionnels, du reste, résultent d'une infection de proche en proche, par les petites veines de la région.

atteintes, au moyen de la canule de Hartmann. Si le conduit auditif est rétréci, et si, par derrière, la caisse est remplie de masses cholestéatomateuses ou caséifiées par suite de la rétention et qui ne cèdent pas aux lavages ordinaires, on essaiera de pratiquer ceux-ci avec la canule droite de Politzer. Cette dernière est introduite à travers la partie rétrécie du conduit jusque dans la caisse et là on fait l'injection au moyen d'une poire en caoutchouc (n° 3) remplie d'un liquide antiseptique. Il faudra, dans ces cas, injecter toujours sous faible pression, ne jamais forcer, et veiller surtout à ce qu'entre la canule et les parois du conduit, il y ait assez d'espace pour le retour du liquide et la sortie de masses cholestéatomateuses assez volumineuses.

Pour faire disparaître la fétidité de la sécrétion, on emploiera des instillations d'eau oxygénée, soit pure, soit avec les modifications indiquées par Villa et Neumann.

On a recommandé, outre les instillations antiseptiques ordinaires, celles d'eau chlorée (1 : 5 d'eau) ou d'eau au chlorate de calcium (1 pour 2000 d'eau) (Schwartze).

Pour le reste, la technique est la même que celle décrite pour la suppuration banale sans complications.

La carie des parois du conduit peut être, avec quelques succès, traitée par la méthode chirurgicale des cautérisations.

Il faut d'abord, par un sondage soigneux, se rendre compte de l'étendue et de la situation du mal. Quand il existe des fistules profondes sur la paroi postérieure ou plus souvent sur la paroi supérieure du conduit, les cautérisations et les curettages ne donneront aucun résultat. Si la carie est peu étendue et superficielle, on peut, par des râclages prudents, avec de petites curettes tranchantes, la faire disparaître au moyen d'interventions répétées. Ce râclage de la paroi supérieure du conduit ne doit pas aller à plus de 1 millimètre de profondeur, 2 millimètres à la rigueur, à cause du voisinage de la dure-mère (Politzer).

Les insufflations de poudre d'iodoforme et le tamponnement à la gaze iodoformée favoriseraient, à l'endroit traité, le développement de granulations de bonne nature. Weber-Liel recommande, pour la carie circonscrite des parois du conduit et de la caisse, la cautérisation à l'acide sulfurique concentré ou dilué ; après avoir enlevé les granulations qui recouvrent le foyer, on applique un tout petit tampon d'ouate imbibé d'acide sulfurique pur (dans la caisse, on ne le laisse qu'un court moment et dans le conduit, quelques secondes). Si les douleurs sont violentes, on enlève immédiatement le tampon. Pour faire disparaître les douleurs qui pourraient survenir ultérieurement, l'auteur recommande des lavages avec du lait alcalinisé. Il faudra, en cas de nécessité, répéter la cautérisation à l'acide sulfurique au bout de quelque temps. On a recommandé et on pourrait essayer de petites pointes galvaniques ou du nitrate d'argent en substance ou l'acide lactique. En thèse générale, ce traitement conservateur ne donnera pas beaucoup de résultats. On sera obligé cependant d'y avoir recours, si le malade se refuse à l'évidement, indiqué à *priori*, dans la carie du temporal, même quand il n'y a pas de troubles subjectifs. Ce précepte ne souffre d'exception, comme nous l'avons dit plus haut, que dans la carie tuberculeuse avancée, si le malade est en état de cachexie progressive et spécifique, et aussi quand ces lésions existent à la paroi du promontoire, même quand elle n'est pas de nature spécifique.

En général, la carie du temporal est une indication absolue pour l'ouverture de l'oreille moyenne. Cependant le malade parfois, la nature de la maladie d'autres fois, obligeront à suivre une méthode d'expectative. Ainsi le caractère tuberculeux de l'affection osseuse sera une contre-indication, quand, chez le malade, on trouve des processus de même nature en d'autres régions du squelette. Dans ce cas, on fera suivre une médication générale fortifiante, tout en traitant l'affection locale par la méthode conservatrice.

A propos de cette dernière, remarquons que les parties osseuses nécrosées ne doivent jamais être enlevées avec force[1]. On essaiera par des lavages quotidiens, prolongés et abondants, au moyen de solutions antiseptiques, d'obtenir un ébranlement progressif du séquestre ; on attendra en somme la délimitation et le détachement spontanés.

De temps en temps, par un sondage prudent, on se rend compte de la mobilité de celui-ci ; quand le détachement complet s'est effectué, on peut essayer l'ablation avec la pince. Nous ne conseillons pas l'usage de la pince à griffes à cause du danger qu'il y aurait à déployer trop de force.

Dans le cas de nécrose centrale de la partie mastoïdienne, il peut parfois devenir nécessaire d'enlever par le conduit des séquestres volumineux appartenant à sa paroi osseuse postérieure. Ici, souvent, on réussira à faire l'extraction après morcellement ; celui-ci se fera pendant la narcose, au moyen de petites pinces coupantes.

1. On va ainsi parfois beaucoup plus loin qu'on ne le suppose. Un certain nombre de faits prouve qu'on peut de cette façon ouvrir par exemple les cavités de l'oreille interne.

La nécrose du rocher, surtout l'élimination assez fréquente de parties entières du labyrinthe, exige encore plus de précautions à cause du voisinage immédiat de la carotide interne. Ici, on renoncera à toute intervention, même au sondage, et l'on s'en tiendra aux seuls lavages antiseptiques. L'expérience nous enseigne que les séquestres labyrinthiques s'éliminent spontanément et que la guérison complète peut s'ensuivre[1].

L'apparition de la paralysie faciale, au cours de processus chroniques de carie de l'oreille moyenne, est une indication pressante pour l'évidement. Si l'opération est faite tout de suite après la première apparition des phénomènes, l'espoir d'un rétablissement de la fonction est encore assez grand. Le traitement faradique et galvanique peut accélérer la guérison. Si, au contraire, il s'est écoulé des semaines ou des mois depuis le début de la paralysie, le pronostic est mauvais. Cependant, après avoir persisté plusieurs mois, ces paralysies guérissent souvent spontanément ou après un traitement électrique ou l'emploi d'eaux thermales iodurées ou indifférentes (Politzer). On fera donc bien de se tenir sur la réserve pour le pronostic.

VI. — Traitement des troubles auditifs après guérison de la suppuration chronique de l'oreille moyenne. — *a) Traitement conservateur.* — Tant que dure la suppuration chronique, le trouble fonctionnel passe au second plan. Les insufflations d'air que l'on pratique dans le but de chasser la sécrétion dans le conduit, produisent parfois une amélioration de l'audition. Le traitement de la suppuration elle-même : ablation des granulations, des cholestéatomes et des masses stagnantes, l'extraction des osselets cariés qui ont perdu leur fonction, en un mot toutes les interventions, qui améliorent la capacité vibratoire de l'appareil conducteur du son, tant qu'il est encore existant, agissent favorablement sur la fonction. Cependant, il y a des cas, dans lesquels la guérison de la suppuration exerce une influence nuisible sur l'ouïe ; car, après que l'oreille moyenne est devenue sèche, le malade entend moins bien que lorsque l'écoulement existait, fait qui doit être attribué à la rigidité que prend peu à peu le tissu cicatriciel qui se rétracte et qui empêche l'appareil conducteur de vibrer comme il devrait[2].

1. Parfois même ces séquestres sont très volumineux comme dans le cas de Houel, où toute l'oreille interne avait été éliminée.
2. Dans ces cas, on a proposé d'introduire de la pepsine dans la caisse, pour diminuer sinon détruire les adhérences ainsi partiellement digérées

Le traitement réel du trouble auditif dû à la suppuration de l'oreille moyenne ne commence qu'après la guérison définitive.

Pour parler d'abord des douches d'air, remarquons que leur effet est relativement favorable quand des parties assez grandes du tympan sont conservées et que la continuité de la chaîne des osselets n'est pas interrompue; l'air passant à travers la caisse trouvera sur la membrane une résistance suffisante et la fera se bomber vers l'extérieur. Ainsi, l'appareil des osselets, qui se trouve en position de rétraction, sera ramené vers sa position normale et l'ouïe sera améliorée. Les douches d'air créeront plus de jeu dans les adhérences qui existent entre le tympan et la paroi interne de la caisse, ce qui augmentera encore l'audition, parfois même d'une façon très marquée. Les résultats de la douche d'air seront encore relativement meilleurs quand on réussira à obturer la perforation (voir le § : *Occlusion des perforations sèches*). S'il y a des cicatrices étendues dans le segment postéro-supérieur, et si la tête de l'étrier adhère à la cicatrice, l'effet de la douche d'air est parfois extraordinairement favorable. Si, au contraire, dans un cas de ce genre, la tête de l'étrier n'est pas adhérente à la cicatrice, mais, elle la touche seulement, et s'il existe une solution de continuité entre l'étrier et l'enclume, la douche d'air peut porter tort à l'audition, parce que la membrane qui avoisinait la tête de l'étrier et servait pour ainsi dire de collecteur de sons est détachée d'elle.

Évidemment la douche d'air est sans utilité dans les cas de destruction étendue ou complète du tympan et des adhérences durables, irrémédiables et cicatricielles; pour ces motifs, il est nécessaire de déterminer empiriquement auparavant son effet. Si chaque fois, avant et après, on examine l'audition, on peut au bout de quelques jours arriver à une opinion certaine sur les modifications à attendre [1].

La douche s'exécutera ordinairement par le procédé de Politzer; ce n'est que dans des cas rares qu'on la remplacera, temporairement ou d'une façon durable, par le cathétérisme.

(Cohen-Kysper); mais les améliorations obtenues, assez nombreuses du reste, semblent passagères. L'auteur injecte de 0,2 à 0,5 grammes de cette substance en solution aqueuse tiède. Hammerschlag s'occupe, d'ailleurs, brièvement de cette question.

On a préconisé récemment (Lermoyez, Mahu) la thiosinamine.

1. Jacobson et Blau font remarquer que l'emploi de la douche peut être contre-indiqué chez certains malades, même quand il y a amélioration consécutive de l'audition, lorsqu'il se produit des symptômes subjectifs très intenses et très désagréables, tels que bourdonnements, état nauséeux, etc.. Nous avons observé quelques faits de ce genre.

On aura recours d'abord à celui-ci quand la résistance dans la trompe est très considérable ; on fera disparaitre cet obstacle par l'emploi prolongé pendant quelques jours de la sonde et de la bougie ; on reviendra ensuite à la douche simple. Il faudra remplacer tout à fait cette dernière par le cathétérisme, quand, par le procédé de Politzer, l'air, au lieu de passer dans l'oreille malade, arrive en totalité ou en grande partie dans l'oreille saine et y produit chaque fois une sensation désagréable de plénitude et de gonflement. Il faudra considérer le traitement comme achevé, quand des examens répétés indiqueront qu'on ne peut pas obtenir une plus grande amélioration de l'ouïe et que l'acuité obtenue ne diminue pas après une suspension du traitement pendant quelques semaines.

Pour obtenir des résultats meilleurs et plus rapides, il est bon d'associer, dès le début, la douche à la raréfaction de l'air[1] (voir plus haut) ou mieux au massage pneumatique, ou le remplacer, de temps à autre, par la sonde à pression (voir plus haut). Le massage pneumatique est la méthode qu'on peut employer le plus longtemps sans effet nuisible ; c'est elle qui permet le mieux au malade de se soigner lui-même.

Si les procédés que nous venons de décrire n'ont pas donné le résultat attendu, on peut, suivant les cas, songer à l'application d'un tympan artificiel.

Nous donnons le nom de tympan artificiel à tout appareil qui par contact direct avec l'organe conducteur est capable d'augmenter le pouvoir auditif de l'oreille, qu'il s'agisse d'un simple tampon d'ouate, d'une plaque de caoutchouc, d'une membrane d'œuf ou d'une croûte de poudre d'acide borique (Gompérz) qui est insufflé contre la fenêtre ovale. L'action bienfaisante du tympan artificiel a été découverte empiriquement et n'est pas encore aujourd'hui parfaitement expliquée.

D'après ce que nous disons, on voit qu'il s'agit d'un corps étranger qui est mis en contact avec la muqueuse à peine guérie de la caisse ; il est évident que l'application de cet appareil peut provoquer des récidives. Il faut donc connaitre clairement les conditions préalables et les indications de son emploi.

Voici ces conditions :

1) Il faut avoir auparavant tout tenté pour amener, surtout grâce aux méthodes perfectionnées dans ces dernières années, une occlusion naturelle et cicatricielle de la perforation (Voir le

1. C'est la conduite recommandée par Politzer et Schwartze. Les résultats seraient particulièrement bons, quand la perforation tympanique est petite et les synéchies assez récentes et d'importance moyenne.

§ : *Occlusion des perforations sèches*). Cette fermeture cicatricielle est désirable, d'abord parce qu'elle assure la guérison définitive de la suppuration de l'oreille moyenne et met le malade à l'abri des récidives ; en second lieu, parce que, comme nous l'enseigne justement l'expérience faite avec les tympans artificiels, elle amène habituellement une grande amélioration de l'audition.

C'est seulement si, cette condition remplie, on a acquis la conviction qu'on ne peut pas obtenir l'oblitération cicatricielle qu'on peut recourir au moyen précité.

Cette règle souffre une exception unique, quand les tentatives ont montré que l'occlusion est suivie d'une diminution de l'ouïe.

2) La deuxième condition préalable, c'est la guérison complète de la suppuration ; il faut, si faire se peut, que la sécrétion soit tarie depuis assez longtemps [1]. La paroi interne de la caisse

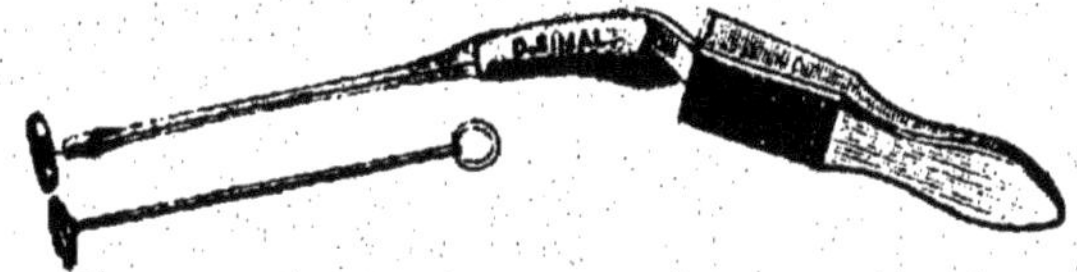

Fig. 50.
Tympan artificiel et pince pour le mettre en place.

doit dans les grandes pertes de substance être, si possible, épidermisée. S'il n'en est pas ainsi, il faut que la muqueuse visible soit exempte de phénomènes inflammatoires.

L'indication du tympan artificiel est la suivante : dureté d'oreille bilatérale, si marquée que la conversation ne puisse être entendue qu'à des distances très courtes. Si le malade a encore une oreille normale ou si la fonction de l'autre est amoindrie, mais à un faible degré, c'est-à-dire, si le malade entend encore, de sa bonne oreille, la conversation à plusieurs mètres de distance, l'emploi d'un tympan est inutile.

Parmi ceux en usage, le plus simple et le plus facile à appliquer, c'est la boulette d'ouate d'Yearsley-Erhard ; avec un peu de coton hydrophile, on fait une petite boulette bien serrée

---

1. En effet, le tympan artificiel est, comme le dit l'auteur, un corps étranger, et par conséquent apte à irriter, même parfaitement aseptique, ce qui est rare. Des otorrhées guéries peuvent reparaître à la suite de son emploi et même des végétations. D'autre part, chez certains sujets particulièrement sensibles, il survient parfois des symptômes subjectifs désagréables. Il faut donc que le tympan artificiel soit le plus simple, le plus léger, le moins volumineux possible, et qu'on puisse le changer fréquemment ; de là le succès de la méthode de Yearsley.

ou un tampon ellipsoïdal suffisamment tassé et on l'introduit dans la caisse à sec ou mieux après l'avoir plongé dans la vaseline liquide ou la glycérine diluée (1 : 4). L'introduction se fait avec la pince coudée ordinaire quand il s'agit d'un essai provisoire ; pour l'usage constant, il faut la pourvoir d'un manche, afin que le malade puisse l'introduire et l'enlever lui-même, le cas échéant. On enroulera alors l'ouate sur un fil de fer de fleuriste, auquel on donnera la forme d'un manche ayant la longueur du conduit ; ou bien, on fixe la boulette sur le petit instrument que Hassenstein a indiqué dans ce but ; c'est une pince de 2 cent. 1/2 environ de longueur qu'on peut fixer et qui reste dans le conduit avec la boule d'ouate[1].

Celle-ci a, sur les autres appareils dont nous parlerons, l'avantage d'irriter relativement peu la muqueuse ; malgré cela, il faut, pour elle, comme pour les autres appareils, observer certaines précautions, afin d'habituer peu à peu la muqueuse à la présence du corps étranger irritant.

C'est pourquoi, au début, on ne laissera l'appareil qu'une heure dans l'oreille[2] ; et on augmentera progressivement, au cours de plusieurs semaines, jusqu'au port définitif. Pendant ce temps, le malade apprend aussi à manier le tympan artificiel et habituellement il acquiert pour son introduction une telle dextérité qu'à la fin, il sait, mieux que le médecin, trouver la vraie position et la vraie pression que l'appareil doit exercer.

Les tympans artificiels ne doivent pas rester en place pendant la nuit[3].

Celui de Toynbee est formé d'un disque de caoutchouc souple, fixé sur un manche en fil métallique. Le disque, avant d'être introduit, est lubréfié avec la vaseline liquide ou l'huile d'olives. Pendant la nuit, on le laissera séj   dans l'un de ces deux liquides, stérilisé.

Celui de Lucae diffère du pré   le manche flexible qui est formé d'un petit tube de ca   ouc.

---

1. Baumgarten recommande de tremper la boulette dans une solution de cocaïne à 5 ou 10 °/₀ parce que l'amélioration auditive serait ainsi plus grande. Quand ceci se produit, ce qui n'est pas constant, cela serait dû à un resserrement des vaisseaux de la région. En ce cas, l'effet ne semble devoir être que transitoire.

2. Politzer, pendant les quatre ou cinq premiers jours, ne laisse même le tympan artificiel qu'une demi-heure en place.

3. Beaucoup d'auristes (Politzer, Schwartze, Jacobson, etc.), ne laissent que six à sept heures par jour le tympan artificiel dans l'oreille et recommandent de s'en abstenir un jour ou deux, de temps à autre, pour laisser reposer l'organe.

Gruber a indiqué un appareil pratique pour l'introduction de tympans en toile, taffetas ou caoutchouc. Les petits disques sont munis à leur centre d'un fil de soie et sont introduits avec la pince de cet auteur. Le fil de soie reste dans le conduit et permet au malade d'enlever l'appareil. Le tympan de Politzer est formé d'un fragment de drain de caoutchouc fendu muni d'un manche en fil métallique, que le malade fabrique lui-même.

Katz emploie de minces plaques de celloïdine obtenues en coulant une solution à 10 % dans une coupe de verre ou de porcelaine.

Gomperz utilise des petites membranes en argent. Le même auteur a découvert qu'en insufflant une fine couche de poudre d'acide borique dans la région de la loge de l'étrier, on obtenait souvent une remarquable amélioration de l'audition. Cette croûte reste parfois des mois entiers en place, elle n'irrite pas la muqueuse, comme les autres tympans, et on devrait toujours essayer son usage dans les cas où les autres pièces artificielles sont contre-indiquées, à cause de la persistance d'un peu de sécrétion.

Quand le médecin est obligé par le malade à appliquer un tympan artificiel, malgré la persistance de l'écoulement, il pourra employer, outre l'acide borique suivant la méthode de Gomperz, la boulette d'ouate qu'on imbibera d'une solution destinée à diminuer la sécrétion (alcool boriqué à 1 pour 50 ou vaseline iodoformée à 1 pour 5).

Si le port d'un appareil provoque une assez vive irritation de la muqueuse et une sécrétion plus ou moins abondante, il faut, évidemment, en suspendre immédiatement l'emploi et, en faisant suivre un traitement approprié, attendre que la muqueuse ne soit plus enflammée.

Le choix du modèle se guidera dans chaque cas sur l'expérience. Après avoir appliqué, pour les essayer, les divers tympans cités, on se décidera pour celui qui objectivement donne la plus grande augmentation d'audition et cause au patient le moins de douleurs.

Sous l'influence du tympan artificiel, on voit quelquefois, rarement cependant, survenir une amélioration spontanée de l'audition si marquée qu'avec le temps, le malade peut abandonner son usage[1].

b) Traitement chirurgical. — Les interventions chirurgicales pour améliorer l'audition consistent dans la section des deux

---

1. Il y a là comme une sorte de rééducation du sens de l'ouïe.

replis du tympan (voir plus haut), du tendon du muscle tenseur (voir plus haut) ou des adhérences des branches de l'étrier (voir plus haut); on trouvera les renseignements utiles aux divers paragraphes de la technique générale.

Nous pouvons citer, en outre, les opérations suivantes :

Section du tendon du muscle de l'étrier. — Elle est indiquée, quand, après la guérison, à la région de l'étrier, ce tendon est inclus dans le tissu cicatriciel et apparaît sous forme d'un petit ruban en saillie (Politzer). La section se fait sans narcose, au moyen de l'aiguille à paracentèse ou d'un petit couteau à extrémité arrondie.

Mobilisation ou décollement du manche du marteau fixé au promontoire. — Pour celle-ci on emploie le petit couteau dont nous venons de parler; elle s'exécute par plusieurs incisions faites dans des directions différentes et allant jusqu'à l'os, au ras de l'ombilic adhérant à la paroi du promontoire. Si ce sont surtout des cordons cicatriciels bien visibles, en forme de ruban, qui produisent la fixation du manche, il faut que les incisions soient faites perpendiculairement à la direction de ces fibres. Pour le décollement complet, on se sert alors d'un petit couteau, courbé en demi-cercle sur le plat et tranchant à sa partie supérieure. Nous en avons parlé à propos de l'extraction du marteau atteint de nécrose. On cherche à pénétrer avec cet instrument, en passant par-dessous, entre le manche et le promontoire, tout en faisant de petits mouvements de scie. Quand le décollement est achevé, on tire l'osselet en dehors au moyen d'un petit crochet (Grunert), pour éviter qu'il n'adhère de nouveau, ou bien on intercale une petite plaque de celluloïde entre lui et la paroi du promontoire (Gomperz).

Section de la longue branche de l'enclume (Politzer). Cette petite opération est indiquée [1] quand l'amélioration espérée ne s'est pas produite après le décollement du marteau [2], et qu'on a lieu de supposer que l'adhérence de l'appareil conducteur se

1. Il est utile que l'articulation de l'enclume avec l'étrier soit bien apparente. L'instrument de Politzer est une petite pince coupante coudée, dont les branches n'ont pas plus de quatre millimètres de long sur un demi millimètre de large. L'une fait corps avec l'instrument, l'autre est mobile. On introduit horizontalement jusqu'à l'enclume les branches fermées, puis on entr'ouvre celles-ci pour saisir la longue branche de l'enclume qu'on sectionne d'un seul coup. Pour éviter que les fragments osseux se ressoudent, quelques-uns (Laurens) recommandent de réséquer un petit morceau de ceux-ci.

2. Lorsque l'excision des brides reliant le marteau au promontoire n'a pas produit les effets espérés.

localisé à l'articulation incudo-stapédienne. Pour cela, on emploie
un petit instrument en forme de ciseaux et à manche coudé
(Politzer).

En dehors des interventions typiques que nous venons d'énumérer, on peut obtenir parfois une amélioration bonne et
durable de l'audition par la discision des adhérences [1] rubanées,
qui peuvent exister entre le tympan et la paroi du promontoire.
On établit au moyen du spéculum de Siegle leur existence et
leur siège. Quand on fait alterner la raréfaction et la compression, on voit que certaines parties du tympan sont mobiles,
tandis qu'aux endroits où il existe des synéchies, il se produit
une rétraction lors de la raréfaction. La section se pratique au
moyen de l'aiguille à paracentèse ou du petit bistouri arrondi
que nous avons déjà mentionné.

Il faut remarquer que toutes ces interventions se cicatrisent
avec le temps ; mais il ne se produit pas, le plus souvent, de
brides, aussi solides que celles qui existaient auparavant. En
outre, dès que tous les phénomènes de réaction consécutifs ont
disparu, on peut, par le massage pneumatique, obtenir une extension des synéchies récentes.

Mentionnons encore un procédé introduit par Cohen-Kysper
dans le traitement des adhérences chroniques et des reliquats
de suppurations de l'oreille moyenne.

Il consiste à faire pénétrer dans la caisse quelques gouttes
d'une solution, à la température du sang, de pepsine de chien
(au titre de 1 : 10.000) additionnée de la quantité convenable
d'acide chlorhydrique (0,15 %)[2]. Dans les cas qui nous occupent
(perte de substance du tympan), cela se fait par de simples instillations.

La solution de pepsine digérerait les cicatrices récentes, dimi-
nuerait leur résistance et augmenterait la capacité vibratoire
de l'appareil conducteur. Ce procédé donnerait des résultats
plus durables dans les reliquats des suppurations que dans les
catarrhes chroniques.

Dernièrement, Urbantschitsh, par le traitement électro-catalytique, a obtenu de remarquables améliorations de l'audition

1. Ces adhérences du tympan avec les parois de la caisse et principalement du promontoire peuvent se présenter en surface ou sous l'aspect de
cordons. Leur diagnostic est très aisé s'il y a perforation tympanique ; très
difficile dans le cas contraire (raréfaction avec le spéculum de Siegle,
comme il est indiqué). Ne pas opérer s'il y a surdité labyrinthique ou ankylose de l'étrier.

2. La pepsine, comme on le sait, n'agit que dans un milieu acide.

dans les processus chroniques d'adhérence de la caisse ainsi que dans les reliquats cicatriciels après les suppurations guéries par les méthodes conservatrice et opératoire.

Il se sert d'une batterie galvanique pourvue d'un rhéostat à action automatique (construit par Schulmeister, électricien à Vienne), et d'un galvanomètre sur l'échelle duquel on peut lire des dixièmes de milliampère. De petits réophores entourés d'ouate humide servent à appliquer le courant sur le tympan ou, dans le cas de reliquat cicatriciel, sur la muqueuse de la paroi du promontoire modifiée par la cicatrisation.

L'électrode placée dans l'oreille est la cathode [1] ; l'anode est une large plaque, qui est fixée au bras du côté opposé. L'intensité du courant ne doit pas, en règle générale, dépasser 1/10 à 2/10 de milliampère. Il faut observer strictement une augmentation et une diminution prudentes [2] (c'est pour cela qu'elles se font automatiquement) ; les rapides oscillations du courant doivent être absolument évitées. Les séances peuvent être faites tous les jours ou trois fois par semaine.

VII. — Fermeture des perforations sèches. — L'occlusion des perforations sèches est un procédé relativement récent. Il y avait eu d'anciennes tentatives [3] faites dans le même but, comme, par exemple, des incisions multiples faites sur les bords indurés et calleux de la perforation, la cautérisation de ces bords au moyen du nitrate d'argent, la greffe épidermique et la transplantation de membrane d'œuf sur le tympan perforé (Berthold). Mais ces anciennes tentatives n'avaient pas donné de résultats bien satisfaisants.

Nous possédons actuellement, dans la méthode d'Okuneff [4]

---

1. L'électrode négative agit seule comme un caustique chimique ; l'électrode positive donne une escarre sèche et peu profonde.

2. L'électrolyse mérite certes d'être employée plus souvent dans notre spécialité ; mais, pour donner de bons résultats et rester inoffensive, elle nécessite une technique parfaite qu'on n'acquiert pas du premier coup. Il faut donc s'y exercer longtemps à l'avance, et c'est ce qui restreint bien souvent son emploi.

3. Non seulement elles échouaient, mais elles ramenaient assez souvent des accidents de suppuration.

4. Il est bon aussi (Berthold) que les bords de la perforation ne soient ni atrophiques, ni incrustés de sels calcaires ; dans ces cas, la cautérisation de ceux-ci sera un peu plus énergique que d'ordinaire lorsque l'on recourra au caustique d'Okuneff. D'ailleurs, l'utilité du procédé de cet auteur est surtout, en somme, de détruire la couronne cicatricielle qui encercle la perforation et empêche par sa présence le bourgeonnement. C'est dans ces cas d'induration des bords que Miot, ainsi que le dira plus loin Hammer-

(cautérisation des bords de la perforation par l'acide trichloracétique) un procédé assez certain.

Les conditions pour la réussite de ce procédé sont les suivantes :

1° La suppuration originelle doit être complètement tarie depuis assez longtemps. Quand la muqueuse est encore hyperhémiée, l'échec serait inévitable ; car, chaque cautérisation est suivie d'une irritation qui provoquerait une récidive ;

2° La lacune ne doit pas être trop étendue. Certes, on a obtenu de bons résultats dans de vastes perforations (Gomperz); cependant, il faut qu'il reste du tympan au moins une étroite bande marginale ; les petites ouvertures offrent évidemment plus de chances de succès.

Les indications sont évidentes. L'occlusion est la plus sûre défense de la muqueuse de l'oreille moyenne contre les agents extérieurs nuisibles ; elle constitue donc le seul but réel de nos tentatives thérapeutiques; d'autre part, dans beaucoup de cas, la fermeture amène en même temps une amélioration de l'audition. Cependant cette deuxième raison souffre des exceptions; car il est des cas où, après cicatrisation, non seulement cette dernière ne survient pas, mais où il se produit un abaissement de l'ouïe ou encore des bruits subjectifs qui n'existaient pas auparavant. Ces faits exceptionnels enlèvent aussi de la valeur à la première indication elle-même. C'est pourquoi, avant d'appliquer la méthode, on devra se rendre compte, par un essai préalable, si l'occlusion n'aurait pas, pour le malade, de suites fâcheuses. Cet essai consiste dans une obturation provisoire au moyen d'une goutte de glycérine introduite sur la sonde, quand il s'agit de petites perforations, et, pour les pertes de substances plus considérables, au moyen d'un fragment de membrane d'œuf de grandeur convenable (Berthold) ou d'un morceau de papier de soie humide (Politzer, Gomperz). Par l'examen de l'audition, on peut juger de l'effet produit.

Les divers auteurs emploient la cautérisation avec quelques petites modifications.

Gomperz et Wassmund se servent de solutions concentrées, dues à la liquéfaction de l'acide trichloracétique cristallisé, Biehl emploie au contraire des solutions de 10 à 50 %. L'application se fait au moyen du porte-coton : un stylet mince, dentelé à son extrémité, est entouré de quelques filaments de

schlag, pratiquait sur ceux-ci des incisions radiées multiples pour favoriser la pénétration de l'acide trichloracétique.

cette substance. L'extrémité est plongée dans la solution et l'excès de liquide est enlevé en appuyant le stylet sur de la gaze blanche, sèche.

Avec l'extrémité ainsi préparée de l'instrument, on badigeonne tout le pourtour des bords de la perforation, d'une manière uniforme, en évitant toute pression et en veillant attentivement à ne pas toucher la muqueuse de la caisse. Au bout de quelques instants, il se forme une escarre blanche, et, au milieu de douleurs plus ou moins grandes, une hyperhémie réactionnelle. Puis, on ferme l'oreille avec de la gaze. Comme les phénomènes peuvent souvent aller jusqu'à production d'une sécrétion séro-muqueuse [1], d'abondance moyenne, il est bon de pratiquer les cautérisations par intervalles. On les reprend seulement quand toute réaction a cessé et que la muqueuse a de nouveau pâli. On ne peut pas poser pour cela des règles déterminées. Gomperz et Biehl cautérisent tous les quatre ou tous les huit jours; Wassmund, tous les cinq ou six jours; Miot, tous les huit ou quinze jours dans les cas de perforations petites ou moyennes, tous les six ou huit jours quand celle-ci est étendue. En outre, pour accélérer la guérison, Miot fait des incisions multiples de un millimètre de long et à intervalles de deux à trois millimètres dans tout le pourtour de la perforation. Beaucoup d'auteurs recommandent l'anesthésie locale à cause de la douleur provoquée par l'opération; Gomperz l'obtient en comprimant sur les bords un tampon imbibé d'une solution cocaïnée à 10 %[2].

Quelquefois, au bout de deux ou trois séances, on remarque une diminution sensible de l'orifice; dans d'autres cas, un plus grand nombre de cautérisations, jusqu'à quinze, est nécessaire. Si au bout de ce temps-là on ne constate pas de résultat, on interrompt le traitement.

Il arrive parfois qu'après avoir obtenu un rétrécissement, les autres cautérisations échouent. Cela est dû à l'apparition d'une croûte le long du bord; elle est produite par la dessiccation de l'exsudat séreux dont nous avons parlé (Alt). Il faut attendre, pendant un certain temps, la dessiccation de cet enduit et l'enlever avec un stylet pointu ou une petite pince [3].

1. On évacuera cette sérosité en tamponnant avec du coton hydrophile. Les lavages semblent en effet favoriser la suppuration (Jacobson). Quand la réaction va jusqu'à la formation du pus, Alt affirme qu'il ne faut pas s'en tourmenter; cependant cette suppuration persiste parfois assez long-temps, comme dans le cas de Biehl.

2. La cocaïnisation tend partout à être abandonnée, parce qu'elle semble favoriser l'arrivée d'accidents suppuratifs (Haug).

3. Rappelons qu'à côté de partisans déterminés, la méthode d'Okuneff a

VIII. — Conclusions — Quand une suppuration de l'oreille moyenne est guérie, le malade, si la perforation persiste, doit fermer son oreille pendant le jour au moyen d'une boulette d'ouate pour écarter les agents extérieurs nuisibles. C'est pendant la toilette et les bains surtout qu'il faut empêcher la pénétration d'eau souillée, en portant un tampon imprégné de vaseline liquide. Mieux vaut éviter les plongeons et l'usage des douches. Il peut aussi, par la trompe, survenir des récidives de la suppuration, très fréquemment après des rhinites aiguës et les catarrhes de la trompe qu'elles provoquent ; cela a lieu souvent chez les individus atteints de rhinites hypertrophiques chroniques et chez les enfants porteurs de végétations adénoïdes. Les personne qui ont une tendance à être atteintes de fréquents coryzas, devront se soumettre à un régime d'endurcissement. Les affections chroniques du naso-pharynx, surtout les hypertrophies de l'anneau lymphoïde pharyngien, demandent un traitement approprié conservateur ou chirurgical.

L'état général des malades pendant la suppuration et après la cessation réclame l'attention constante du médecin, surtout quand on a des motifs de croire que l'affection de l'oreille moyenne a son origine dans la syphilis ou la tuberculose. Dans le premier cas, on obtiendra de bons résultat d'un traitement antisyphilitique (frictions et injections mercurielles, administration interne d'iodure) ou d'un traitement thermal (Hall, Darkau). Dans la tuberculose, la cure d'air et le repos, le séjour dans des régions tempérées, privées de poussières, contribueront à relever d'une manière étonnante les forces du malade et amèneront d'excellents résultats, alors que le traitement local aurait échoué. Chez les enfants scrofuleux, on peut recommander l'emploi des bains salins [1] (Aussee en Styrie, Ischl, Bex en Suisse, Nauheim, etc.), les eaux iodurées et bromurées, chlorurées salines (Iwonicz, Lippick, Kreuznach, Hall, etc.), et les eaux sulfureuses [2] (Aix-la-Chapelle, Baden près de Vienne,

rencontré des adversaires (Krepuska, Stenger, Passow, Berthold) qui contestent la fréquence des succès obtenus. D'autre part, Grosskopf a objecté qu'on favoriserait, par la fermeture du tympan, des suppurations lentes donnant faussement par leurs rémissions l'espoir d'une guérison. Mais cet argument ne semble pas justifié, dans la majorité des cas du moins, quand on a procédé à un examen très attentif de l'état de la muqueuse avant l'intervention.

1. En France, Salins, Salies de Béarn, Bourbonnes, Bourbon-Lancy, La Mouillère.

2. Barèges, Eaux-Bonnes, Luchon, Cauterets, Challes, Allevard, Saint-Honoré.

Méhadia, Pystian, etc.) ; à l'intérieur on administrera des préparations d'iodure de fer et de l'huile de foie de morue. Chez les anémiques, on emploiera celles de fer ou l'arsenic combiné au fer.

Remarquons qu'en général, les bains de mer rendent parfois de grands services, mais qu'il faut, par contre, éviter les douches froides et les bains froids qui augmentent souvent les troubles subjectifs. L'alcool sera formellement interdit et l'usage du tabac restreint autant que possible.

Les otalgies.

La douleur d'oreille peut être une affection purement locale [1] ou la manifestation partielle d'une névralgie cervico-occipitale ou du trijumeau [2]. L'anémie, la syphilis, le rhumatisme chronique, diverses maladies infectieuses telles que la malaria, la rougeole et l'influenza (Kaufmann) jouent un rôle dans l'étiologie. Dans d'autres cas, il s'agit de douleurs par irradiation (carie dentaire, suppurations des cavités accessoires du nez, carcinome de la base de la langue et du pharynx, ulcérations du larynx [3]). Enfin parmi les causes mentionnées, citons les affections du ganglion

1. Ces otalgies exactement cantonnées sont assez rares ; très souvent, en y regardant de près, on constate d'autres foyers douloureux dans le voisinage, assez faciles à découvrir s'ils siègent sur la peau, plus malaisés à constater s'ils se trouvent dans le nez (cloison, cornet) ou le pharynx. Ces points extra-auriculaires sont moins douloureux que le point otique, et c'est pourquoi ils échappent si souvent. Faisons remarquer que l'otalgie purement nerveuse est beaucoup moins fréquente que celle qui se lie à des lésions matérielles appréciables de l'oreille ; cependant elle n'est pas exceptionnelle.

2. Les auteurs distinguent une névralgie de la conque et une névralgie tympanique. La première, quand elle siège en avant, est due au nerf auriculo-temporal (trijumeau) ; quand elle se cantonne en arrière, au nerf grand auriculaire ou au nerf petit occipital (plexus cervical), comme nous l'avons dit à propos de l'herpès de cette région qui complique souvent ces névralgies. Pendant les accès douloureux, il y a rougeur fréquente du pavillon (Politzer) par vaso-dilatation. La névralgie tympanique, cantonnée à la caisse ou ne constituant qu'une des localisations de troubles douloureux plus étendus, est toujours due au trijumeau. Pendant les accès, il y a d'habitude des douleurs térébrantes caractéristiques (Schwartze). A cela se joignent souvent de la surdité partielle et des troubles oculaires divers (rougeurs, larmoiement).

3. Les lésions pharyngées très diverses telles qu'amygdalites aiguës, calculs de l'amygdale, polypes tonsillaires, surtout abcès amygdaliens, etc., peuvent encore donner naissance à des douleurs réflexes du côté de l'oreille, que les circonstances font prendre pour de l'otite si on ne procède pas à un examen physique rigoureux.

de Gasser, les tumeurs cérébrales, la carie des os du crâne et des vertèbres cervicales[1]. S'il n'y a pas de facteurs palpables, on doit penser à l'hystérie ou à la neurasthénie (Gradenigo).

De tout cela, il résulte que le traitement devra viser les causes et les symptômes. Dans les névralgies du trijumeau ou de la région cervico-occipitale, on donnera du sulfate de quinine (0,20 à 0,50, trois fois par jour) ; il en sera de même pour l'otalgie intermittente consécutive à la malaria ; on administrera, dans ce cas, du sulfate de quinine (0,30 à 0,50 chaque fois, deux à trois fois en deux ou trois heures) avant l'accès habituel. Si l'on soupçonne la syphilis, donner l'iodure[2] de sodium (1 à 2 gr. par jour).

Parmi les autres médicaments, mentionnons : les préparations arsenicales (liqueur de Fowler, eaux de Levico et de Roncegno), le bromure de sodium, le salicylate de soude, le sulfate d'atropine (0,0002 à 0,001 par dose une à deux fois par jour, 0,001 par dose, 0,003 (!) par jour (Pharmacopées autrichienne et allemande ; débuter par les doses les plus faibles et augmenter très progressivement), l'essence de térébenthine rectifiée (en capsules de gélatine dont chacune contient 15 à 20 gouttes ; 5 capsules par jour), le citrophène, l'antipyrine, le pyramidon, l'exalgine, la phénacétine.

Urbantschitsch recommande les inhalations de nitrite d'amyle (inhaler une goutte versée sur un mouchoir) ; ce traitement exige beaucoup de prudence ; on ne laissera pas le remède entre les mains du malade[3].

Parmi les moyens thérapeutiques locaux citons ; les vésicatoires sur l'apophyse mastoïde, les frictions avec les pommades de morphine ou de vératrine (0,10 à 0,50 pour 10 grammes d'excipient), le courant galvanique (l'anode sur le tragus ou la mastoïde, la cathode sur la nuque), le traitement à la sonde de Lucae (Max Eitelberg), le massage par frôlement entre le maxillaire inférieur et la mastoïde (Politzer), le massage de la mastoïde et de la région cervicale latérale (Urbantschitsch), la douche en jet chaude sur la mastoïde (Dzondi), l'introduction par cataphorèse de cocaïne en solutions de 5 à 10 % dans la peau de la région de l'oreille.

---

1. Gerhardt a incriminé des érosions et des ulcères de l'épiglotte, ainsi que Waxenhaüser.

2. En France, on prescrit l'iodure de potassium, à la dose de 3 et 4 gr. par jour.

3. Les nitrites sont des dépresseurs dangereux de la circulation ; ils amènent facilement une syncope parfois mortelle.

Si la douleur d'oreille fait partie de l'ensemble des symptômes d'une migraine angio-paralytique avec hyperhémie fluxionnaire concomitante du pavillon de l'oreille, on pourrait tenter la galvanisation du sympathique cervical. Les otalgies accompagnant les symptômes de la névralgie cervico-occipitale pourraient être traitées à l'air chaud [1]. Dans la douleur opiniâtre de la mastoïde par suite de l'éburnation de l'apophyse, après guérison de l'inflammation des cellules, Politzer a vu la guérison survenir par la trépanation de la région osseuse éburnée [2].

Spasmes de la musculature interne de l'oreille.

Les spasmes des muscles de la caisse existent seuls ou accompagnent les contractures cloniques de la musculature des trompes ; ils se rencontrent le plus souvent chez des individus dont le système nerveux est malade. Les contractures du muscle de l'étrier, en particulier, accompagnent souvent le tic convulsif de la face [3] ou le blépharospasme (Gottstein). On les voit aussi dans la paralysie faciale, lorsqu'à la suite de tentatives vaines d'innervation des muscles qui servent à la mimique, l'influx nerveux s'écoule tout entier vers le nerf de l'étrier qui n'est pas encore paralysé. Le vertige peut s'ajouter à l'accès convulsif. Dans les spasmes isolés du muscle tenseur du tympan, le malade entend le plus souvent un bruit élevé métallique [1], dans ceux du muscle de l'étrier un bruit de flottement ou de sifflement.

Le traitement consistera dans la section du tendon du muscle tenseur du tympan ou du muscle de l'étrier. Si le malade ne se décide pas à l'opération qu'on lui propose, on pourrait essayer

1. L'exploration des régions voisines (nez, pharynx) devra être faite avec le plus grand soin ; car la disparition de certaines lésions de ces cavités suffit à guérir beaucoup d'otalgies liées, ainsi que nous l'avons dit plus haut, à l'existence des foyers morbides précités. D'autre part, la destruction de petits névromes cutanés situés dans le voisinage de l'oreille a été suivie de la disparition rapide des douleurs auriculaires (Jacobson).

2. Il ne faut pas oublier que de petits foyers de suppuration ou même de granulations peuvent amener des douleurs d'oreilles en imposant pour de l'otalgie. Cependant la mastoïde peut être absolument saine. Brieger a vu plusieurs fois le fait se produire chez des diabétiques.

3. On peut dire même que, dans la grande majorité des cas, les convulsions de la musculature de la caisse et le tic convulsif de la face ne font qu'un. Les troubles localisés aux muscles tympaniques existent, il est vrai, mais sont exceptionnels, d'après Romberg, Schwartze et Blau.

1. Parfois le bruit de claquement s'entend à distance, même à un certain éloignement (dix mètres), d'après Politzer.

le courant[1] continu. Chez les individus à tare névropathique, il faut donner le bromure de sodium à haute dose.

Spasmes de la musculature de la trompe.

La musculature de la trompe est atteinte parfois de spasmes cloniques, rarement toniques. On les observe le plus souvent chez des neurasthéniques et ils sont fréquemment accompagnés de contractures des muscles du palais et du pharynx et quelquefois de ceux qui servent à la mimique faciale. Le spasme clonique produit un bruit de craquement qu'on peut percevoir objectivement et qui est dû à la séparation des parois membrano-cartilagineuses, accolées, de la trompe.

Quelquefois l'affection disparaît spontanément ; mais, souvent elle dure plusieurs années et résiste à tous les traitements. Le cathétérisme et le bougirage de la trompe peuvent, dans certains cas, donner des résultats. Chez les individus neurasthéniques et anémiques, on administrera de l'arsenic et du fer, ainsi que du bromure de sodium, tout en faisant suivre un traitement hydrothérapique pour guérir l'affection nerveuse générale[2].

Hyperémie du labyrinthe.

Nous disons qu'il y a hyperémie du labyrinthe, quand il existe des bruits subjectifs très forts, du vertige, des troubles de la marche, des nausées et des vomissements, tandis que l'ouïe est peu ou point diminuée et que l'examen de l'oreille indique en même temps une hyperémie des vaisseaux du marteau.

Le diagnostic est encore aidé par la stase du pavillon ou de toute la face et par l'apparition de mouches volantes ; dans ce

1. Chez la malade de Gottstein, où il existait une contracture intermittente du muscle de l'étrier avec blépharospasme, les phénomènes morbides s'arrêtaient quand on comprimait la pointe de la mastoïde dans la partie antérieure de celle-ci. L'effet du courant induit à ce niveau agissait encore plus favorablement. Douze séances suffirent pour guérir la malade.

2. Bien qu'encore très rares, les contractures intermittentes de la musculature de la trompe sont un peu plus fréquentes que celles de la musculature de la caisse. Elles peuvent être bilatérales ou n'exister que d'un côté. Comme précédemment, elles compliquent d'habitude le tic convulsif et reconnaissent les mêmes causes. La rhinoscopie postérieure, en même temps que des convulsions synchrones du voile, permet de reconnaître que l'orifice tubaire est plus petit qu'à l'état normal. Ici encore la compression de certains points (mastoïde ou voile) peut arrêter les accès (Kayser) ; quand il en est ainsi, le courant électrique passant par ces points est en général efficace.

dernier cas, nous devons croire qu'il existe aussi de l'hyperémie cérébrale. La congestion labyrinthique se distingue des maladies inflammatoires ou exsudatives, par l'absence complète de symptômes vestibulaires dans les intervalles des accès. Elle se différencie de la vraie maladie de Ménière par le fait que, malgré de nombreux accès, l'ouïe reste longtemps normale. Enfin, le diagnostic est confirmé par la détermination de tous les facteurs étiologiques qui amènent généralement une réplétion sanguine des vaisseaux de la tête ou de ceux de l'oreille interne. Nommons entre autres :

1° Les otites moyennes aiguës et les suppurations de la caisse consécutives aux maladies infectieuses aiguës ;

2° Les infections généralisées : fièvre typhoïde, pneumonie, influenza ;

3° Les affections inflammatoires endocraniennes : méningite, encéphalite ;

4° Les tumeurs de la base du crâne ;

5° Les tumeurs du cou, ou goitres, qui, comprimant les vaisseaux cervicaux, gênent le retour du sang du labyrinthe ;

6° Les thromboses des divers sinus dure-mériens et de la veine jugulaire interne. Citons encore : les intoxications par l'oxyde de carbone, le nitrite d'amyle, l'acide salicylique, la quinine, l'abus de l'alcool et du tabac [1], la constipation habituelle, les stases veineuses artificielles qui existent chez les souffleurs de verre, les musiciens jouant d'un instrument à vent, les ouvriers des cloches à plongeur [2].

Le traitement a pour but : 1° de supprimer les causes nocives ; 2° d'amener la disparition de l'hyperémie elle-même. Les malades qui sont prédisposés aux congestions de la tête suivront un régime bien réglé, non excitant ; ils feront beaucoup d'exercice. On leur interdira l'alcool d'une manière absolue ; l'usage des eaux minérales gazeuses et du tabac sera limité au minimum. La constipation chronique sera combattue par un traitement minéral [3] approprié (Marienbad, Carlsbad) et par le massage de l'abdomen ; les eaux de Marienbad sont indiquées surtout chez

---

1. D'autres substances encore ont été incriminées, notamment l'arsenic, quand on prolonge trop longtemps son administration médicale. Les phénomènes rattachés plus ou moins justement à la congestion ou à l'anémie de l'oreille interne ont été englobés en France sous le nom de labyrinthisme.

2. Si l'ouvrier n'arrive à l'air libre qu'après avoir subi une série de détentes de la compression atmosphérique subie pendant le travail, les accidents auriculaires et autres sont beaucoup moins fréquents.

3. Châtel-Guyon, Montmirail, en France.

les obèses atteints d'hémorroïdes, qui, lors de la suppression des hémorragies hémorroïdales, ont une tendance à avoir des congestions cérébrales. La constipation passagère sera traitée par des lavements ou par une médication interne.

L'exercice des professions sus-mentionnées qui produit une hyperémie congestive sera temporairement interrompu, s'il y a lieu.

Pour combattre l'accès lui-même, on prescrira, en première ligne, le repos au lit avec la tête élevée. Les compresses froides sur la tête et la nuque, ou mieux la calotte réfrigérante de Leitner pourraient être employées, mais elles sont quelquefois mal supportées. On aura recours comme dérivatifs aux évacuations alvines abondantes, aux pédiluves et aux manuluves chauds ou aux bains de pieds additionnés de farine de moutarde (on délaie 50 à 100 gr. de farine de moutarde dans l'eau froide, à consistance de pâte et on les ajoute au pédiluve).

Localement, on fera des excitations cutanées autour de l'oreille[1], des frictions avec :

R' Esprit de fourmis.........
    Alcoolat aromatique....... } aa 20 gr.
    Alcoolat de moutarde......

Toutes les deux heures, 15 ou 20 gouttes en frictions au moyen d'un morceau de flanelle dans la région de la mastoïde.

On peut encore employer la pommade au tartre stibié (pommade d'Autenrieth, gros comme un pois en frictions deux fois par jour). Les émissions sanguines locales à l'apophyse ou à la nuque, avec les sangsues (3 à 6), la sangsue artificielle, ou les ventouses ont une action plus rapide[2]. En cas de nécessité, ces saignées pourront être répétées à intervalles de deux ou trois jours. Si les hémorragies hémorroïdales sont arrêtées, on appliquera les sangsues à la région anale.

Après la disparition des manifestations les plus vives, on pourra essayer le traitement à la pilocarpine (Schwartze). Dans le cas de bourdonnements pénibles administrer à l'intérieur le bromure de sodium[3].

Considérant que les bourdonnements, les troubles auditifs,

1. C'est le précepte de Politzer dont Hammerschlag rappelle la façon de faire.

2. Schwartze a obtenu de bons effets de cette déplétion locale, même chez des malades qui ne paraissaient nullement congestionnés (Réflexes?

3. Les diurétiques salins ont réussi dans quelques cas opiniâtres (Jacobson). Rappelons à ce sujet que le mal de Bright, même latent, peut souvent être incriminé dans le labyrinthisme; d'où l'utilité de l'examen des urines chez les malades atteints des symptômes qui lui sont propres.

les vertiges sont dus parfois à une augmentation de pression intralabyrinthique, Cozzolino et Botey ont recommandé un procédé thérapeutique pour amener la diminution de la périlymphe : après avoir découvert la fenêtre ronde, par une incision circulaire du tympan, on ponctionne la membrane de cette fenêtre avec un trocart courbe de 1/3 à 1/2 millimètre de diamètre et on aspire la périlymphe. Cette méthode n'est pas à l'abri de reproches et probablement n'acquerra pas droit de cité.

Anémie du labyrinthe.

L'ensemble des symptômes suivants : trouble passager de l'audition, bourdonnements, nausées, envie de vomir, vertiges et troubles de la marche est, en l'absence de modifications palpables, interprété comme étant de l'anémie labyrinthique, quand le malade en cause est atteint d'anémie générale à la suite de la chlorose, d'anémie pernicieuse ou d'anémie grave aiguë consécutive à des hémorragies[1] profuses et quand l'accès s'améliore par la position horizontale[2]. Théoriquement, ce symptôme pourrait être aussi produit localement par l'embolie et l'endartérite de l'artère auriculaire interne, ainsi que par la compression exercée par les tumeurs du cerveau qui sont voisines. D'après Politzer, cet état morbide peut être aussi la manifestation locale d'un spasme vasculaire provenant du sympathique.

Le traitement consiste à combattre les anémies diverses qui, dans tous les cas, sont à l'origine du mal. Dans la chlorose surtout, les préparations de fer, un régime bien réglé ou une cure de suralimentation seraient indiqués. En cas d'anémie cérébrale chronique, on pourrait avoir recours au courant galvanique qu'on fait passer à travers le crâne (l'anode appliquée sur la nuque) ou à la galvanisation du sympathique au cou.

Cette dernière méthode doit être employée dans la forme angiospasmodique ; il en est de même de la quinine et du nitrite

1. Il est difficile ici de faire la part de ce qui revient au cerveau et de ce qui est dû à l'anémie labyrinthique.

2. Hémorragies puerpérales, épistaxis abondantes et répétées, métrorragies profuses tenant par exemple aux fibromes, etc. La répétition de la perte de sang est un élément encore plus important que l'abondance de celle-ci ; car elle aboutit à une dyscrasie plus durable. Les tintements d'oreille et les vertiges d'une hémorragie traumatique profuse ne tardent pas au contraire à disparaître. L'anémie pernicieuse des mineurs, due à l'ankylostome duodénal, est une cause souvent mentionnée de perturbations labyrinthiques pour la même cause que précédemment.

d'amyle (une goutte sur un mouchoir; inhaler avec précaution pendant quelques instants).

Dans la variété angiospastique, l'inhalation de nitrite d'amyle peut faire disparaître momentanément les symptômes; on pourrait y avoir recours pour le diagnostic différentiel (Lermoyez). Comme, surtout chez les anémiques, une seule goutte peut provoquer la syncope et le collapsus, l'inhalation doit toujours se faire sous le contrôle du médecin. Cette substance ne peut être employée d'une manière prolongée; il est préférable d'administrer la nitroglycérine à l'intérieur (Lermoyez) :

℞. Nitroglycérine 0, 01 centigr.

Poudre et extrait de réglisse q. s. pour 20 pilules.

La première semaine, on prendra une pilule par jour; la deuxième semaine, deux par jour; augmenter ainsi jusqu'à 3 et 5 pilules par jour. Redescendre de la même façon.

Au lieu des pilules, on peut prescrire des tablettes de nitroglycérine à 0, 0005 à prendre de la même manière.

Commotion du labyrinthe.

La commotion du labyrinthe se produit, soit par un violent ébranlement de tout le crâne, soit par la compression subite de l'air du conduit auditif externe (coup sur l'oreille), soit par des bruits très forts et inattendus [1]. L'ensemble des symptômes se compose de phénomènes d'irritation et de paralysie : vertiges et troubles de la marche à des degrés divers, bruits subjectifs et diminution de l'ouïe. On ignore le substratum anatomique de ce syndrome, dont l'intensité et la durée sont très variables. Lorsque les troubles auditifs et les bourdonnements disparaissent en quelques jours, nous supposerons qu'il y a eu des altérations moléculaires très légères de l'épanouissement terminal du nerf de la huitième paire; si la perturbation auditive persiste et si les symptômes d'irritation [2] du rameau vestibulaire durent assez long-

1. Le traumatisme peut, chez certains sujets notablement prédisposés, produire les symptômes labyrinthiques, tout en étant très faible et résultant d'un léger coup sur la tête (Urbantschitsch), tel qu'un petit choc sur le frontal avec une cuiller. Le même auteur a observé une surdité persistante qui était survenue à la suite d'un accès d'éternuement.

2. Lorsque, dans ces cas, une oreille devient définitivement sourde, l'autre peut se prendre à son tour au bout de quelques années. On a comparé ce phénomène à celui qui détermine l'ophtalmie sympathique. Suivant R. Muller, il s'agirait simplement d'une aggravation des lésions concomitantes, mais d'aspect plus latent, subies par l'oreille en apparence saine,

temps, on admet qu'il y a eu de nombreuses petites hémorragies.

Le traitement est d'abord expectatif ; on fera coucher le
malade ; on lui prescrira un régime léger non irritant ; on
veillera à la régularité des selles. Si les phénomènes ne disparaissent pas rapidement, on pourra appliquer des sangsues à la
mastoïde.

En cas de besoin, on pourra, au bout d'une semaine, commencer à pratiquer des injections sous-cutanées quotidiennes
de strychnine [1] dans la région mastoïdienne ou à la nuque
(0,001 chaque fois ; augmenter avec précaution, à cause de
l'accumulation, jusqu'à 0,005 et 0,007 (!) par dose, et même
0,02 (!!!) par jour — pharmacopée autrichienne). Suivant Politzer,
des vésicatoires sur l'apophyse [2] et des injections sous-cutanées
quotidiennes de pilocarpine rendraient de grands services [3]. On
prescrira le chlorhydrate de pilocarpine en solution aqueuse à
1 °/₀ ; on commencera à injecter une division de la seringue
(soit 0,001) ; on augmentera jusqu'à une demi-seringue (soit
0,005) ou une seringue entière (soit 0,01) et au bout d'une
à deux semaines, on diminuera de la même manière. A l'intérieur, on donnera de l'iodure de potassium et, s'il existe des
bruits subjectifs pénibles, du bromure de sodium, ou encore
l'on prescrira le bromure de potassium et l'iodure de potassium,
à parties égales, en solution aqueuse (Bürckner).

La sensation de surdité, d'étourdissement, consécutive aux
bruits violents et aux coups sur l'oreille, pourra quelquefois
disparaître par des raréfactions méthodiques et quotidiennes de
l'air du conduit externe au moyen du spéculum de Siegle.

Comme les bruits continus et violents (coups de marteau
dans les ateliers de serrurerie et les forges, sifflements de loco-
motives, coups de feu, surtout dans les stands couverts) amènent
des troubles auditifs progressifs, comme conséquence d'affections de l'appareil nerveux terminal, il est bon, par mesure
prophylactique, de soustraire le patient à sa profession nuisible
ou de lui prescrire, s'il ne peut quitter son métier, le port d'un
antiphone (Voir le § : Hyperacousie).

aggravation qui s'expliquerait par le surmenage de cette oreille restée
seule à fonctionner.

1. Suivant Schwartze, la guérison s'obtiendrait d'habitude de la cin-
quième à la huitième injection sous-cutanée.

2. Le même auteur dit s'être bien trouvé également des pédiluves.

3. Il a eu recours aussi aux vapeurs d'éther sulfurique qu'il a injecté
dans la caisse avec quelques bons effets.

Hémorragies du labyrinthe.

Nous avons expliqué, dans le chapitre précédent, comment la commotion de l'oreille interne peut provoquer des hémorragies. Au chapitre présent, nous parlerons de celles dues aux blessures directes. Outre ces deux causes, il en est d'autres qui peuvent amener des épanchements sanguins plus ou moins étendus : leucémie, anémie pernicieuse, diabète, affections hépatiques et cardiaques, inflammations graves de l'oreille moyenne au cours des maladies infectieuses aiguës[1]. Ces épanchements surviennent aussi quand on passe trop rapidement de l'air comprimé à l'air ordinaire (Alt), lors de la cessation des règles (Jacobson), après l'administration de préparations quiniques et salicylées.

Le tableau symptomatique ressemble à celui de la commotion labyrinthique ; les phénomènes d'irritation sont seulement plus marqués, les troubles de l'audition plus accentués, et le pronostic, en général, plus mauvais.

Toutes les mesures thérapeutiques mentionnées au chapitre précédent peuvent être tentées ici, bien que les chances de succès soient faibles. Le repos au lit et des émissions sanguines locales constitueront le principal traitement. Quand les phénomènes d'irritation se seront atténués, on pourra essayer une cure de sudation au moyen de la pilocarpine (voir le chap. : Syndrome de Ménière).

Blessures du labyrinthe.

Dans les deux chapitres qui précèdent, nous nous sommes occupé des traumatismes du labyrinthe, dûs à des variations brusques de pression dans le conduit ou à des bruits violents et inattendus ; nous ne parlerons ici que des blessures provoquées par une violence directe ou indirectement par fracture du crâne.

---

1. Parmi ces causes, les unes altèrent le sang (leucémie, maladies du foie, des reins, des capsules surrénales, maladies infectieuses amenant l'état dissous du sang, le scorbut, l'intoxication phosphorée, etc.); les autres, en amenant une hypertension artérielle, soit totale (maladies de cœur, maladies pulmonaires gênant la petite circulation), ou locale (lésions auriculaires); mais les inflammations otiques des maladies générales, par exemple, agissent non seulement en congestionnant, mais en altérant les parois des vaisseaux. Il est probable du reste, même pour la première catégorie des hémorragies, que le processus causal est loin d'être simple et qu'il s'y mêle plusieurs facteurs étiologiques, parmi lesquels les altérations des parois vasculaires tiennent une grande place.

Les traumatismes *directs*[1] sont parfois causés par les tentatives brutales d'extraction des corps étrangers (surtout par luxation de l'étrier), par l'ouverture de l'oreille moyenne (également par luxation de l'étrier ou effraction involontaire du canal semi-circulaire horizontal), par les instruments piquants et les coups de feu et enfin, d'une manière relativement fréquente, et toujours dans ces cas avec déchirure du tympan, par la pénétration de corps étrangers pointus (allumettes, aiguilles à tricoter) qu'on enfonce sans précaution dans le conduit pour le nettoyer. Des lésions étendues peuvent être produites d'une façon *indirecte*, ainsi que la section complète du nerf acoustique (accompagnée parfois de la rupture du facial), par les fractures de la base du crâne irradiées au rocher[2].

L'ensemble des symptômes qui apparaissent au moment de la blessure est, mais d'une manière très amplifiée, le même que celui décrit dans les chapitres précédents. Quand il y a aussi une fracture du crâne, on observe fréquemment un écoulement de sang et de liquide céphalo-rachidien par l'oreille, le nez et la bouche. Dans les fractures de la base, les symptômes labyrinthiques sont souvent masqués par les signes de la commotion cérébrale ou ceux d'une compression progressive du cerveau.

Le traitement consistera en repos absolu au lit, évacuations alvines, tout en évitant les influences nuisibles qui provoqueraient un afflux de sang vers les parties lésées ou amèneraient leur infection; on appliquera sur la région de l'oreille une vessie de glace ou, sur la tête, une calotte à réfrigération et, pour le moment, on s'abstiendra de toute intervention, quelle qu'elle soit; les caillots de sang qui sont dans le conduit ne seront enlevés ni par lavage, ni par les instruments; mais on introduira une mèche de gaze stérilisée et on couvrira le tout d'un pansement occlusif. Celui-ci ne sera changé que transpercé par la sécrétion. On interdira au malade de râcler et de se moucher. Si, malgré ces mesures, il survient une inflammation du labyrinthe, ce qui est souvent inévitable après les blessures directes

---

1. Les traumatismes directs du labyrinthe sont extrêmement rares. En outre des tentatives d'extraction maladroites, qui paraissent leur origine la plus ordinaire (Blau), ou du nettoyage brutal, on possède quelques cas de blessures par armes à feu (Trautmann, Körner, Passow).

2. Les troubles auditifs peuvent être dûs à une commotion crânienne ayant déterminé un fort ébranlement labyrinthique et non une fêlure du rocher; il ne faudra conclure à cette dernière que s'il y a d'autres symptômes tels qu'hémorragie faible mais persistante, écoulement de liquide céphalo-rachidien par le conduit, paralysie d'autres nerfs que l'auditif, tels que le facial.

par corps étrangers, on se trouve en face du danger de la propagation de l'inflammation aux méninges. Si les symptômes de
celle-ci apparaissent peu à peu, il est absolument indiqué d'ouvrir l'oreille moyenne et de trépaner le labyrinthe infecté par
le pus.

Les troubles auditifs très marqués qui persistent après une
lésion de l'oreille interne sont à peine influencés par le traitement. On peut cependant essayer les injections de pilocarpine,
l'emploi de la strychnine en injections ou à l'intérieur et l'iodure
de potassium.

Inflammation du labyrinthe (otite interne) et panotite (POLITZER).

Bien des auteurs mettent encore en doute l'existence de l'inflammation idiopathique du labyrinthe décrite par Voltolini[1].
L'affection[2] apparaît brusquement, avec fièvre et vomissements,
alors que le sujet est en pleine santé ; puis surviennent des
convulsions généralisées et des troubles de la conscience et, dans
tous les cas, des mouvements de roulement[3] très marqués,
indiquant que le labyrinthe est en cause. Au bout de quatre ou
cinq jours, le malade entre en convalescence ; à ce moment, une
surdité complète bilatérale fait son apparition et, quand le patient
quitte le lit, des troubles évidents de la marche se manifestent[4].

Ce tableau esquissé par Voltolini est considéré par de nombreux auteurs comme une forme abortive de la méningite
cérébro-spinale épidémique avec inflammation secondaire du
labyrinthe[5].

Un second groupe, mieux connu, d'otite interne primitive se présente comme localisation secondaire d'une infection aiguë généralisée : scarlatine, rougeole, diphtérie, dont les agents infectieux
ont pénétré dans le torrent circulatoire. On peut ranger dans ce

1. On voit parfois, à la suite d'un refroidissement, des troubles de l'audition et de l'équilibre d'allure labyrinthique survenir brusquement, puis
disparaître au bout de quelques jours sans laisser de trace. La caisse et le
conduit restent sains. S'agit-il d'une congestion ou d'une phlegmasie légère
de l'oreille interne. Il est impossible de le décider en l'absence d'autopsies.

2. C'est chez l'enfant, dont l'oreille est si vulnérable, que Voltolini a
observé l'affection qui porte son nom.

3. Ce sont les mouvements de manège des physiologistes.

4. Démarche du canard (Voltolini).

5. C'était l'opinion de Gottstein, de Troeltsch, de Moos, qui se fondent
non seulement sur certaines formes légères de la méningite cérébro-spinale, mais sur l'allure épidémique que revêt parfois la maladie de Voltolini. Remarquons que, ce dernier n'ayant pu appuyer son hypothèse par
des preuves d'ordre anatomo-pathologique, le doute reste permis.

groupe les lésions syphilitique et tuberculouse du labyrinthe ; elles feront l'objet d'un chapitre à part. Mais, bien plus fréquentes que les localisations primitives, sont les phlegmasies secondaires dues au transport des germes infectieux venus du voisinage. Elles viennent compliquer, soit une suppuration aiguë de l'oreille moyenne, surtout dans le cours des maladies exanthématiques de l'enfance, soit une suppuration chronique accompagnée de nécrose et de carie. Enfin, les labyrinthites sont, d'une façon relativement fréquente, dues à l'irruption du pus à la suite de la méningite cérébro-spinale épidémique[1].

Au début, les manifestations d'irritation du côté de l'appareil vestibulaire tiennent une assez grande place ; elles sont plus remarquables que le trouble de la fonction auditive ; ce dernier, ne peut être constaté immédiatement chez les enfants, dont parfois le sensorium est un peu obnubilé. Après la guérison, l'ouïe est atteinte à des degrés divers ; le plus souvent la surdité est complète.

Au commencement, que l'affection soit primitive ou secondaire, le repos au lit, les évacuations alvines abondantes, le régime des fébricitants, sont indispensables. On aura recours aussi au traitement local antiphlogistique : vessie de glace ou appareil de réfrigération sur l'oreille et sur la tête, et aux émissions sanguines locales.

Les inflammations primitives de l'oreille interne ont un pronostic favorable *quoad vitam* ; par contre, dans les suppurations labyrinthiques causées par lésions de la caisse, il y a danger de propagation aux méninges ; si, au cours d'une otorrhée, on peut démontrer avec certitude que le pus a envahi le labyrinthe, la trépanation de l'oreille moyenne et celle du labyrinthe sont indiquées (Jansen).

Quand les phénomènes inflammatoires ont disparu, on peut essayer d'amener une résorption plus rapide de l'exsudat, soit par un traitement à la pilocarpine, soit en administrant à l'intérieur de l'iodure de potassium à la dose de 0, 50 à 2 gr. par jour. Les cures d'eaux thermales iodurées ont été recommandées, mais sans beaucoup de succès comme, du reste, la strychnine à l'intérieur et le courant galvanique.

La panotite (Politzer), est, comme l'indique son nom, une inflammation frappant à la fois l'oreille moyenne et l'oreille

---

1. D'autres lésions des enveloppes de l'encéphale, telles que la pachyméningite hémorragique, doivent aussi être incriminées. Rappelons que dans ces derniers temps, on a fait de divers côtés des recherches intéressantes sur les altérations labyrinthiques de la leucémie.

interne. Elle atteint le plus souvent les enfants [1] ; les symptômes sont les mêmes que ceux de la vraie otite interne de Voltolini, avec cette différence, que, la plupart du temps, après l'atténuation des premiers phénomènes les plus aigus, une otorrhée, indice de l'affection concomitante de la caisse, vient compliquer le tableau. Le traitement du labyrinthe a été déjà décrit ; l'état de la cavité tympanique exige des soins énumérés dans les chapitres particuliers.

Carie et nécrose du labyrinthe.

La carie du labyrinthe est la conséquence des suppurations chroniques de l'oreille moyenne [2] ; elle a le plus souvent une prédilection pour certaines régions, par exemple le canal semi-circulaire horizontal et la paroi du promontoire. Comme autre conséquence, il peut survenir une fonte purulente complète de l'appareil acoustique terminal. La nécrose peut être secondaire, consécutive, elle aussi, aux otorrhées. Quelquefois, mais rarement, au cours d'une suppuration le plus souvent scarlatineuse ou diphtérique, elle peut faire son apparition. Il est très douteux qu'il existe une nécrose primitive suivie secondairement de la suppuration de l'oreille moyenne.

Tant que le séquestre reste en place, il manifeste son existence par des douleurs de tête et d'oreille très pénibles, par une sécrétion abondante et fétide, par la production d'une grande quantité de granulations qui repoussent rapidement après leur ablation. La nécrose [3] comme la carie présente les symptômes labyrinthiques ordinaires : perturbation considérable de l'audition, vertiges, troubles de la marche, bruits subjectifs intenses et prolongés, vomissements.

S'il y a invasion du labyrinthe, la trépanation de l'oreille moyenne et l'ouverture de l'oreille interne sont indiquées, à l'exception cependant des cas dans lesquels la tuberculose est

1. D'après Politzer, le mal pourrait être primitif ou secondaire surtout à une diphtérie scarlatineuse, dont on connaît les effets néfastes sur l'oreille toute entière.

2. Comme le fait remarquer Steinbrügge, la structure compacte et, en quelque sorte, massive de la capsule labyrinthique lui permet de résister le plus souvent avec succès. Elle ne succombe que si l'état général est franchement mauvais, ou les lésions morbides très étendues, quand celles-ci, par exemple, ont envahi la fenêtre ronde.

3. La nécrose est plus rare au labyrinthe, comme dans les autres parties de l'appareil auditif, que la carie, qu'elle complique du reste dans un certain nombre de cas.

la cause de la carie et où un état dyscrasique très marqué du sujet interdit toute intervention. Dans la nécrose, on attendra que le séquestre soit complètement détaché ; on enlèvera avec précaution et en plusieurs fois, s'il le faut, les granulations. D'abondants lavages antiseptiques serviront à diminuer et à désodoriser la sécrétion fétide. Quand le séquestre sera mobile, ce dont on s'assurera par un emploi prudent du stylet, il est indiqué de l'enlever, après avoir mis à nu l'oreille moyenne.

Les paralysies faciales survenant aussi bien au cours de la carie que de la nécrose, justifient (dans le cas de carie) une prompte intervention [1]. Plus tard, on pourra essayer, grâce au courant galvanique, d'obtenir la régénération du nerf malade.

L'ulcération de la carotide interne est une des conséquences les plus graves des processus de carie ou de nécrose. L'hémorragie qu'elle provoque est le plus souvent très abondante et subite. Ce n'est qu'exceptionnellement qu'elle s'annonce quelques jours avant par un suintement progressif de sang artériel par le conduit. La terminaison est toujours mortelle. Le tamponnement du conduit, l'emploi local du perchlorure de fer, la galvanocaustique, les injections sous-cutanées de gélatine, l'administration d'hydrastis conadensis à l'intérieur sont sans effet dans ce cas. Il est préférable de comprimer immédiatement la carotide primitive au cou ou mieux encore de la lier. (Voir le chapitre : Suppuration chronique de l'oreille moyenne, carie et nécrose).

Maladie de Ménière.

Nous donnons ce nom à l'apparition des symptômes labyrinthiques déjà décrits : bourdonnements, dureté d'ouïe de degré variable, vertiges, troubles de la marche, nausées et vomissements.

Ce syndrome peut accompagner les maladies les plus diverses de l'organe auditif, aussi bien celles de l'oreille externe (bouchons, corps étrangers) que les inflammations ou catarrhes de l'oreille moyenne et les différentes affections de l'appareil percepteur [2]. Quand l'ensemble des symptômes vient atteindre un

---

1. Schwartze a signalé le premier des cas de méningite produits par des suppurations du canal de Fallope, s'étant propagées jusqu'aux méninges. Bien que rares, on possède actuellement plusieurs faits de ce genre. Suivant Bezold, la paralysie faciale d'origine labyrinthique résulterait surtout d'une lésion osseuse des parties supérieures du vestibule ; puis viendraient les altérations des canaux semi-circulaires ; celles du limaçon devraient rarement être incriminées.

2. Le syndrome de Ménière semble pouvoir être déterminé, soit par des troubles circulatoires congestifs (lésions de l'oreille externe ou de l'oreille

individu dont l'oreille était saine et si la première attaque laisse
un trouble auditif durable (unilatéral), nous disons que c'est la
variété apoplectiforme, la maladie de Ménière vraie de nombreux auteurs.

Cette variété a souvent pour cause des hémorragies capillaires ;
il n'est pas rare qu'elle atteigne des individus qui, à la suite
d'une affection constitutionnelle générale (syphilis, leucémie,
etc.), sont prédisposés aux hémorragies. Mais, de la sorte, tout
n'est pas dit sur l'étiologie de cette affection[1] ; il est certain que
l'apparition, sous forme apoplectique[2], de l'ensemble des
symptômes labyrinthiques doit être attribuée à des maladies
diverses et diversement localisées de l'appareil auditif[3].

Sous le nombre d'attaques de pseudo-maladie de Ménière
(v. Frankl-Hochwart), nous comprenons l'apparition par accès
de l'ensemble des symptômes décrits, quand l'ouïe du malade
revient à l'état normal en dehors des accès et demeure ainsi
malgré la répétition de ceux-ci, faits qui prouvent la nature
purement fonctionnelle du mal. Ces accès se rencontrent au
cours de l'hystérie, parfois comme *aura* préliminaire à l'attaque
et chez les personnes atteintes de migraine. On pourrait faire
rentrer dans ce groupe la forme angionévrotique décrite par
Politzer et Brunner et qu'ils attribuent à « une névrose vaso-
motrice » (spasme ou paralysie vasculaires).

Le traitement vise d'abord l'affection principale, locale ou
générale, si elle existe, et ensuite cherche à diminuer ou à
empêcher les accès.

Quand les symptômes surviennent sous la forme apoplectique,
il faut prescrire le repos au lit avec la tête surélevée, éviter
tous les mouvements, amener une abondante évacuation alvine,
et, suivant les cas, appliquer une vessie de glace ou une calotte
réfrigérante sur la tête[4]. Les sangsues à la mastoïde ou à la nuque

moyenne) soit par des troubles à distance, migraines, excès de compression (air comprimé), soit par des lésions plus graves (hémorragies,
hydropisies, inflammations) constituant la vraie maladie de Ménière.

1. Ménière lui-même incriminait la syphilis, la goutte, le rhumatisme.
Politzer a vu le mal débuter à la suite d'une insolation, Weimann, à la
suite d'un refroidissement. Le tabès, la leucémie, l'influenza, le mal de
Bright ont été incriminés par d'autres auteurs.

2. C'est cette marche saccadée par accès qui sépare assez nettement la
maladie de Ménière de celle de Voltolini, où, malgré certaines exacerbations, la marche est continue.

3. Voir FRANKL-HOCHWART : Der Ménière'sche Symptomencomplex,
Vienne, Hölder, édit., 1895.

4. Politzer recommande la glace et les évacuants, surtout dans les formes
nettement congestives, où il y a rougeur de la face, etc.

produisent parfois un certain soulagement. Après l'accès, avant de commencer tout traitement, on observera un intervalle de deux à trois semaines, à moins qu'il n'y ait lieu de faire suivre un traitement antisyphilitique (v. le chapitre : maladies de l'oreille interne dues à la syphilis).

Plus tard, on combattra la leucémie qui est souvent à la base de l'affection ; à ce sujet, consulter les traités de thérapeutique. Si l'on ne peut constater l'existence d'une affection générale comme cause, il faudra faire suivre un traitement symptomatique comme pour les affections chroniques du labyrinthe ; nous en parlerons à la fin de ce paragraphe.

Si au contraire, le vertige auriculaire vient compliquer une maladie d'oreille déjà existante, le traitement sera dirigé contre cette lésion locale.

Les maladies de l'oreille externe (corps étrangers, bouchons) qui cependant ne sont que rarement en cause fourniront le pronostic le plus favorable. Quand il existera un catarrhe de l'oreille moyenne, on essaiera le procédé de Politzer, le cathétérisme, le massage pneumatique ou, suivant les cas, l'introduction dans la trompe de solutions de pilocarpine et d'iodure de potassium. S'il y a une dépression considérable du tympan, les raréfactions méthodiques de l'air du conduit donnent de bons résultats ; c'est un procédé que le malade peut mettre en œuvre lui-même.

S'il s'agit d'une suppuration de l'oreille moyenne, on la traitera de manière appropriée ; dans le cas de carie du labyrinthe, on interviendra chirurgicalement.

Le traitement symptomatique des accès de vertige consista longtemps dans l'administration de la quinine, suivant la méthode de Charcot, qu'on a depuis souvent abandonnée. En tout cas, on administrera le sulfate de quinine, non aux hautes doses habituelles, à cause du danger de surdité, mais on ne dépassera pas 0,30 par jour. On a obtenu des meilleurs résultats avec le bromure de sodium (1 gr. 50 à 2 gr. par dose), tous les jours, en une fois, à prendre le soir dans l'eau sucrée avant de se coucher ; pour la médication bromurée, nous renvoyons au § : Bourdonnements subjectifs. On a de plus recommandé la teinture de noix vomique (huit à dix gouttes par jour), le nitrate d'amyle (voir le § : Anémie du labyrinthe) et les injections de pilocarpine.

Parmi les autres moyens thérapeutiques, citons : la galvanisation du nerf acoustique (voir plus haut), la douche céphalique de Franklin et, surtout pour la forme angionévrotique, la galvanisation du sympathique au cou (Politzer).

L'hydrothérapie a une valeur qui est loin d'être négligeable ; dans les accès graves, on emploie la calotte de Leiner, ultérieurement les bains de pieds quotidiens (22° C), d'une durée de quatre à cinq minutes ou des bains dans lesquels on fait couler l'eau sur les pieds, des bains de siège tièdes (32°, 30° ou 28° C) pendant cinq minutes avec affusions froides. Les procédés énergiques : températures très basses et douches très fortes seront déconseillés. Au point de vue climatothérapique, le séjour sur les hauteurs (700 à 1000 mètres) sera très utile.

Il faut aussi évidemment réglementer la vie du malade. On lui interdira d'une manière absolue l'alcool, le thé, le café, le tabac ; on veillera à obtenir des selles régulières et on évitera toute excitation physique et morale [1].

Maladies de l'oreille interne dues à la syphilis.

La syphilis héréditaire ou acquise peut donner lieu à des localisations labyrinthiques. Le tableau symptomatique se caractérise par l'apparition de troubles auditifs considérables avec bourdonnements et par les symptômes vestibulaires, l'oreille moyenne étant intacte.

Le diagnostic se basera sur les commémoratifs individuels ou familiaux et sur l'existence d'autres stigmates spécifiques.

Surtout dans les formes tardives de syphilis héréditaire, l'affection coïncide très fréquemment avec la kératite parenchymateuse et l'iridocyclite.

Elle est la plupart du temps bilatérale ; au bout de quelques jours ou rarement de quelques semaines, elle provoque des troubles auditifs très marqués et même une surdité complète [2].

Le traitement a des chances de succès et doit s'adresser à

---

1. Nous devons citer ici le traitement mécanique du vertige auriculaire indiqué par Urbantschitch ; le malade exécutera des mouvements de rotation de la tête d'abord assis et plus tard debout, mais en ayant toujours un appui solide pour la main. Au début du traitement, on fera trois à cinq rotations à gauche et à droite, plusieurs fois par jour ; plus tard, on en fera vingt à trente. Si, pendant ces mouvements, il survient du vertige, le sujet les interrompra, pour les reprendre après disparition de cette sensation de vertige (Note de l'auteur). — Ajoutons que, dans ces derniers temps, Babinski aurait amélioré certains cas de labyrinthisme intense à l'aide de la ponction lombaire.

2. Les lésions sont assez variables. L'hyperostose peut rétrécir ou combler les cavités labyrinthiques. Les parties molles de celles-ci ont parfois subi des altérations spécifiques ou simplement d'apparence scléreuse ou même dégénérative.

l'affection principale. S'il n'y a pas eu de traitement antisyphilitique, il faut l'instituer sans retard [1]. Nous renvoyons aux traités
et aux manuels spéciaux pour ce qui concerne le traitement spécifique général. Une fois la médicale mercurielle terminée, on
donnera de l'iodure de potassium à haute dose [2]. Buck a recommandé des doses quotidiennes élevées ; mais on réussira aussi
bien avec des doses plus faibles ; on tiendra compte de l'état général de nutrition du sujet. En même temps que le traitement
ioduré ou après la cure mercurielle, on peut essayer des injections
hypodermiques de pilocarpine jusqu'à production de sudation.
Les eaux thermales (Hall dans la Haute-Autriche, Iwonics en
Galicie, Kreuznach, Krankenheil, près de Tölz, en Bavière, etc.),
viendront aider et compléter ces traitements.

Maladies de l'oreille interne dues à la tuberculose.

L'infection tuberculeuse du labyrinthe par la voie sanguine est
très rare et il en est ainsi également quand il y a méningite
tuberculeuse ; il n'y a pas à en tenir compte au point de vue pratique ; par contre, la propagation par l'oreille moyenne est
beaucoup plus fréquente. S'il existe une suppuration de la caisse
de cette nature, elle se transmet au labyrinthe par carie de la
paroi interne. Les régions pour lesquelles ces lésions osseuses
ont une prédilection marquée sont le promontoire et les loges des
fenêtres ronde et ovale. Les symptômes sont des troubles auditifs irrémédiables, se développant lentement, ainsi que le syndrome de Ménière si souvent mentionné. Étant donnée la
marche lente, les signes d'irritation du côté de l'appareil vestibulaire sont peu apparents ; ils peuvent même faire complètement défaut. La terminaison est soit une méningite tuberculeuse [3],

1. Dans ces cas, les injections intra-musculaires de mercure, à doses
relativement massives, ont donné quelques succès, à cause de la prompti-
tude et de l'énergie de leur action. Pour les mêmes raisons, on peut recourir aux frictions (Schwartze) à l'onguent napolitain, ou mieux à l'onguent
mercuriel, à la résorcine (Ledermann), avec ou sans traitement concomitant par la sudation.
2. Au lieu d'iodure de potassium, plusieurs en Allemagne se servent
actuellement de l'iodipine dans les cas de syphilis auriculaire. On a soutenu que ce médicament n'amenait aucune irritation marquée des muqueuses
ou de la peau. On peut le donner en injections sous-cutanées (10 à 20 centimètres cubes d'une solution à 10 ou 25 %) presqu'indolores.
3. L'infection peut se transmettre aux méninges, soit de proche en
proche, soit en suivant les gaines du nerf acoustique et du nerf facial
(Cohnstädt), soit en se propageant par les petites veines qui partent du

soit une carie étendue du rocher. Le pronostic est donc très
défavorable.

Le traitement sera limité à la suppuration de la caisse ; s'il se
forme un séquestre labyrinthique, on attendra qu'il soit complètement détaché. Quand la tuberculose osseuse est aussi avancée,
une intervention opératoire n'aurait aucun résultat (Voir les
chap. : Inflammation tuberculeuse de l'oreille moyenne, Suppuration chronique. Carie et nécrose, ainsi que Carie et nécrose
du labyrinthe).

Néoplasmes de l'oreille interne.

Les néoplasmes primitifs du labyrinthe (sarcomes) sont excessivement rares ; le fait de leur constatation n'a pas d'importance
au point de vue thérapeutique. Plus souvent, des tumeurs de la
cavité cranienne ou de l'oreille moyenne viennent atteindre
secondairement le labyrinthe. Les premières, comme les précédentes, sont rarement justiciables d'une intervention. Si au contraire un néoplasme de la caisse menace d'envahir le labyrinthe,
l'ablation aussi précoce et aussi radicale que possible donnera des
chances de guérison.

Hyperacousie et hyperesthésie auditive douloureuse.

Ces deux affections frappent le plus souvent des individus à
prédisposition névropathique [1], neurasthénique ou hystérique.
L'hyperacousie est un état passager dans lequel le malade entend
en réalité mieux, tandis que l'hyperesthésie [2] auditive douloureuse
est une sensation pénible lors de la production de bruits et de

rocher (Körner). En outre des lésions méningées, on peut trouver des foyers
tuberculeux dans le cerveau ou à sa surface (Barnick).

1. Celle-ci peut être héréditaire, mais aussi acquise et momentanée, de
telle sorte qu'en améliorant l'état général, surtout en faisant disparaître
la cause d'affaiblissement, on peut guérir par contre-coup les troubles
auditifs quelconques, soit sans intervenir, soit par un traitement local
très simple, quand, à la cause générale, s'ajoute, ce qui est habituel, un
facteur otique. D'ailleurs, même dans les formes les plus héréditaires
et les plus invétérées en apparence, la conduite précédente est de quelque
utilité, pourvu qu'on y mette de la persévérance. Ce qu'il faut craindre, et
il faut en avertir le malade, ce sont les récidives.

2. L'hyperesthésie auditive ou hyperacousie douloureuse se voit fréquemment dans les névralgies du trijumeau, chez les sujets migraineux
(Politzer, Moss) et aussi comme symptôme avant-coureur de graves vésa-
nies ou de désordres matériels du cerveau tels que sclérose (paralysie
générale), comme l'a démontré Sander.

sons élevés, état que l'on rencontre la plupart du temps accompagné d'une surdité objectivement démontrée et consécutif à des processus chroniques d'adhérence et à la sclérose.

On cherchera à diminuer l'excitabilité nerveuse du malade. La névrose fondamentale sera aussi l'objet d'une thérapeutique appropriée.

De fortes doses de bromure de sodium produisent parfois une amélioration passagère. Si, en même temps que l'hyperesthésie douloureuse, il existe une affection visible de l'oreille moyenne, cette dernière sera traitée convenablement. On a recommandé pour l'hyperacousie le port d'un antiphone, c'est-à-dire d'un appareil qui sert de moyen de protection contre les excitations auditives. Ces antiphones sont de petites boules de métal qui sont maintenues au moyen d'un anneau à l'entrée du conduit qu'elles ferment hermétiquement; il y en a d'autres qui ont la forme de petits dés ovales en caoutchouc. On obtiendra une parfaite occlusion du conduit en introduisant de manière hermétique un tube de caoutchouc de 1 centimètre de long et de diamètre convenable; on le fendra dans toute sa longueur et on le maintiendra par un tamponnement à l'ouate très serré.

Paralysie rhumatismale ou a frigore du nerf acoustique.

La paralysie rhumatismale [1] atteint le nerf acoustique soit seul, soit en même temps que d'autres nerfs craniens (facial, trijumeau).

Dans le premier cas, il sera difficile d'établir avec certitude l'origine *a frigore*; le diagnostic sera plus certain quand d'autres nerfs craniens, surtout le facial, seront atteints en même temps et de la même manière; car alors, la marche de la paralysie faciale pourra servir au diagnostic. Il faut que les commémoratifs indiquent que l'action nuisible du froid s'est réellement fait sentir.

L'affection n'atteint parfois que la partie cochléaire de la huitième paire. Si la portion vestibulaire est aussi frappée, le tableau morbide, outre le trouble auditif, offre aussi les perturbations de l'équilibre si souvent décrites.

La marche n'est pas influencée par le traitement (Hammer-

---

1. Le mot rhumatismal est pris ici dans le sens antique du mot. Bien que rares, ces paralysies spéciales du nerf acoustique ne sont pas tout à fait exceptionnelles. On en possède quelques cas dus à Moos, Bing, Politzer, Kaufmann, et enfin à Hammerschlag. Dans son cas, il y avait névralgie concomitante du trijumeau.

schlag); la terminaison se fait par guérison ; ou bien, après la disparition des symptômes d'irritation vestibulaire, il reste une altération plus ou moins marquée de l'audition. On pourra toujours essayer l'emploi du courant galvanique.

Affections hystériques du nerf auditif.

L'hystérie se manifeste de diverses manières sur le nerf auditif.

1° Sous forme d'hyperesthésie tactile et acoustique (Voir hyperacousie et hyperesthésie auditive douloureuse).

2° Sous forme d'hypoesthésie et d'anesthésie tactiles et acoustiques.

Nous nous occuperons ici surtout de cette dernière forme ; elle est, soit la manifestation partielle d'une hypoesthésie ou d'une anesthésie unilatérale ou s'étendant à tous les sens, soit la localisation de la névrose limitée à l'organe de l'audition (Gradenigo) ; cette dernière variété isolée semble être beaucoup plus rare[1].

Le diagnostic s'appuie sur les commémoratifs, surtout sur l'existence d'un choc moral, sur la marche irrégulière de la maladie, sur certaines contradictions dans l'état des fonctions dont il va être question, et enfin sur la constatation d'autres stigmates hystériques.

C'est surtout dans le tableau morbide de l'hypoesthésie partielle acoustique[2] d'origine hystérique, qui est la forme le plus fréquemment observée, qu'on voit certaines contradictions très marquées, par exemple : dureté de l'ouïe considérable pour le diapason alors qu'elle est relativement bonne pour la voix chuchotée, diminution marquée de la perception par la voie osseuse pour le diapason alors que celle de la montre est conservée, symptômes qui peuvent être regardés comme l'expression de la

1. L'hystérie, bien que chez beaucoup de sujets elle puisse frapper indistinctement, paraît-il, l'ensemble du système nerveux, est chez d'autres beaucoup plus localisée dans ses effets. Elle peut être ainsi presque exclusivement intellectuelle, viscérale, etc. L'école de la Salpêtrière s'est beaucoup occupée de manifestations encore plus étroitement cantonnées (segments de membre, larynx, pharynx, etc.), que les uns considèrent comme des troubles hystériformes et que d'autres rattachent franchement à la névrose. Récemment Kretschmann, Hammerschlag en Autriche, Gradenigo en Italie, Lannois et Le Marc' Hadour en France, ont insisté sur des troubles de l'acuité auditive accompagnés de symptômes subjectifs divers, tels que bourdonnements, sifflements, sensation de pesanteur.

2. Celle-ci peut aller très loin, et on a observé parfois une surdi-mutité hystérique (Gradenigo, Weiss, Courtade).

facilité très grande avec laquelle le nerf, atteint dans ses fonctions, est fatigué par des sons décroissants d'une façon continue (diapason, Hammerschlag). Enfin, le diagnostic peut se faire à l'aide des médicaments efficaces ou par la possibilité de produire le phénomène du transfert (Urbantschitsch, Lichtwitz).

Si les manifestations auditives ne sont qu'une partie d'un état hystérique, on devra instituer un traitement général. On aura recours aux mesures thérapeutiques suivantes : régime fortifiant, médication tonique, électricité sous ses diverses formes, massage et enfin suggestion surtout à l'état de veille ou pendant l'hypnose (Gradenigo). Quelquefois une vie calme, dans d'autres cas, des distractions, dans d'autres enfin, l'éloignement du malade du milieu dans lequel il a jusqu'alors vécu sont nécessaires.

Quand une affection palpable et peu grave de l'oreille est la cause qui produit les manifestations hystériques — et c'est souvent le cas — le traitement local donnera d'excellents résultats. Il faut cependant se souvenir que des interventions énergiques, quand elles n'amènent pas le résultat désiré, peuvent, au contraire, agir comme de nouveaux traumatismes psychiques et amener une aggravation (Gradenigo). A côté du traitement local, l'électrisation de l'acoustique, surtout l'emploi du courant galvanique, joue un rôle important. Gradenigo voudrait attribuer à l'hystérie tous les cas dans lesquels l'emploi otologique de l'électricité a donné de brillants résultats. Il pense que cette méthode est sans action dans les lésions anatomiques réelles de l'organe. Les courants assez forts sont indiqués dans l'hypoesthésie ou l'anesthésie. La cathode sera appliquée sur le tragus, l'anode sur la nuque ou dans la paume de la main du même côté. On augmentera jusqu'à huit ou dix milliampères et, pendant la séance, on pratiquera plusieurs ouvertures et fermetures du courant ou on changera souvent les pôles (courant alternatif de Volta); durée de la séance : cinq minutes, plus tard dix minutes. Dans l'hyperesthésie acoustique et tactile, l'anode sera placée au tragus et la cathode dans le creux de la main. On augmentera lentement et avec précaution (jusqu'à un ou deux milliampères). On laisse agir le courant deux à trois minutes (plus tard pendant plus longtemps) et on diminue lentement. Il faut d'une manière absolue éviter les changements de pôle et les interruptions du courant. Parfois le résultat est rapide et brillant, mais il est rarement durable.

Beaucoup d'auteurs recommandent aussi l'électricité statique[1].

1. Il faut, dans ces cas, aller progressivement, surtout chez les sujets timorés, de peur d'augmenter par suggestion les accidents. L'électricité

Si le traitement électrique n'est pas supporté ou s'il n'a aucune action, on peut essayer la métallothérapie (fixation d'un morceau d'or au pavillon, introduction de mercure dans le conduit).

Bruits d'oreille subjectifs. Bourdonnements nerveux.

Les bruits subjectifs peuvent survenir à la suite de n'importe quelle affection de l'organe auditif, oreille externe, moyenne ou interne. Le traitement de ces bruits coïncide avec celui de l'affection principale. Dans les maladies auriculaires peu graves, comme dans les otites moyennes aiguës, par exemple, qui sont accessibles à un traitement efficace, les bruits disparaissent avec les progrès de la guérison. C'est encore en partie le cas dans les processus chroniques d'adhérence de la caisse qui s'accompagnent de bruits violents, ainsi que dans les otorrhées. Il arrive parfois, néanmoins, que le traitement, même en améliorant l'affection principale, est impuissant contre les bruits qui persistent avec la même intensité, bien que l'audition ait éprouvé une amélioration sensible. C'est ce qu'on observe à un degré très marqué dans la sclérose, qui elle-même est peu susceptible d'être traitée et dans laquelle les bruits peuvent prendre un caractère extraordinairement pénible. Il en est de même pour les bruits subjectifs qui ont leur source dans une maladie appréciable de l'appareil percepteur.

Étant donné que les bruits sont souvent indépendants de l'affection principale et que de plus les sensations auditives subjectives peuvent se montrer chez des individus névropathes, prédisposés, sans qu'il y ait d'ailleurs de lésions constatables [1], il

statique est utile en général chez les névropathes, parce qu'elle active les fonctions végétatives et combat par cela même l'anémie. En se servant des excitateurs sur un point localisé de l'organisme, on y modifie d'autre part la circulation, ainsi que le démontre, si l'action a été prolongée, la rubéfaction des parties.

1. La pathogénie de ces symptômes subjectifs est auriculaire ou non auriculaire. Dans ce dernier cas, on doit invoquer les réflexes ; et la richesse des connexions nerveuses du nerf acoustique montre combien différente est l'origine de ceux-ci, qui peuvent agir sur le labyrinthe ou le nerf auditif, ou les centres nerveux, sans qu'il soit possible de différencier leur lieu d'action. Le surmenage de l'organe, celui du cerveau, l'hérédité nerveuse sont des causes prédisposantes souvent invoquées par les auteurs. Mais, en outre des réflexes, il semble qu'il puisse y avoir influence chimique (anémie marquée, intoxications diverses ou autres maladies dyscrasiques, telles que mal de Bright, etc.), sur l'appareil auditif. Ces notions étiologiques sont à retenir ; car le traitement causal donne assez souvent d'excellents effets.

est facile de comprendre qu'on ait tenté, par un traitement approprié, d'améliorer ces états pathologiques.

Le médicament le plus employé est le bromure de sodium. Dans les cas de bourdonnements purement nerveux et dans ceux où les sensations subjectives, bien que produites par un état pathologique local, sont augmentées par la nervosité générale du malade, il donne des résultats excellents et rapides. On l'administrera à la dose de 1 gramme 50 à 2 grammes par jour en une fois, dans un peu d'eau sucrée, une heure avant le coucher. Le brome, surtout chez les personnes qui ont pour lui une idiosyncrasie particulière, peut provoquer, outre les exanthèmes bromiques, divers états nerveux (vertiges, envie de dormir, faiblesse de la mémoire, abattement, manifestations cardiaques). C'est pourquoi Jacobson recommande de le prescrire sous forme d'eau bromurée, selon la formule d'Erlenmeyer, mieux tolérée à cause de son goût rafraîchissant. En voici la composition :

> Bromure de potassium.... ⎫ aā 4 grammes.
> Bromure de sodium...... ⎬
> Bromure d'ammonium.....   2   —

Ces sels sont dissous dans 750 centimètres cubes d'eau minérale carbonique quelconque; on prend 1 à 3 doses de 100 centimètres cubes de cette solution par jour.

Il ne faut pas administrer les bromures durant plus de trois semaines; ensuite on donnera une dose unique (1 gr. 50 à 2 gr.), prise le soir des jours où le bourdonnement aura été le plus marqué.

Pendant le temps qu'on proscrit le brome, on recommandera au malade une hygiène soigneuse de la peau, de fréquents lavages généraux; il devra éviter les aliments gras et les aliments acides, restreindre l'usage du tabac et aller à la selle tous les jours[1]. Dans de nombreux cas, la prescription suivante donne d'excellents résultats :

> Bromure de sodium.............. 1 gr. 50
> Antipyrine.................... 0 gr. 20

pour un paquet F. s. A. 10 semblables.

Un tous les soirs, dans de l'eau sucrée, avant de se coucher.

Dans les cas où les bourdonnements sont compliqués de ver-

---

1. La constipation congestionne en effet la tête et peut amener en outre des troubles dyscrasiques du sang, lorsqu'il y a résorption des toxines intestinales qu'amène le séjour prolongé du bol fæcal.

tiges, on peut, au lieu du brome, donner de la quinine à faibles
doses :

> Rp. Chlorhydrate de quinine......... 0 gr. 10
> Poudre de guimauve
> Extrait de gentiane   } āā q. s. pour 10 pilules.

Une pilule trois fois par jour (Jacobson).

Si la quinine échoue, on peut employer l'acide bromhydrique
à l'intérieur ; il a donné des résultats à l'auteur que nous venons
de citer.

> Rp. Acide bromhydrique (à 10 %)... 20 grammes.

dans un flacon en verre coloré.

10 à 30 gouttes dans de l'eau sucrée, trois fois par jour, un
quart d'heure après le repas.

Il vaut mieux aspirer le liquide au moyen d'un tube de verre,
même à cette dilution, car il attaque les dents. Le malade, après
l'avoir pris, se rincera la bouche avec une solution de bicarbonate de soude (une demi-cuillerée à café pour un verre d'eau).

Citons parmi les autres médicaments : la teinture d'aconit
(2 à 10 gouttes par jour : 10 gouttes, soit 0,50, dose quotidienne
maximum. Pharmacopées allemande et autrichienne), on en fera
usage pendant une à deux semaines (Urbantschitsch) ; la teinture d'arnica (5 à 12 gouttes chaque fois deux à trois par jour
sur un morceau de sucre (Gruber) ; la liqueur de Fowler (2 à
10 gouttes par jour, dans de l'eau).

Baumgarten et Kiesselbach ont obtenu de bons effets au moyen
d'injections de solutions de cocaïne, de 4 à 10 %, par la trompe.
Schwabach, d'après sa propre expérience, conseille de commencer par des solutions à 2 % et de n'injecter toujours qu'un
petit nombre de gouttes (trois) ; car, autrement, on pourrait voir
de graves phénomènes d'intoxication. On répétera les injections
tous les trois ou cinq jours.

Mentionnons encore l'application de vésicatoires sur la mastoïde avec :

> Rp. Alcoolat de moutarde
> Alcoolat aromatique   } āā 10 grammes.
> Esprit de fourmis

20 gouttes sur un morceau de flanelle, en frictions derrière
l'oreille.

Le train de vie sera bien réglé ; ce qui est une condition très
importante. Chez les malades excitables et nerveux, on veillera
au régime ; on prescrira une existence très ordonnée. Le patient
évitera toutes les excitations et toutes les causes qui, produisant
une congestion de la tête, pourraient amener une augmentation

des bruits. Il renoncera complètement à l'usage de l'alcool et restreindra à un minimum celui du thé, du café et du tabac ; il fera le nécessaire pour amener la régularité des selles. Le séjour sur les hauteurs peut avoir quelquefois une action remarquablement favorable[1].

Diplacousie et paracousie.

Quand un son, amené en même temps aux deux oreilles est perçu par l'une d'elles plus tardivement et parfois aussi plus faiblement, on dit qu'il existe de la diplacousie biauriculaire *échotique*. Si le son est perçu d'un côté non seulement avec un retard, mais encore avec une modification qualitative, nous donnons à ce phénomène le nom de diplacousie biauriculaire *dysharmonique*. Les deux affections apparaissent, mais rarement, à la suite d'une inflammation unilatérale ou d'un catarrhe récent de l'oreille moyenne.

Si au contraire un son n'est amené qu'à une seule oreille et qu'il soit perçu par elle sous forme de deux sons différant qualitativement, ce phénomène très rare reçoit le nom de *diplacousie monoauriculaire*. La plupart du temps, il s'agit d'individus névropathes. Les états en question ne sont que passagers. Seule, l'affection principale réclame un traitement.

On désigne sous la dénomination de paracousie *topographique* la difficulté qu'ont les personnes unilatéralement sourdes à reconnaître la direction d'où vient le bruit qui frappe leur oreille. Ce n'est là qu'un trouble de l'audition biauriculaire.

Cet état disparaît quand on réussit à rendre l'ouïe à l'oreille atteinte.

On appelle *paracousie* de Willis[2] le fait de mieux entendre au milieu du bruit (dans les voyages en voiture, en chemin de fer). Ce phénomène se montre chez les malades atteints de sclérose ou de processus chroniques d'adhérence et n'exige aucun traitement particulier.

La surdi-mutité.

La surdi-mutité a pour cause soit des anomalies congénitales du labyrinthe, états qui ne peuvent pas être influen-

1. Parce qu'il amène de l'hypotension artérielle.
2. Willis, auteur du xviie siècle, observa le phénomène chez une femme qui ne pouvait entendre qu'au milieu du vacarme, par exemple quand on frappait du tambour près d'elle. Plus tard, on rapporta les observations de sujets atteints de surdité partielle qui n'entendaient bien que lors du tic-tac d'un moulin et d'autres bruits semblables.

cés par un traitement, soit des maladies précoces de l'organe
auditif. Ces affections n'atteignent qu'exceptionnellement l'appareil transmetteur (suppurations chroniques accompagnées de
troubles auditifs marqués). En règle générale, il s'agit surtout
d'affections labyrinthiques du très jeune âge. Pour le traitement,
voir les chapitres : Hémorragies du labyrinthe ; Blessures du labyrinthe et panotite ; Affections de l'oreille interne dues à la syphilis.
Le traitement des affections exposées dans ces chapitres coïncide,
en tant qu'elles se montrent dans la première enfance, avec la prophylaxie de la surdité-mutité.

Quand cette dernière est complètement développée, c'est-à-
dire si l'affection labyrinthique originelle remonte à plusieurs
années, il n'y a pas à espérer que le traitement puisse apporter
à cet état une amélioration quelconque[1].

1. On connaît cependant le traitement des restes auditifs (Urbantschitsch, Bezold, Marage), qui a produit des améliorations certainement
inespérées.

TABLE DES MATIÈRES

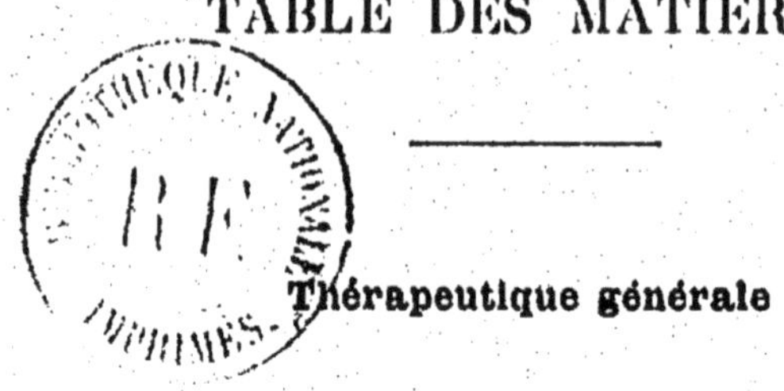

Thérapeutique générale

Thérapeutique spéciale

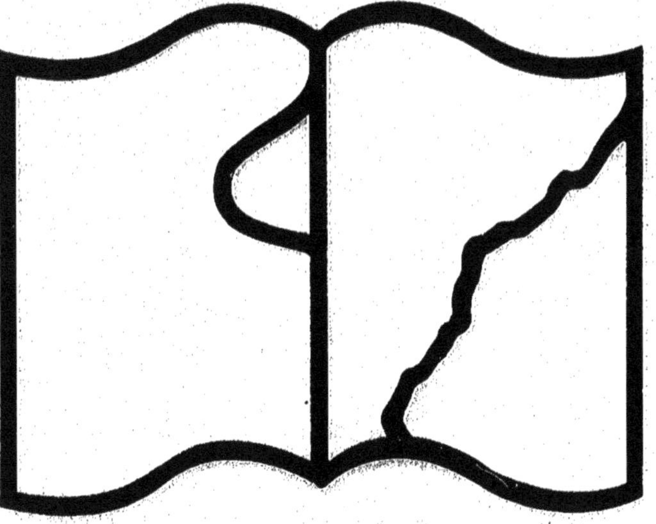

Texte détérioré — reliure défectueuse

NF Z 43-120-11

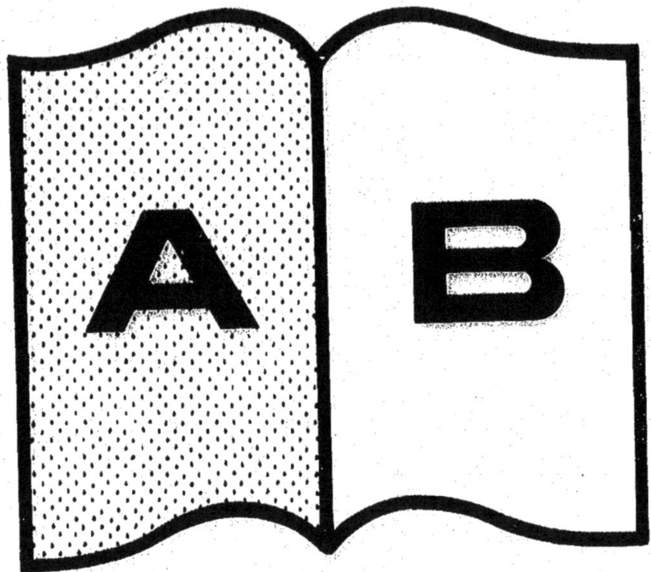

Contraste insuffisant

NF Z 43-120-14